환자 중심의 인술 펼치는

한국의 명의 40

환자 중심의 인술 펼치는

한국의 명의 40

김성호·김영섭·신준식 외 37명

bookin

| 프롤로그 |

명의는 어디에서 살고 있는가

한국의 명의 40 진행팀

사람의 안색만 보고 단번에 병명을 맞추었다는 명의, 왕의 미움을 받아 죽임을 당하게 생겼는데 생사를 오가는 왕자의 병을 고쳐주고 목숨을 부지했다는 명의, 병에 걸려 앉은뱅이가 된 사람을 침 한 방으로 다시 일어서게 했다는 명의 등등 옛날부터 전설처럼 내려오는 명의 이야기는 숱하게 많다. 후대로 내려올수록 조금씩 보태지면서 어떤 명의 이야기들은 마치 신화처럼 비현실적이다. 명의는 지금도 존재하고 과거에 비해 훨씬 많아졌다. 현대의학에서 다양한 진료 영역이 존재하는 때문이다.

이 책에 소개된 의사들은 모두 하나의 특정 분야에서 십수 년씩 또는 수십 년씩 환자를 진료하며 학문적 연구를 병행해온 분들이다. 또한 해당 치료 영역에서 다른 의사들이 이뤄내지 못한 치료 성과를 만들어낸 분들이다. 다른 의사들이 걸어온 길을 그대로 답습하지 않고 많은 시간과 비용과 에너지를 투자하여 새로운 치료법을 개발하고 그것을 과학적 근거로 입증하기 위해 노력하였다. 무엇보다도 그런 노력을 기울인 궁극적인 목적이 환자의 치료율을 높이기 위해서였다는 것이다.

인간의 역사가 펼쳐져 오는 동안 수많은 명의들이 있었다. 그 중에는 모두가 동의하는 명의가 있는가 하면 일부가 결코 동의하지 않는 명의들도 있다. 단지 의술이 뛰어나기만 하면 되는가 아니면 의술은 기본이고 아픈 사람에 대한 측은지심과 책임감까지 동반한 인술(仁術)의 경지를 펼치는 의사들을 명의라 부를 것인가에 대해서는 현대사회로 올수록 점점 어려운 물음이 되고 있다. 의사 역시 사회구성원이며 의술 역시 경제활동의 범주에 속하는 것이기 때문이다.

이 책의 타이틀이 가지고 있는 명의라는 수식은 어쩌면 너무 거창한 것인지도 모르겠다. '환자 중심의 인술을 펼치는 훌륭한 의사'를 소개하는 정도로 받아들였으면 좋겠다. 이들은 처음 의사 가운을 입었을 때부터 명의라는 수식이 붙는 성공한 의사가 된 이 순간까지 환자를 대하는 데에 있어서 한결같았다는 공통점을 가지고 있다. 환자의 이야기에 귀 기울여주고 그들의 아픔과 고통의 무게를 줄여주기 위해 노력해온 의사라는 것이다.

이런 분들 덕분에 대한민국의 의료 수준은 세계 선진국들과 어깨를 나란히 할 수준이 되었다. 보건복지부에 따르면 2014년 한국에서 의료서비스를 받은 외국인은 26만6,501명이었다. 이 중에서 중국인 환자가 7만9,481명이었고, 2만4,854명이 성형외과를 찾았으며 산부인과(3,681명)와 안과(2,302명), 한방병원(1,210명) 등에서 다양한 진료를 받았다. 이런 통계만 보더라도 우리나라의 의료 수준이 국제적으로도 실력을 인정받고 있다는 걸 알 수 있다. 이 책에는 양한방 의사가 함께 소개되고 있으며 미용성형 분야도 포함되었다. 21세기에 우울증이나 공황장애와 같은 마음의 병을 앓는 인구가 급증해서 하나의 사회현상이 된 것처럼, 미용성형 분야에 대한 요구와 비중이 커진 만큼 명의 리스트에 포함시키지 않을 이유가 없었다. 또한 한의학계를 대표하는 훌륭한 한의사들이 상당수 포함되었다.

한의학은 서양의 현대의학이 발생하기 이전부터 인간 역사와 함께 발전해왔으며 처음부터 한의학은 치료 학문이었다. 물론 현대의학이 한의학으로는 해결할 수 없는 분야를 개척하고 발전해 왔다는 점은 누구도 부정할 수 없을 것이다. 그러나 한의학은 한의학만의 고유한 우월성이 있다. '복용을 통하여 치료한다'라는 양약의 기본 개념인 약의 효능과 치료효과 원리 또한 '먹는 것을 통한 치료' 차원인 한의학과 그리 다르지 않다는 것이다.

이 책에 실린 한의원장들은 특화진료로 대한민국에서 최고로 손꼽히는 분들이다. 한의학에서 어느 한 분야를 고집한다는 건 매우 고단하고 힘겨운 과정이다. 더욱이 서양의학보다 엄격한 검증과 치료결과를 요구하는 사회적 정서와 대중의 심리 때문에 치료의학으로 인정받는다는 것이 매우 척박하다. 누가 보더라도 의심할 여지가 없는 탁월한 실력을 갖추어야 한다. 그런 점에서 이 책은 그동안 불치와 난치로 알려져 왔던 몇몇 질환들에 있어 한의원장들이 얼마나 고단한 길을 걸어왔으며 어떤 학문적인 근거를 만들어왔는지를 증명해 보이는 하나의 지표가 될 수 있을 것이다.

이 책에는 40명의 의사가 참여하였지만 한 권의 책에 이 분들의 진료 성과를 담아내기엔 무리한 작업이었음을 고백한다. 40권으로 만들어도 부족하며 방대한 내용이었기 때문이다. 이 작업은 이런 물음으로부터 시작되었다. 명의들은 어디에서 살고 있을까?

그들은 환자가 있는 곳에 살고 있다. 환자가 있는 곳이 그들의 집이고 그들의 방이고 그들의 침소이다. 환자가 없는 곳에 명의는 존재하지 않는다. 환자가 없는 곳에 명의는 거주하지 않는다. 그런 점에서 한 분야를 오랫동안 연구해오며 환자들의 질병 속에 기거하며 치료 성과를 이루어낸 이 책의 공동저자 40명의 명의들과 세상의 모든 의사들에게 존경과 응원의 박수를 보낸다.

한국 의학을 세계에 알리는 명의들

세종병원의 김성호 소아부장은 소아 심장질환 및 심장중재술 분야 명의로 해외에까지 알려진 심장질환 명의이다. 지금까지 세종병원에서 시행한 3만 례의 심장수술을 함께 진료하였고 국내 선천성 심질환의 비수술적 치료(중재적 심도자술) 개척자로서 2,000례 이상의 비수술적 치료를 직접 하였다. 2012년에는 수차례 심장판막수술에도 불구하고 심부전 증상이 심했으나 수술적 치료가 어려웠던 성인 환자에게 하이브리드 시술(중재시술과 수술을 동시에 하는 치료법)을 성공시켜 화제가 되기도 하였다.

자생한방병원의 신준식 이사장은 추나요법을 개발하여 척추신경추나의학회를 설립하였으며 한의사였던 부친으로부터 전수받은 동작침을 발전시켜 세계적으로 요통 치료 효과를 인정받고 있다. 현재는 국내 18개 병원과 미국 7개 병의원을 둔 국내 최대 척추전문한방병원으로 성장시켰다. 15만 명의 내원환자, 100만 회 진료라는 객관적인 데이터와 치료 결과가 인정되어 2015년에 '최다척추질환 환자치료'로 한국기록원의 공식기록 인증서를 받았다.

한국유전학연구소 대표이자 김숙자소아청소년병원의 김숙자 병원장은 소아과 전문의로서 선천성유전대사질환으로 고통받는 아이들을 보면서 치료에 한계를 실감하고 미국으로 건너가 하버드대학병원과 메이오클리닉에서 유전병과 선천성 대사질환을 공부하였다. 미국에서 6년을 머물면서 소아과·임상유전학·생화학 전문의 자격증을 취득하고 돌아와 유전자대사질환 환아 치료에 전념하고 있으며 한국유전학연구소를 설립하여 지속적인 연구를 하고 있다.

백운당한의원의 김영섭 원장은 13대째 내려오는 한의 명문가의 신장질환 명의이다. 현대의학에서 난치병으로 분류하고 있는 신장병을 선대의 비방인 '12씨앗요법'과 침향에 의거한 처방으로 높은 치료율을 보이고 있다. 이와 같은 탁월한 치료 효과가 해외까지 알려져서 중국, 대만, 스리랑카 등 아시아를 비롯하여 멀리 미국과 캐나다에서도 치료를 받기 위해 찾아오고 있다.

경희보궁한의원의 박성우 원장은 자궁질환의 한방 치료에 있어서 국내 1, 2위를 다툴 정도로 높은 치료 성과를 나타내고 있으며, 자궁질환학회, 초음파장부형상학회, 한방부인과학회 등을 이끌면서 한의학의 장점과 약효를 현대의학적인 관점에서 체계화하는 연구를 지속하고 있다. '한의약특화프로그램을 통한 한의약 해외환자 유치 및 국내 경쟁력 강화'라는 모토 아래 한의학을 국제적으로 알리기 위한 다양한 활동을 펼치고 있다.

성모아이한의원의 김성철 원장은 국내 처음으로 소아발달장애전문한의원을 열고 한방치료 영역을 개척하여 지금까지 특화진료를 해오고 있다. 탁월한 치료 결과들이 알려지면서 국내외 환아 1만 건 이상의 진료 기록을 보유하고 있다. 현재 한국보건산업진흥원과 보건복지부에서 수행하는 '양한방융합 뇌성마비재활치료 임상연구' 기관에 선정되어 부산대학교병원과 함께 연구를 진행중이다. 2015년 12월에『항생제 없이 감기 졸업』을 출간하였다.

특화진료의 새 장을 여는 명의들

숨이비인후과 수면클리닉(참튼튼병원)의 박동선 원장은 국내에 처음으로 수면전문클리닉을 도입하여 수면과 건강의 연관관계에 대해 오래 전부터 피력해왔다. 세계수면학회(WASM)에서 공인하는 '국제수면전문의'이자 코골이 및 수면무호흡증후군 치료전문의로서, 국내에 최초로 코골이 임플란트 및 이설근 전진술 등 각종 수술을 도입하였다. 수면클리닉에서는 구강내장치 및 양압기 치료 시스템을 국내 처음으로 도입하여 코골이 및 수면호흡장애를 치료하고 있다.

빛과소리 하성한의원의 하미경 원장은 20여 년간 난치성 눈과 귀질환을 전문으로 진료해 왔으며, 소아 시력 개선을 위한 연구 및 치료를 집중한 결과 시력 개선도가 84%에 이를 정도의 차별화된 성과를 보여주고 있다. 공동개발한 'EWAO 체질분석 프로그램'과 '파동 테라피 요법'을 시행하고 있으며, 국내 한의원으로는 최초로 국제 ISO 인증을 받은 소아 시력개선용 한약 '하성시력방'을 개발, 국내 특허를 출원하였다.

유창길한의원의 유창길 원장은 류머티즘 질환을 비롯하여 자가면역질환에 대한 특화진료를 꾸준히 해오고 있다. 2009년부터는 FCST(기능적 뇌척주요법)를 접목하여 난치성 뇌신경계질환과 만성적 뇌-척추 구조적 문제로까지 치료 영역을 확장하였다. 16년간의 류머티즘 임상 데이터를 토대로 개발한 천연생약성분을 이용한 한약 처방으로 면역계를 조절함으로써 임상적 관해 상태로 회복시키는 치료를 하고 있다.

선한의원의 김한수 원장은 오랫동안 당뇨 특화진료를 해옴으로써 당뇨와 당뇨합병증에 관한 수많은 치료 사례를 보유하고 있다. 특히 한의학적 원리와 임상경험에서 발견한 '한국인이 잘 걸리는 당뇨병의 네 가지 기전과 유형'의 저작권(C-2104-027205)을 보유하고 있다. 당뇨병의 유형별 분류와 치료를 통해 혈당과 합병증에 대한 치료뿐 아니라, 재발 방지를 위한 생활습관 조정에도 맞춤치료를 적용하여 효과를 거두고 있다.

라경찬한의원의 라경찬 원장은 오랫동안 비염 연구를 해오다 1990년대 초에 약물 복용 없이 완치에 이르는 비염 치료 패치 '쾌비고'를 개발한 이후 현재까지 20년 넘게 비염 치료만 해오고 있다. 1996년에 동국대학교 한방병원과 대구대학교와 협력하여 「쾌비고가 코질환 환자에게 미치는 효능」에 대한 연구를 진행한 뒤 그 결과를 논문으로 발표하여 학계에 커다란 반향을 불러 일으켰었다.

맥스웰피부과의 노윤우 원장은 탈모도 질환이라는 개념으로 접근하여 원인 질환에 맞는 탈모치료를 하고 있으며, 맥스웰피부과는 모발이식전문 피부과로 연간 500회 이상 수술을 하고 있다. 저출력 레이저, 줄기세포추출성장인자 등을 사용하여 생착률을 높이고, 수술 후에 지속적인 모니터를 하여 이식된 모발이 잘 자리잡을 수 있도록 하는 한편 추가적인 탈모가 일어나지 않도록 예방해주고 있다.

내몸사랑한의원의 강신용 원장은 본질에 가장 가까운 해독법을 시행함으로써, 검증되지 않은 무분별한 해독열풍에 대한 경계와 함께 해독은 결코 일시적인 약물이나 몇 가지 처치만으론 이루어지지지 않는다는 사실을 알리는 데에 주력하고 있다. 유년기부터 청소년기, 청년기, 장년기, 노년기에 이르기까지 각 연령대에 맞는 몸의 청혈정화방법을 알려주어 자연치유를 꿈꾸는 현대인들에게 올바른 해독법을 대중화시키는 데 주안점을 두고 있다.

생기한의원의 박치영 원장은 10년 이상 난치성 피부질환만을 진료하고 연구하면서 치료 노하우를 한의학계에 공유하여 왔다. 국회 보건복지위에서 시행하는 포럼과 다양한 국책사업에 참여하여 아토피 퇴치에 앞장서 왔으며, 최근에 급증하고 있는 사마귀 치료에 관한 연구와 임상 경험을 살린 책 『사마귀』를 출간하는 등 피부의 면역력을 회복함으로써 난치성 피부질환을 개선하는 근본 치료에 앞장서고 있다.

발머스한의원의 문경숙 원장은 탈모치료전문한의원인 발머스 그룹 내에서도 탁월한 탈모치료 결과를 보여주고 있는 탈모치료 명의이다. 발머스한의원은 전국 22개 지점 및 자체 학술위원회를 통해 '열성탈모' 발병에 관한 메커니즘을 입증하여 용어를 최초 정의하였으며, 열성탈모 관점에 의한 개선과 탁월한 치료에 대한 약 68만 건의 임상사례를 학계에 발표할 정도로 탈모 연구와 치료에 있어서 선두적인 역할을 하고 있다.

삼대한의원의 장진택 원장은 3대째 이어오는 한의사로서, 칠정상(七情傷)에 대해 전수받은 치료 비방을 현대인에게 흔히 나타나는 스트레스증후군, 화병, 우울증 등 심신의 통합치료로 응용, 발전시켜 왔다. 최근에는 이러한 한약 처방을 피부에 직접 적용하여 스트레스와 통증을 완화시킬 수 있는 한방 마사지젤 '다푸러젤'을 개발하여 상용화하였다.

두기한의원의 양태규 원장은 두드러기와 기침을 위시로 한 알레르기 질환전문 한의사이다. 특히 치료가 어렵고 치료되었다가도 재발이 쉬운 두드러기 치료에 2,000 케이스 이상의 임상 사례를 보유하고 있을 정도로 두드러기 질환에 관한 한 독보적이며 기관지과민증과 천식, 알레르기로 인한 만성기침 치료에 탁월한 처방을 가지고 있다.

여성클리닉의 명의들

엠디병원의 이상달 원장은 유방외과 전문의로, 엠디병원은 아시아 최대 규모의 가슴전문병원으로 가슴성형과 유방암 검진을 한 곳에서 해결할 수 있도록 최고의 시스템을 갖추고 있다. 가슴성형 전 모든 환자에게 유방검진을 시행하며 늑간신경차단술을 적용하여 통증을 최소화하여 수술 후 당일 퇴원이 가능하다. 또한 가슴성형 등 유방에 관한 수많은 논문을 발표하였고 가슴재수술에 관한 각종 수술법을 개발하기도 하였다.

강남여성병원의 성영모 병원장은 자궁적출 없는 비수술 치료법인 YDME

하이푸 시술로 자궁근종과 자궁선근증을 치료함으로써 여성 환자들에게 환영받고 있다. 특히 요실금의 TOT 수술 건수가 전국 여성전문병원 중에서 1, 2위를 다툴 정도로 많으며, 수술 성공률이 일반적으로 70~80%인데 비해 성영모 원장이 보강한 TOT 수술법으로 인해 수술 성공률이 98%에 달하며 요실금 재발이 거의 없다.

윤한의원의 윤성찬 원장은 1996년에 개원한 이래 현재까지 난임, 습관성유산, 산후풍 등의 치료에 집중해온 결과 높은 치료 성과를 나타내고 있다. 습관성유산 여성들의 치료 후 임신 성공률은 90%에 이르며, 난임 여성들의 치료 후 자연임신 성공률은 50~60%에 달한다. 이런 공로를 인정받아 2007년에는 '제2회 임산부의 날'에 보건복지부 표창을 받은 바 있으며, '수원시 한의약 난임지원사업' 지정 한의원으로 4년 연속 선정되었다.

로하스한의원의 구헌종 원장은 수족냉증과 혈액순환장애만을 연구해온 한의사로서, 로하스한의원은 국내 유일의 혈액순환전문한의원이다. 적외선체열진단기와 모세혈관촬영장치 등으로 과학적이고 정밀한 진단을 하여 치료 방향을 설정한 뒤 어혈을 제거하고 혈액을 깨끗하게 하는 5단계 치료법을 통해 혈액순환장애와 수족냉증을 개선, 치료하고 있다.

경희보궁한의원의 박웅 원장은 과거에 비해 여성들의 자궁과 난소의 기능이 약해져서 나타나는 다양한 증상과 질환의 개선, 치료를 위한 자궁과 난소의 기능 회복에 주안점을 두고 있다. 극심한 생리통과 다낭성난소증후군의 치료 또한 같은 관점으로 접근하여 치료하고 있다. 그러기 위해서 자체 개발한 보궁단의 좌약요법, 좌훈요법, 한약, 침과 뜸 등으로 치료하고 있다.

곽상호한의원의 곽상호 원장은 사람마다 다르게 나타나는 갱년기증후군의 주증상과 부증상의 양상에 따라 맞춤 처방을 함으로써 좀 더 빠르고 수월하게 갱년기를 지나갈 수 있도록 돕고 있다. 무엇보다도 합성 호르몬 자체를 투여하는 것이 아니라 자연에서 나오는 천연물질만을 이용해 전체적인 몸의 밸런스를 맞추므로 부작용이 거의 없다. 여성갱년기증후군 개선과 항노화에 탁월한 효과가 있는 생약성분의 '아미'와 '사랑해'를 개발하였다.

아동클리닉의 명의들

생각과느낌 소아청소년·성인몸마음클리닉의 손성은 원장은 정신건강의학과 전문의로서 발달지연, 자폐, ADHD, 청소년 문제, 우울증, 가족 갈등을 몸, 마음, 관계라는 3가지 통로를 통해 치유하며 탁월한 치료 성과를 보여왔다. 자폐는 치료가 어렵다는 일반적인 편견을 깨고 발달학교와 특수치료 프로그램으로 자폐 증상을 효과적으로 치료해오고 있다. 비약물치료인 감각통합치료로 뇌신경계를 치유하고 마음치료의 새로운 지평을 열고 있다.

아이레그플러스의원의 송동호 원장은 소아청소년의 하지교정 전문가로서 발, 다리, 골반, 척추 변형 등에 대한 비수술 교정으로 인정받고 있다. 특히 한국식 좌식생활에서 오는 소아의 안짱다리와 휜다리는 특수교정기를 이용한 치료와 맞춤운동을 통해 90% 이상의 교정 효과를 볼 수 있다. 정기적으로 일본에 방문하여 현지 의사에게 치료 기술을 전파하여, 2015년에 〈아이레그 JAPAN〉이 일본 도쿄에서 개원하였다.

아이엔여기한의원의 채기원 원장은 국내에 처음으로 어린이전문한의원인 도원아이한의원(현 아이엔여기한의원)을 만든 인물로 현재까지 꾸준히 소아전문 진료만 해옴으로써 소아질환에 관한 수많은 임상 사례와 난치성 질환에 관한 치료 노하우를 보유하고 있다. 특히 기존의 한약이 지닌 특유의 쓴맛과 약초 냄새로 인해 아이들과 비위 약한 사람들이 잘 먹지 못한다는 한계를 절감한 뒤 오랜 연구를 통해 무색 무취의 '맑은한약'을 개발하였다.

유용우한의원의 유용우 원장은 오랫동안 소아 비염 치료와 소아 성장클리닉에 집중해온 분으로 아동질환에 관한 수많은 임상 데이터를 가지고 있다. 아이들이 침에 대한 공포와 통증으로부터 벗어날 수 있도록 선침 패치를 개발하여 침 치료의 새 장을 열었다. 성장통을 호소하는 아이들의 90% 이상이 몸의 이상과 불균형에서 오는 현상이라는 치료 관점을 가지고 이를 바로잡아줌으로써 성장이 원활해지도록 유도하고 있다.

뇌움한의원의 노충구 원장은 한의학과 뇌신경학을 접목하여 ADHD, 틱, 정서장애 등의 뇌기능장애 진료를 오랫동안 해왔다. 뇌기능의 향상을 위해 개발한 뇌움탕의 주요 성분인 α-Asarone은 학습능력과 기억력 개선에 효과가 있음이 SCI급 국제논문을 통해 입증되었다. 또한 미국의 기능신경학을 기반으로 독일, 덴마크 등의 균형운동과 12경락의 원리를 접목한 '움체 균형훈련'을 정립하여 아이들의 두뇌발달에 적용하고 있다.

린한의원의 방찬국 원장은 소아전문 진료를 해오면서 별도로 야뇨클리닉을 운영할 정도로 소아 야뇨증 치료에 많은 에너지를 쏟아온 오줌싸개 전문가이다. 국내외의 다양한 학문적 견해와 치료법을 분석, 가장 효과적인 야뇨 치료법을 정립시켰으며, 한의학 공부를 하기 전 카이스트에서 기계공학을 전공했던 실력을 살려 몸에 잘 밀착되고 소변 신호가 빠른 야뇨경보기를 개발하기도 하였다.

미용성형의 명의들

BK성형외과의 김병건 원장은 크고 진한 쌍꺼풀이 아시아인 얼굴형에 맞지 않는다는 데에 착안해 자연스러운 쌍꺼풀을 만들어주는 '단매듭연속매몰법'을 세계에서 처음으로 개발하였다. 외국의 성형외과 교과서에도 실린 이 쌍꺼풀 수술법은 자연스러운 쌍꺼풀 수술법의 전형으로서 한국의 다른 성형외과뿐 아니라 외국의 여러 성형외과에서도 차용되고 있다. BK성형외과는 국외에서까지 최고의 실력을 인정받아 성형한류의 구심점 역할을 하고 있다.

4월31일성형외과의 김재훈 원장은 '대한성형외과학회 코성형연구회'의 회장으로서 우리나라 코성형 분야에서 주도적인 역할을 하는 의사이다. 아시아인 얼굴형에 맞는 코성형의 기준을 만들었으며 세계 성형외과 공식 교과서인 『Peter C. Neligan Plastic Surgery』에 코수술 테크닉 수술 영상이 수록되었다. 동양인에게 적합한 코수술에 관한 논문은 SCI급 국제학술지 PRS, APS, JCFS 등에 수차례 게재되었다.

다카포치과의 정지웅 원장은 치과대학에서 구강악안면외과를 전공한 뒤 여러 성형외과와 치과에서 양악수술과 안면윤곽수술을 집도하며 실력을 인정받았다. 현재까지 1,000여 건의 양악수술, 2,000여 건의 사각턱수술, 3,000

여 건의 광대수술을 집도하였다. 기존 광대수술법에서 나타났던 부작용을 줄이고 효과는 극대화하는 수술법 '광대회전술'을 개발, SCI급 저널에 관련 논문을 발표하여 호평을 받았다.

은피부과의 김태은 원장은 우리나라에 메디컬 스킨케어 개념을 정립한 피부 전문가이다. 여드름, 여드름 흉터, 기미, 한관종 등 다른 피부과 전문의들이 쉽게 치료하지 못하는 난치성 피부질환과 문제성 피부에 대한 완치 개념의 탁월한 처방을 가지고 있다. 이러한 치료 노하우를 응집한 본격 홈케어 화장품 'MD promise'(www.mdpromise.com)를 개발하여 주목받고 있다.

봉봉성형외과의 박성수 원장은 성형 분야가 21세기에 얼마나 진화하고 있는지를 보여주는 열정적인 의사 중 한 명이다. 체형이 강조되는 시대를 맞아 힙업성형을 한국에 처음으로 들여왔는가 하면, 보형물과 자가지방이식 가슴성형의 장점만을 살려 모양과 촉감의 자연스러움을 극대화한 하이브리드 가슴성형을 개발하였다. 이 수술법은 미국, 독일, 이탈리아 등의 학회에서 발표되어 주목을 받기도 하였다.

이지앤성형외과의 이종희 원장은 피부노화와 주름살을 효과적으로 개선하면서 탄력을 상승시키는 '타이트리프트' 분야의 전문가이다. 수술이 아닌 시술로써만 빠른 시간에 가장 효과적으로 페이스리프트는 물론이고 팔자주름, 목, 처진피부 등의 탄력개선을 위해 다양한 치료 해법을 보유하고 있다.

청담미인만들기클리닉의 이승렬 원장은 안면라인 성형을 전문으로 하고 있으며 안면윤곽 분야에서 소프트광대축소술과 퀵안면윤곽에 대한 독창적인 기술과 특허를 보유하고 있다. 이승렬 원장의 퀵안면윤곽은 인위적이지 않은 자신만의 숨은 아름다움을 찾아주는 것을 원칙으로 하고 있으며 안전하고 회복이 빠르다는 특징이 있다.

체인지클리닉의 장두열 원장은 지방흡입에 리프팅의 개념을 최초로 접목한 '리프팅 지방흡입'의 선구자이다. 특허를 보유하고 있는 '듀얼레이저 지방흡입술'과 '바디타이트'를 이용하여 기존의 지방흡입수술에서 오는 피부처짐과 부작용의 문제점을 개선 또는 최소화하면서 피부탄력은 극대화시켰다. 얼굴의 지방흡입에 시행되는 '페이스타이트' 또한 차별화된 시술로서 지방제거와 리프팅이 동시에 되는 탁월한 효과가 있다.

BLS클리닉의 이동진 원장은 쁘띠성형 분야의 챌린저 역할을 하는 의사이다. 새로운 시술기기의 도입과 최신 필러의 효과를 가장 빠르게 검증해보는 의사 중 하나로 쁘띠성형 분야의 트렌드를 주도하고 있다. 한국인 얼굴형에 맞는 쁘띠성형의 기준을 마련하는 데에 지대한 역할을 하였다.

디마레클리닉의 이하영 원장은 얼굴 라인 교정을 전문으로 해오며 특히 지방이식에 주력하고 있다. 현대인의 감성과 트렌드에 맞는 자연스러운 시술 결과를 만들어내기 때문에 직장인과 활동적인 젊은 여성들에게 만족도가 높다. 작고 매끄러운 라인의 동안형 얼굴을 만들어주는 독창적인 기술을 인정받아 다수의 관련 특허를 보유하고 있다.

라미치과의 최승호 원장은 치아미용성형에 있어서 미적인 측면 이전에 치아 건강을 필수조건으로 생각하기 때문에 라미네이트를 포함하여 치아성형을 하는 과정에서 무리한 작업이 진행되지 않는다. 무분별하게 이루어지는 현대의 치아성형에 있어서 '치아 건강을 무시한 치아성형은 결코 바람직하지 않다'는 절대적인 기준을 제시하며, 치아미용성형 분야에 새바람을 일으키고 있는 치아 분야 명의이다.

차례

특화진료의 새 장을 여는 명의들

여성클리닉의 명의들

아동클리닉의 명의들

미용성형의 명의들

한국 의학을 세계에 알리는 **명의들**

- 소아 심장질환·심장중재술_김성호
- 비수술 척추디스크_신준식
- 선천성 대사질환·유전자질환_김숙자
- 난치 신장병_김영섭
- 자궁질환_박성우
- 소아 난치성 간질·뇌전증_김성철

소아 심장질환·심장중재술

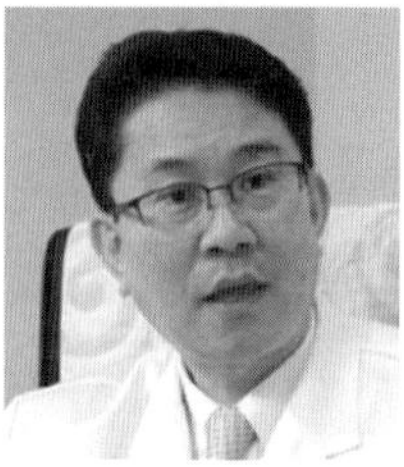

김성호
세종병원 소아청소년과 부장
www.sejongh.co.kr
www.isimjang.co.kr

■ 소아심장질환, 치료를 위한 노력들

세종병원은 1983년에 설립되어 민간의료기관 최초로 개심술과 심장이식술을 시행한 이래 연간 1,000여 건의 심장수술과 4,400여 건의 심혈관촬영술을 시행하고 있는 보건복지부 지정의 국내 유일 심장전문병원이다. 국내에서 처음으로 동종판막이식수술에 성공하였고 공기구동형 인공심장을 자체 개발해내기도 하였으며, 2010년부터는 경피적 대동맥판막 치환술도 시행하고 있다. 기존에는 심장판막이 망가지면 가슴을 크게 째고 판막을 인공으로 갈아끼워야 했는데, 이 시술이 가능해진 이후로는 허벅지 피부 3~4mm 정도만 절개하고 혈관을 통해 새로운 판막을 심장까지 넣을 수 있게 되었다.

선천성 심장병은 전체 신생아 중에서 약 1% 비율로 나타나고 있을 정도로 발병률이 높다. 세종병원 소아청소년과에서는 신생아에서 노인에 이르는 대상에 있어서 모든 종류의 선천성 심장병과 후천성 심장병, 소아부정맥, 어지럼증, 흉통 등을 전문적이고 체계적으로 진료하고 있다.

소아심장의 심장중재적 시술은 1985년에 국내에서 두 번째로 폐동맥협착환자에게서의 풍선판막성형술 성공을 시작으로 현재까지 꾸준히 시행되고 있으며, 1989년부터 폐동맥폐쇄 환자의 중재적 시술이 시행되기 시작하였고, 1991년에는 동맥관개존의 경피적 폐쇄, 1994년에는 국내 최초로 심방중격결손에 대한 경피적 폐쇄를 성공시키면서 국내 소아심장 분야의 중재적 시술을 선도하고 있다. 2005년에는 소아과 내에 청소년 및 성인 선천성 심장병 클리닉을 개설하였으며, 국내에서 두 번째로 심장 내 초음파를 이용하여 심방중격결손의 시술을 전신마취 없이 시행함으로써 더 정밀하고 안전한 심장병 시술이 가능하게 되었다.

사람의 심장 무게는 250~350g 정도이다. 인체에서 이 무게란 거의 표시도 나지 않을 정도로 가볍다. 그러나 심장의 역할과 비중은 그 사람의 생존을 좌우할 정도로 막중한 것이다. 심장은 태아기 3~8주에 형성되는데, 선천성 심장병은 심장 형성 및 발달 과정 중에 문제가 발생해 초래된다. 흔히 말하는 선천성 심장기형으로서 태아기에 진단되기도 하고 출생 후 수 년 후에 진단되기도 한다.

심장병에는 후천성 심장병과 선천성 심장병이 있다. 선천성 심장병이란 출생시에 이미 존재하는 심장의 기형 및 기능장애를 말한다. 심장 내에 불필요한 구멍이나 통로가 뚫려 있는 경우와 정상적으로 열려 있어야 할 통로가 좁아지거나 막힘으로써 생기는 병이다. 그로 인해서 숨을 헐떡이기도 하고 심부전 증상 또는 산소가 모자라서 생기는 청색증이 나타날 수 있다.

1992년에 미국 하버드의대 부속 보스턴소아병원 교환교수, 1996년 미시간의대 부속 소아병원 교환교수를 통해 배워 온 소아심장질환에 대한 첨단 치료법은 결과적으로 한국의 소아심장질환의 치료 수준을 한 단계 발전시키는 촉발제가 되었다. 1990대 초반에만 해도 한국의 심장병 환자 중 수술적 치료가 97%, 시술은 3%였으나 이후 2000년도에는 수술이 80% 시술이 20%, 현재는 수술 70% 시술 30%로 의료 기술이 크게 향상되었다. 특히 세종병원의 소아청소년과에서는 2012년 5월, 심부전 등 심각한 합병증으로 수술이 어려웠던 환자를 내과적 시술과 외과적 수술을 동시에 진행하는 하이브리드 수술을 국내 처음으로 성공시키기도 하였다.

■ 선천성 심장병이란 무엇인가

신생아 1,000명 중 8명이 심장 구조에 이상이 있는 선천성 심장병을 갖고 태어난다. 그런데 신생아 때에는 복잡한 심기형이 있어도 심잡음이 청진되지 않는 경우가 흔하다. 그러므로 심잡음이 분명하게 들리지 않더라도 심장병이 의심되면 세밀한 검사를 받아봐야 한다. 안타깝게도 선천성 심장병은 현재로선 예방할 수 있는 질환이 아니다. 증상을 지니고 있는 아기의 경우 조기에 진단하여 치료해주지 않으면 50%의 아기들이 1세를 넘기기 힘들다.

다행히 요즈음엔 심장초음파검사 등 진단기술이 발달하여 태어나자마자 또는 태어나기 전부터 태아 심초음파검사를 통해 병을 진단할 수 있게 되었다. 조기에 적절한 치료를 하면 95% 이상의 아기들이 완전히 치료되어 정상적인 삶을 살 수 있다. 따라서 위험인자를 가진 산모나 건강에 이상이 있는 경우 산전 검진을 통해 태아의 선천성 심장질환 여부를 확인해봐야 한다. 심장질환이 의심될 경우 임신기간 중 태아의 심장에 해가 되지 않도록 적절히 대처할 수 있으며, 최적의 분만 시기를 정하여 출생 직후 적기에 치료를 해주면서 치료 성적이 많이 향상되고 있다.

▶ 선천성 심장병의 종류

1. 심실중격결손증

좌심실과 우심실 사이의 중간벽(심실중격)에 결손(구멍)이 있는 심실중격결손증은, 엄마 뱃속에서 심장이 형성되는 과정에서 심실중격이 완전히 닫히지 않아 구멍이 남아 있는 선천성 심장병이다. 선청성 심장병 중에서 25~30%를 차지할 정도로 가장 흔하다.

2. 심방중격결손증

전체 선천성 심장병의 약 8~10%를 차지하는 심방중격결손증이란, 선천성 심장 기형의 일종으로 우심방과 좌심방 사이를 막고 있는 심방중격이 완전히 막히지 않아 중격에 구멍이 남아 있는 심장 기형이다. 유소아기에는 증상이 잘 나타나지 않아 병의 유무 자체를 모르고 지내다가 성인이 되면서 쉽게 피로해지고 호흡기가 곤란해지는 심부전 증상이 나타나거나 부정맥이 발생하여 심방중격결손의 증상이 나타난다.

3. 동맥관개존증

동맥관개존은 출생 전 태아에게서 반드시 열려 있어야 하는 대동맥과 폐동맥 사이를 연결하는 부위(동맥관)가 출생 후에도 닫히지 않고 열려 있는 선천성 심장병으로 5~10%에게서 발견된다. 생후 6개월이 지나서까지 저절로 닫히지 않는다면 자연폐쇄는 어렵기 때문에 치료를 해야 한다. 치료는 과거 수술적 방법뿐이었으나 1990년대 이후에는 미숙아를 제외하고는 수술 대신에 시술적 치료로 대부분의 환자들을 치료하고 있다.

4. 선천성 폐동맥판막협착증

폐동맥판막협착증은 폐동맥 판막의 3개의 판막잎이 선천적으로 붙어 있음으로 해서 우심방 수축시 제대로 열리지 않아 협착증이 생기게 된 선천성 심장병이다. 이로 인해 우심실 압력이 증가하며 심한 경우 우심부전이 나타날 수 있어 치료가 필요하다. 수술적 방법보다는 풍선도자를 이용한 풍선판막성형술이 가장 좋은 치료법이다.

5. 선천성 대동맥판막협착증

선천성 대동맥판막협착에는 판막을 기준으로 판막형, 판막하부형, 판막상부형의 경우가 있다. 대동맥궁단절, 대동맥축착, 승모판 기형, 좌심실형성부전 등의 다른 선천성 심장병이 동반하여 나타나는 경우도 있다. 협착의 정도에 따라 다양한 증상과 예후를 보이는데 심한 경우 생후 1개월 내에 심부전증이 발생하여 생명이 위태로운 경우부터 성인이 될 때까지 별 증상 없이 지내는 경우 등 다양하다.

6. 대동맥축착증

대동맥축착증은 대동맥궁 또는 대동맥궁 하부의 대동맥이 현저하게 좁아진 선천성 심장병을 말한다. 좁아진 축착 부위를 절단하고 문합하는 수술을 해주는 게 좋다.

7. 팔로 4징(TOF : Tetralogy Of Fallot)

팔로 4징은 청색증형 선천성 심장병 중 가장 흔한 질환으로 폐동맥협착 정도에 따라 다양한 정도의 청색증을 보이며 과거에 치료 시기가 늦어진 경우 간혹 대뇌혈전증 또는 뇌농양 등이 발생하여 반신불구가 되기도 한다. 자고 난 직후나 먹고 난 직후 또는 탈수 등 어떤 원인에 의해 갑자기 보채고 숨이 가빠지면서 청색증이 심해지고 나아가 뇌의 산소 부족을 초래하는 경우가 있다. 이런 무산소 발작이 반복되면 위험하기 때문에 조기에 수술을 해줘야 한다. 과거에는 생후 12개월 이후에 수술 받던 것이 최근에는 생후 3개월이면 수술적 치료를 받도록 하고 있어 위와 같은 합병증은 보기 드물게 되었다.

8. 대혈관전위증

태어나는 아이 10만 명당 20~30명꼴로 발생하는 대혈관전위증은 폐동맥과 대동맥이 뒤바뀌어 정상적인 상태와는 달리 우심실에서 대동맥이 나오고 좌심실에서 폐동맥이 나오는 질환을 말한다. 완전 대혈관전위의 경우 일반적으로 '동반 기형이 없는 단순 대혈관전위', '심실중격결손이 동반된 대혈관전위', '심실중격결손과 폐동맥협착이 동반된 대혈관전위' 등으로 나누고 있다. 신생아기에 수술적 치료를 받아야 생존할 수 있다. 선천성 심장수술 중 가장 어려운 수술로 과거에는 수술 사망률이 10%를 넘었으나 최근에는 3% 이하로 감소하여 선진국의 수준과 비슷해졌다.

■ 선천성 심장병의 치료와 전망

대다수의 보호자들은 자신의 아이가 심장병이란 진단을 받는 순간 마치 사형선고라도 받은 듯한 충격에 휩싸인다. 심장병 치료 수준이 얼마나 발전했는지 모르는 분들이 많기 때문이다. 최근 20~30년간의 눈부신 의학 발전으로 선천성 심장병의 조기 진단과 조기 치료에 대하여 획기적인 치료 노하우를 축적할 수 있었다. 그 결과 적절한 시기에 치료를 받은 소아들이 아무 문제없이 성장하고 있다.

출산 전의 태아 심장초음파검사가 필요한 산모들은 이 검사를 통해 조기에 발견하는 것이 요구된다. 산전 검사를 놓쳤다면 분만 후 신생아 때에라도 조기 검진하여 치료해야 한다. 적절한 치료시기를 놓치고 이를 방치할 경우 시간이 흐를수록 치료가 어려워질 수 있다.

태아 심초음파검사를 통해 선천성 심장 기형을 진단할 수 있는데 가장 적절한 검사시기는 임신 18~22주이다. 모든 임신부가 검사를 받을 필요는 없으며 산모가 당뇨병이 있는 경우, 자가면역질환이 있는 경우, 특정 약물을 복용 중인 경우, 선천성 심장병이 있는 경우, 태아의 형제에게 선천성 심장병이 있는 경우, 태아 목덜미 주위 이상이 있는 경우, 태아의 다른 장기에 이상이 있는 경우, 태아 감염, 임신 중기에 태아에게 발달 지체가 있는 경우 등에 반드시 검진이 필요하다.

그러나 조기 진단이 어려운 경우가 있다. 작은 심실중격결손과 같은 미세한 기형이나 폐정맥협착, 이엽성대동맥판 같은 경우에는 임신 18~20주에 진단이 어렵다. 산모의 체질이나 태아의 자궁 내 위치에 따라서도 심초음파 진단에 제한이 따를 수 있다.

선천성 심장병의 치료에는 크게 약물치료, 비수술적 치료, 수술적 치료법이 있다. 심방중격결손증, 동맥관개존증, 폐동맥협착은 카테타를 이용해 비수술 치료가 가능하며, 수술적 치료에는 개심술과 비개심술 방법이 있다. 개심술로는 심장 안에 구멍이 있거나 좁은 경우에 심장을 열어 인공심폐기를 이용해 치료하고 있으며, 비개심술로는 청색증이 심할 경우 대동맥이나 폐동맥 사이에 체폐동맥단락술을 이용해 치료하고 있다. 폐로 피가 과잉 공급되는 경우에는 폐동맥을 줄여주는 폐동맥 밴딩을 해주고 있다.

1990년 이전에는 대부분 가슴을 열고 심장을 절개한 후에 교정을 해주었었다. 그러다 보니 수술 후 흉터가 남을 뿐 아니라 통증이 오래 가고 입원기간도 길었다. 하지만 요즘은 카테타의 발달과 숙련된 의술 등으로 선천성 심장병을 수술하지 않고도 치료하는 방법들이 점점 개발되고 있다.

심방중격결손은 좌심방과 우심방 사이의 경계를 지어주는 심방중격에 구멍이 뚫려 있는 경우이다. 심방중격결손이 있을 경우 좌심방에서 우심방으로 불필요한 혈액이 흐르게 되고 이로 인해 우심방, 우심실의 비대를 일으킨다. 증가된 폐혈류량으로 인한 심부전 증상 및 부정맥 등의 증상을 일으킨다. 따라서 심방중격결손을 치료하기 위해서는 두 심방 사이의 결손인 구멍을 막아줘야 한다. 이전에는 개흉을 하여 직접 결손을 막아주었지만 여러 기구들이 개발됨으로써 심방중격결손에 기구를 삽입하여 막는 비수술적인 치료가 가능하게 되었다. 입원기간이 3일 정도로 짧으며 흉터가 남지 않는다는 장점이 있다.

동맥관개존증은 대동맥과 폐동맥 간에 통로가 뚫려 있는 병이다. 상대적으로 압력이 높은 대동맥에서 압력이 낮은 폐동맥으로의 혈액의 흐름이 생기는 경우이다. 이를 그냥 두는 경우에는 심내막염, 심부전, 드물게는 동맥류를 만들기 때문에 동맥관개존증이 있을 경우에 막아주는 것이 치료의 원칙이다.

이전에는 동맥관개존을 치료하는 표준은 수술적 방법으로 동맥관을 결찰하고 분리시키는 것이었다. 그러나 심도자술을 통하여 비수술적으로 동맥관개존증을 폐쇄하는 여러 가지의 방법이 연구되어 작은 동맥관에서부터 큰 동맥관에 이르기까지 거의 대부분의 동맥관개존증에 대한 비수술적 치료가 가능하다. 특히 성인은 동맥관의 석회화나 동반된 전신질환 등으로 인하여 수술보다 비수술적 폐쇄가 안전할 수 있다. 동맥관개존증의 경우 대부분 보험이 적용되고 있어서 환자의 본인부담액도 수술을 할 때보다 적다. 입원기간도 3~4일 정도로 수술에 비해 짧다.

폐동맥판막협착도 비수술적 치료가 가능하다. 폐동맥판막협착은 우심실 압력이 상승하여 우심실 비대를 일으키는 경우이다. 이러한 경우 적절한 시기에 수술적 또는 비수술적 방법을 통하여 폐동맥판막협착을 해소해주어야 한다.

비수술적 방법은 좁아진 폐동맥판막에 혈관을 통해 풍선도자를 넣은 다음 이를 부풀려서 폐동맥판막협착을 완화해주는 것이다. 폐동맥판막협착에 대한 풍선판막성형술은 가장 먼저 시행된 비수술적 치료 중 하나로 현재는 나이와 정도에 무관하게 수술에 우선하여 시행되고 있다. 과거에는 풍선판막성형술의 시술 대상이 주로 1세 이후 환아였으나 최근에는 심한 협착을 보이는 경우 신생아에게까지 시술하는 추세이다.

가장 빈번히 발생한다는 심실중격결손증에 대해서는 세종병원이 국내에서 처음으로 경피적 근부심실중격결손 폐쇄술 시술에 성공하였다. 막양부심실중격결손이 빈도는 가장 많으며 국내 최초로 김성호 박사에 의해 중재시술적 치료에 성공하였으나 아직 국가에서 신기술 인정이 안 되어 국내 환자들에게는 시술이 안 되고 있다. 조만간에 시술 허락을 받아 많은 환자들이 수술적 치료 대신 중재적 시술로 치료되리라 본다.

소아심장병의 조기진단과 치료에 있어서 안타까운 현실이 있다. 산전에 태아의 심장병 사실을 확인하게 되면 치료 노력을 기울여보지 않은 채 무조건 임신중절수술을 받는 일이 종종 있다는 것이다. 선천성 심장병은 수술뿐만 아니라 시술로도 얼마든지 치료가 가능한데도 불구하고 심장병은 고치기 어렵다는 과거의 편견만 가지고 완치가 가능한 태아에게 세상의 빛을 볼 기회를 빼앗는 것이다. 모쪼록 산전 심장병 검진을 통해 조기 대응과 적절한 치료를 통해 태아가 건강하게 잘 자랄 수 있도록 부모들이 선천성 심장병에 대한 바른 인식을 갖게 되기를 바란다. 선천성 심장병은 더 이상 난치도 불치도 아니다.

*이 글은 '한국의 명의팀'이 집필하고 김성호 소아부장님께서 감수하셨습니다.

비수술 척추디스크

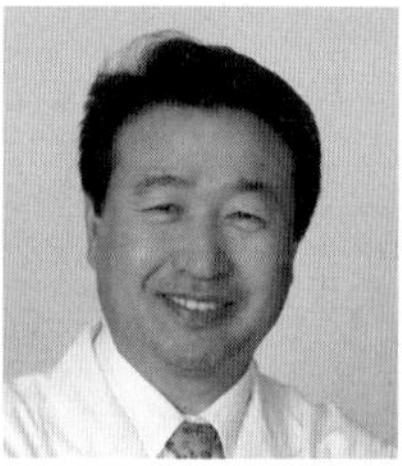

신준식
자생한방병원 이사장
www.jaseng.co.kr
www.kmedicine.co.kr

■ 자생한방병원은 국내 최대 한방척추전문병원이다

원래 한의학은 질병 치료를 위해 생겨난 학문이었다. 한민족의 태동과 그 역사를 같이 한다고 해도 과언이 아니다. 장구한 역사를 사람들과 함께 끊임없이 연구, 발전해 오면서 현재에 이르렀다. 한의학이 꾸준히 현대화와 과학화 노력을 기울이지 않았더라면 서양의학의 급속한 발전 속도를 따라가지 못하고 도태되었을 것이다. 특히 최근 20여 년은 열정과 실력을 갖춘 한의사들에 의해 다양한 질환에 대한 연구와 임상 적용이 이루어져서 특화진료의 전성기를 열고 있다.

자생한방병원은 27년 전에 작은 한의원으로 시작하여 현재는 국내 18개 병원과 미국 7개 병의원에 280여 명의 의료진을 둔 국내 최대 척추전문한방병원이다. 수술만이 유일한 치료법으로 인식되던 척추질환을 오직 비수술 요법으로만 치료하고 있으며, 2016년 현재 기준으로 95%의 치료율을 보이고 있다는 점에서 국내뿐 아니라 국제적으로도 한의학의 우수성을 증명해 보인다고 할 수 있다.

■ 한의학의 과학화, 수술 없는 척추질환 치료의 새 장을 열다

날씨와 기온에 상관없이 손끝, 발끝이 시리거나 저린 증상이 나타날 때, 젓가락질이나 단추를 채우는 등의 동작이 힘들어졌을 때, 몸의 균형감각이 떨어졌을 때, 요통으로 인해 일상생활이 불편할 때, 장기간 서 있는 게 힘들 때 등과 같은 증상이 나타나면 척추 이상을 의심해볼 필요가 있다.

척추질환에는 흔히 허리디스크로 알려져 있는 추간판탈출증을 비롯해서 목디스크, 척추관협착증, 퇴행성디스크 등이 있다. 허리는 몸의 대들보이자 중심이다. 척추에 이상이 생기면 일상에서 많은 활동 제약이 있다. 심한 경우 누워서만 생활해야 한다. 척추는 위로는 머리를 받치고 아래로는 골반과 연결되어 그 사이에 존재하는 뼈 구조물로, 소아기에는 목뼈(경추) 7개, 등뼈(흉추) 12개, 허리뼈(요추) 5개, 엉치뼈(천추) 5개, 꼬리뼈(미추) 4개인 총 33개로 구성되어 있지만 성인이 되어선 엉치뼈(천추) 5개와 꼬리뼈(미추) 4개가 각각 하나로 합쳐져 천골과 미골을 형성하여 26개가 된다.

이 뼈들이 우리가 몸을 자유롭게 움직일 수 있도록 도와주고 있다. 그만큼 사용하는 빈도수가 높기 때문에 질환의 가능성도 높다. 현대에는 사람들의 잘못된 자세와 습관 등으로 발병 연령이 낮아지고 있는 추세이다. 통계에 따르면 인구의 80% 이상이 척추질환 때문에 고생을 한 적이 있다고 한다. 컴퓨터 게임을 할 때의 잘못된 자세, 무리한 댄스 동작, 인스턴트 위주의 식습관, 무거운 책가방을 한쪽으로 메고 다니는 습관 등으로 인해 최근에는 청소년들에게도 척추질환이 많이 나타나고 있다. 건강보험심사평가원이 최근 5년간 척추측만증의 심사결정 자료를 분석한 결과 10대 환자의 비율이 46.5%로 절반에 가까운 것으로 나타났다.

이런 척추질환들을 자생한방병원에서는 비수술 요법으로만 치료하고 있다. 비수술 척추치료의 핵심은 근본적인 발병 원인을 해소함으로써 통증을 없애주는 동시에 몸의 자생력을 강화시켜주는 것이다. 사람의 인체는 신비하고 오묘해서 스스로 회복하고 치유해서 원래대로의 몸 상태로 돌아가려는 자생력이 있다.

■ 16년간 척추치료 환자 100만 명으로 한국기록원에서 공식 인증

한의과 대학시절에 학우들과 조직한 '자생의학회'에서부터 꾸준히 해온 연구는 중증의 디스크 환자들의 비수술 척추치료법이었다. 그 뒤 1990년에 자생한의원으로 시작하여 오늘날의 자생한방병원이 되기까지 가장 신경을 쓴 부분 역시 비수술 척추치료법과 함께 치료 매뉴얼을 데이터베이스화하고 과학적으로 체계화하는 일이었다.

연구를 심화시키기 위해 1999년엔 자생생명공학연구소(현재의 '자생척추관절연구소')를 설립하였으며, 2008년에는 노스캐롤라이나 주립대의과대학과 공동으로 MRI상 디스크 진단을 받은 환자 128명(수술 권유 환자 77명)을 대상으로 6개월간 한방 비수술 치료(한약, 추나요법, 봉약침 등)를 시행한 결과 디스크 치료율이 95%(통증지수 감소)에 달한다는 사실을 입증해내기도 하였다.

전문연구원들의 꾸준한 연구로 계속 발전되어온 자생척추치료법은 2003년에는 70~80%였던 척추디스크 치료율을 2008년엔 95%라는 경이적인 결과로 이어졌으며 2015년에는 95% 이상의 치료율을 보였다. 이런 객관적인 지표가 공개되면서 비수술 치료를 우선적으로 고려하거나 선택하는 환자들이 자연스럽게 증가하였다. 비수술을 통한 95% 이상의 척추질환 치료율은 국내뿐만 아니라 세계적으로도 독보적이어서, 외국에서도 치료를 받으러 오는 환자들이 계속 늘어나고 있다.

서울대천연물과학연구소와의 공동연구로 발견된 신바로메틴은 천연물신약 개발로 이어져 국내 굴지의 제약회사인 녹십자와 8년간의 공동연구 끝에 2011년에는 항염과 뼈신경 재생에 효과가 있는 '신바로캡슐'이 탄생되었다. 실제 한방의료기관에서 처방되고 있는 복합처방물 중에서 국내 최초로 천연물신약으로 개발됨으로써 한약의 치료 효과를 과학적으로 입증함과 동시에 한약을 표준화, 객관화하는 쾌거를 이루어낸 것이다.

나아가 허리디스크 통증으로 걷지도 못하는 환자를 시술 20여 분 만에 걷게 하는 MSAT(동작침요법, Motion Style Acupuncture Treatment)의 효능을 과학적으로 입증해내는 연구를 2003년에 시작하여 2011년엔 국제통증학회(IASP)와 미국통증학회(APS)에 MSAT 효능 연구 결과를 발표하기도 하였다. 2012년엔 미국 미시건 주립대학 오스테오페틱 의과대학과 MSAT 효능 바이오마커 공동연구를 시작하였다. 또한, MSAT의 치료 효과가 양방 진통제보다 5배 높다는 사실을 밝혀낸 연구논문을 국제학술지 『PAIN』에 게재하여 MSAT의 탁월한 효과를 세계에 알릴 수 있었다.

현재 전국 18개 자생한방병의원에서는 연 15만 명의 내원 환자, 100만 회 진료라는 국내외의 독보적인 임상 기록을 만들어냈으며 이 기록은 계속 갱신되고 있다. 이 같은 객관적인 데이터와 치료 결과가 인정되어 자생한방병원은 2015년 7월 1일에 '최다 척추질환 환자 치료'로 한국기록원의 공식기록 인증서를 전달받았다. 척추질환 비수술 치료에 관한 한 명실상부 한국 최고라는 인정을 공식적으로 받은 것이다.

■ 자생한방병원의 세계화는 한의학의 세계화이기도 하다

많은 사람들이 한의학의 세계화에 대해 지금이 적시라는 얘기들을 한다. 그리고 이미 세계 곳곳에서 한의학의 우수성을 인정받고 있다. 많은 한의사를 비롯하여 한의학계에서는 한의학의 세계화를 위해 오래 전부터 최근까지 계속 노력을 기울여 왔다. 우선 한의학의 세계화란 공동의 과제에서 그것의 의의를 점검해볼 필요가 있다. 단지 한국이란 나라를 많이 알리기 위해서가 첫 번째 목적이 되어선 안 된다. 그건 부가적으로 따라오는 효과이다. 한의학의 세계화는 무엇보다도 한의학의 우수한 치료 효과를 전 세계 사람들과 공유한다는 데에 의의를 두어야 한다. 즉, 한의학의 치료 효과를 외국인들이 직접 체험하고 그 우수성을 인정할 수 있어야 한다는 것이다. 그리하여 자신들이 아플 때 기꺼이 한국의 한방 병의원을 찾아가 진료를 받을 수 있는 단계까지 이르러야 한다.

그러나 외국인을 상대로 한의학에 대한 신뢰를 심어주는 것은 쉬운 일이 아니다. 신체를 바라보는 가치관과 치료방법 등이 양방과 현저히 다르기 때문이다. 큰 포부를 안고 해외로 나선 몇몇 한의원들이 외국 진출에 실패한 이유도 여기에 있다. 자생한방병원의 경우, 2009년에 처음 미국 풀러튼에 자생

분원을 낸 이후 LA와 산호세, 샌디에이고 등 7곳에도 분원을 내어 꾸준히 현지인들을 진료하고 있다.

한방의 미국 진출은 한의학 발전을 위해 꼭 필요한 일이다. 하지만 미국 주류 병원과의 교류 부재, 의료·보험제도에 대한 이해 부족, 미국 내 의료네트워크와의 융화 부족 등의 이유로 실패할 확률이 높다. 자생이 미국에서 자리잡을 수 있었던 배경에는, '한방 비수술 척추치료'라는 특화된 의료기술을 내세워 미국 주류 병원들과의 긴밀한 협조관계 형성, 미국 의료환경에 대한 정확한 이해와 융화, 적극적인 연구 결과 발표 등을 전략적으로 펼쳐나갔다는 것이 있다.

서양의학의 치료법에 익숙한 환자들에게 한의학에 대한 거부감을 줄이기 위한 일환으로 처음부터 한양방 협진체제를 도입하는 것도 주효했다. 나아가 미국 미시간주립대 오스테오페틱의과대학, 시카고 러쉬대학병원, LA 시더사이나이병원, 러시아 모스크바국립의과대학, 멕시코 국영 호란종합병원 등 해외의 명망 있는 의과대학 및 종합병원과의 의료협력체결(MOU)로 공동연구, 의료진 연수, 치료법 교류 등의 활동을 진행하고 있다.

자생한방병원에서는 전문연구진들의 과학적인 연구 결과를 소개한 논문을 국제적 명성의 학회지에 수회 발표함으로써 국제적으로도 인정받은 바 있다. 연구 결과를 발표하자 가장 먼저 관심을 보인 것은 미국 의료진이었다. 침과 한약을 사용하는 한방치료법이 통증을 빠르게 줄이면서도 뼈와 신경을 강화해 수술을 하지 않고도 디스크 환자를 치료한다는 점에 주목했다. 미시간주립대와 시카고 러시대학병원, 비벌리힐스의 시더사이나이병원, LA의 올림피아메디컬센터 등이 동작침법과 추나요법 등을 배우기 위해 초청장을 보내왔다. 미국뿐 아니라 러시아·중동·몽골·멕시코·베트남 등 각국의 국립병원과 대학병원에서 러브콜이 쏟아졌다.

뿐만 아니라 미국, 러시아, 이집트 등 세계적으로 손꼽히는 대학 및 연구소 등에서 자생척추치료법에 대한 공동연구를 제안해와서 진행 중에 있다. 현지 병원들의 치료법 도입도 시도되고 있다. 미국 UC어바인 의과대학에서는 한국추나학을 교과목으로 채택했으며, 2012년에는 미국 샌디에이고에서 열린 국제오스테오페틱의학회 학술 세미나에 초청받아 4,500명의 전문의들을 상대로 자생척추치료법에 대한 특별 강연을 했다. 2015년에는 국제오스테오페틱의학회의 요청으로 의료진에게 학점을 부여하는 보수교육을 진행하였고, 세계 주요국을 돌며 해마다 4~5회씩 강연도 꾸준히 진행하고 있다.

척추치료를 위해 한국에 들어오는 환자들의 편의를 위해 2006년에 개설한 〈자생한방병원 인터내셔널클리닉〉은 지금까지 호평을 받고 있다. 2009년에 미국 풀러튼에 연 〈자생척추전문클리닉〉을 시작으로 2015년 현재는 LA, 뉴저지, 샌디에이고 등 7곳에서 자생의 이름으로 척추전문클리닉이 운영되고 있다. 자생한방병원의 이런 한의학의 세계화 노력은 앞으로도 계속 이어질 것이다.

■ 세계 최고의 비수술 척추치료법과 신경근회복술

자생 치료는 일시적인 통증만 줄이는 치료가 아니다. 통증의 원인을 제거하여 재발을 방지하는 가장 안전하고 과학적인 치료이다. 약해진 근육과 인대, 뼈와 신경을 강화시켜 신체의 자생력을 키움으로써 병의 근본을 살피고, 재발을 방지하는 치료이다. 신체의 구조물 그대로를 보존하는 진정한 비수술 치료로 약해진 뼈와 신경을 재생시켜 척추·관절질환의 원인을 근본적으로 치료한다.

극심한 통증을 단시간에 감소시켜 한방침치료의 한계를 뛰어넘은 동작침부터 재발을 방지하는 디스크치료 한약 등 치료 과정에 이루어지는 치료법들은 모두 과학적으로 입증된 것이다. 가장 먼저 통증에 대한 치료가 이루어진 다음에는 비뚤어진 척추·관절을 바르게 교정하여 발병의 원인을 제거하고, 척추의 근본을 강화시켜주는 치료가 단계적으로 시행된다. 붓고 손상된 척추 주변 조직의 염증을 제거하고 디스크를 지지하는 인대와 근육을 강화하며 약해진 뼈와 신경을 재생해주면 통증이 사라지는 것은 물론이고 약화되었던 허리가 치료 전보다 오히려 강해진다.

척추질환 환자들의 가장 큰 고통은 거동이 불편하다는 것과 함께 극심한 통증이 수반된다는 것이다. 치료율이 높은데도 자생한방병원 의료진과 연구진들이 연구를 지속해온 건 조금이라도 더 빠르고 더 효과적으로 환자들의 고통을 덜어주는 치료법 개발을 위해서였다. 그 결과 자생척추치료의 핵심인 자생한약에서 추출한 성분으로 빠르게 통증을 제어할 수 있는 경혈주입용 한약 신바로약침과, 환부에 직접적인 투여가 가능한 특수침법인 신경근회복술을 개발할 수 있었다.

자생한방병원의 비수술 척추치료 메커니즘

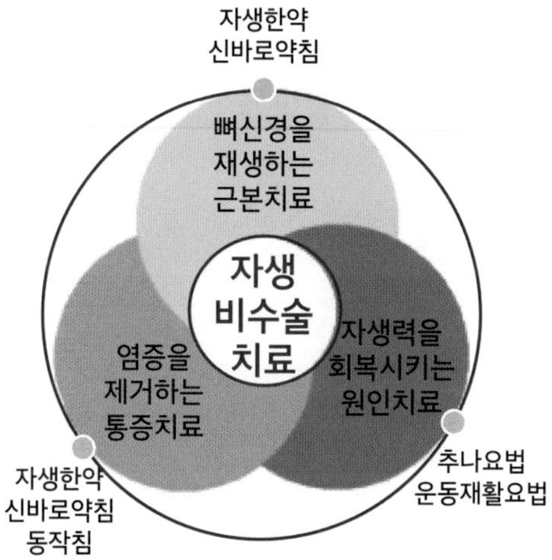

이로써 통증 약화를 비롯하여 척추질환 치료기간을 획기적으로 단축시킬 수 있게 되었다. 또한 KGMP 시설에 준한 생산 시설 및 수처리 장비를 갖춘 자생남양주탕전원을 개설해 경혈주입용 한약의 자체 생산 시스템도 완비하였다. 또한 한의사 여러 명이 동시에 치료에 투입되는 MSAT(동작침법)의 전문기기 개발에 성공하여 치료 과정이 훨씬 단순해졌다.

무엇보다도 '신경근회복술'은 비수술 척추치료의 혁명이라 할 만큼 자생의 핵심 기술이 집약된 치료법이라고 할 수 있다. 환자의 통증을 유발하는 염증물질을 빠르게 씻어내고 노화된 척추뼈와 신경을 강화하는 자생한방병원만의 특화된 치료법이다. MRI와 같은 첨단 영상검사장비를 활용, 척추질환의 통증 부위의 협척혈을 찾아내 염증이 발생한 부위에 통증 완화에 효과가 있는 신바로메틴 성분의 신바로약침을 분사하게 된다. 고순도로 정제된 대용량의 신바로약침을 통증 부위에 분사하면 혈자리 자극을 통한 통증 완화 효과가 탁월할 뿐만 아니라 신경을 압박하는 염증물질이 더 잘 배출된다.

■ 신경근회복술의 핵심기술, 신바로메틴과 신바로약침

자생의료재단 산하 전국 자생한방병의원에서 비수술 척추치료를 받은 환자 504명의 치료 결과를 분석한 결과, 내원 당시 통증지수(VAS)가 평균 7.29(스스로 걸어 다니기 힘든 정도)에서 3.7로 떨어졌다. 이는 통증이 거의 없고 일상생활을 할 정도로 회복됐다는 의미이다. 이 중 수술을 권유받은 환자는 통증지수가 평균 7.6에서 4.0으로, 수술을 권유받지 않은 환자는 7.0에서 3.5로 각각 감소했다. 수술을 권유받은 중증 환자라도 비수술 한방치료를 받으면 일반 척추환자와 비슷한 치료 효과를 얻었다는 걸 알 수 있다.

치료 만족도 역시 높아서 환자의 92%가 주변 사람에게 비수술 한방치료를 권하겠다고 답했다. 운동이나 물리치료를 권하겠다는 응답은 6%, 양방수술을 권하겠다는 답변은 2%였다. 이들이 가장 선호하는 치료법으로 신바로약침 치료(49%)를 꼽았다. 그 이유로 53%의 사람들이 '통증이 빨리 사라졌기 때문'이라고 답했다.

자생한방병원에서 척추·관절 치료에 사용했던 고유 처방인 추나약물(청파전·양근탕)의 모태인 신바로메틴은 자생한방병원이 서울대 천연물과학연구소·성균관대 약대와 함께 개발한 한약 신물질이다. 구척·오가피·우슬·방풍·두충·흑두 등 근골격계 질환에 많이 사용하는 한약재에서 유효 생약성분을 배합·분석·추출하는 과정에서 발견하였다. 까다롭기로 정평이 난 미국에서까지 물질특허를 획득함으로써 천연물치료제 개발에 앞장서게 되었다.

신바로메틴은 퇴행성관절염을 유발하는 연골 파괴세포 증식을 억제하면서 손상된 신경 회복을 촉진하여, 오랜 기간에 걸쳐 뼈와 신경이 손상된 퇴행성 질환에 탁월한 효능을 발휘한다. 또한 통증을 줄이면서 척추를 감싸는 인대·근육을 강화한다. 연골을 구성하는 콜라겐 분해를 막는 효과가 있으며, 약해진 디스크·연골 조직에 영양분을 공급해준다.

자생한방병원 연구팀은 중증 디스크 환자 20명에게 신바로메틴 성분이 든 약침을 통증 부위에 놓은 후 14일간 관찰했다. 그 결과, 일반 약침보다 통증 감소 효과(NRS)가 56% 높았다. 일상생활에서 환자의 장애 정도(ODI)를 측정하는 연구에서도 42%라는 높은 개선 효과를 보였다. 척추·관절 치료효과를 입증하면서 한국·미국에 물질특허를 획득했다. 2011년에는 신바로메틴을 원료로 한 근골격계 치료 천연물신약(신바로캡슐)이 국내에 출시되기도 했다. 한방생약 성분이 척추·관절 염증의 억제, 통증 완화, 신경·연골·뼈세포 재생에 효과가 있다는 점을 과학적으로 국내외에 인정받은 셈이다.

신바로메틴의 가장 큰 장점은 약물 안전성이다. 한 번 약을 복용하기 시작하면 조직이 재생될 때까지 복용해야 하기 때문에 치료 효과 못지않게 안전성이 중요하다. 지금까지 허리디스크나 무릎 관절염 통증 완화에 사용하는 약들의 상당수는 안전성이 미흡하였다. 장기간 복용하면 속이 쓰리고 위장관 출혈 위험이 커 오랫동안 복용하기 어려웠다. 하지만 생약 성분에서 추출한 신바로메틴은 스테로이드 성분이 없어 장기간 투약해도 전혀 문제 없다.

신바로메틴은 크게 약침·한약 등 두 가지 방식으로 투약한다. 신바로약침은 염증으로 통증이 심한 부위에 직접 약을 투입하는 것을 말한다. 고농도로 정제한 신바로메틴 성분이 몸속으로 침투해 즉각 염증 유발 물질을 빠르게 배출한다. 신바로약침을 투여하면 그렇지 않았을 때보다 신경 회복 속도가 3배 정도 빠르다. 동시에 척추뼈를 따라 양쪽에 위치한 협척혈을 자극해 통증을 완화한다. 협척혈은 척추·연골 질환 치료에 효과적인 혈자리다. 주변 근육·신경·인대를 보호하기도 한다. 증상에 따라 약침 농도, 시술 횟수를 차별화해 통증 완화, 신경 재생 효과를 극대화한다. 스테로이드 성분이 전혀 없어 부작용 없이 통증이 감소된다.

■ 자생력(自生力)은 곧 희망이다

27년이나 지났지만 지금도 자생(自生)이라는 단어를 들여다보면 한의대생 시절처럼 가슴이 설렌다. 자생이라는 단어에는 인간의 모든 것이 담겨 있다. 슬프고 아프고 죽을 만큼 고통스러운 것들을 극복하게 하는 힘이 자생력이다. 사랑하는 자식을 하늘로 먼저 떠나보내고 식음을 전폐하다가도 남은 가족을 생각하며 마음을 다져먹고 식은밥 한 숟가락을 떠서 입에 넣어보는 마음이 자생력이다.

그리고 척추는 한 사람의 몸을 지탱시켜주는 근간이다. 척추를 다친다는 건 그 사람이 세상을 꼿꼿이 서서 살아갈 수 없다는 걸 의미한다. 척추를 다친다는 건 그래서 그 사람에게 생의 구심점이 사라지는 것과 같다. 척추치료에 청춘을 바쳤고 지금 이 순간까지 척추 환자들을 진료하고 있는 이유이다. 환자의 통증을 덜어주고, 걸을 수 없는 환자들을 다시 걷게 해주고, 척추치료를 받고 나서 다시 삶에 새 희망을 품게 되는 걸 지켜보면서 나 역시 삶에 힘을 얻는다.

그런 의미에서 사람들이 자신의 척추를 좀 더 아끼고 보호해주기를 바란다. 척추는 그 사람의 가장 큰 지지대인데 사람들은 종종 그 사실을 잊고 산다. 곧은 척추를 유지하고 바른 자세로 걷는다는 것이 얼마나 소중했는지를 깨달을 때에는 이미 늦은 경우가 많다.

죽는 순간까지 자신을 위해 복무하다 지치고 망가지고 병드는 것이 몸이다. 병들기 전에 내 몸이 원하는 게 무엇인지 가만 귀를 기울여 보라. 태어나 한 번도 나를 버리지 않고 나에게 꼭 붙어서 죽을 때까지 떨어지지 않는 내 몸을. 그 몸을 진심으로 어루만져주며 "잘했다, 수고했다"고 말해준 적이 있는가. 세월과 함께 닳고 약해지는 우리의 몸은 얼마나 가여운가. 스스로를 사랑하고 위하는 마음이야말로 자생의 근본이다. 그래서 자생력은 곧 희망이다. 그리고 척추는 당신을 지탱해주는 당신의 중심이다.

선천성 대사질환·유전자질환

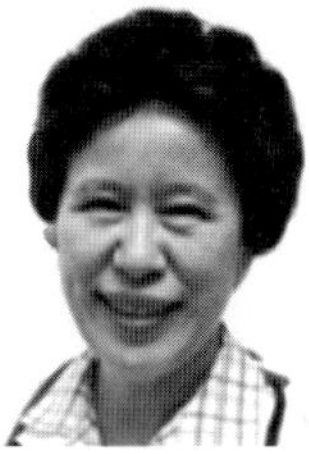

김숙자
김숙자소아청소년과병원 병원장
한국유전학연구소 소장
www.kgrc.co.kr
www.kszchildrenshosp.com

■ 태어날 때부터 희귀병을 갖고 태어나는 아이들

어떤 유전자를 가지고 어떤 모습으로 어떤 환경에서 태어나든 모든 인간의 생명은 똑같이 숭고하다. 그럼에도 불구하고 사람들의 삶은 누구와도 같지 않으며 태어나는 순간부터 그 '다름'에 놓이게 된다. 그래서 어떤 아기는 많은 사람들의 축복을 받으며 풍요롭게 자라는가 하면, 또 어떤 아기는 모유와 분유조차 충분히 먹을 수 없는 환경에서 자라기도 한다. 그리고 어떤 아기들은 태어나자마자 생사의 경계를 넘나들며 질병과 사투를 벌여야 하는가 하면, 또 어떤 아기들은 병을 이기지 못하고 이른 나이에 세상을 떠나기도 한다. 그래서 아픈 아기를 둔 부모의 고통은 다른 어떤 고통보다도 크다. 소아과 전문의로서 병든 아기, 아픈 아기를 보살피고 지켜내는 일은 그 아기에게 세상을 살아갈 힘을 주는 일인 동시에 그 부모에게는 희망을 주는 일이기도 하다.

선천성 대사이상질환은 태어날 때부터 우리 몸의 생화학적인 대사 경로에 결함이 있어 발생하는 질환으로, 정상적으로 꼭 필요한 최종 물질이 생성되지 못하여 결핍증상이 나타나는가 하면 불필요한 전구 물질이 주요 장기인 뇌, 심장, 간, 신장 등에 축적되어 지능장애와 같은 신경증상을 일으키고 심장, 간 등이 커지는 기능부전을 보이기도 한다.

질환의 종류와 증상은 어느 대사 경로의 결함이냐에 따라 500여 종이나 되고 새로운 질환이 계속 추가되고 있다. 다행히도 유전학적, 생화학적 연구가 활발하게 이루어지고 발전하고 있어서 예전에는 원인을 알 수 없었던 유전자 질환의 원인이 규명되고 그에 맞는 치료법이 개발되고 있다.

현재는 정부에서 모자보건사업의 일환으로, 출산한 산부인과에서 아기의 대사이상질환 여부를 무료로 받을 수 있도록 지원하고 있다. 무료 검사 항목은 6종으로 페닐케톤뇨증, 갑상선기능저하증, 호모시스틴뇨증, 단풍당뇨증, 갈락토오스혈증, 선천성 부신과형성증이다. 검사 결과 갑상선기능저하증으로 밝혀지는 환아에게는 만 18세까지 의료비를 지원하고 있다.

그 외 특수분유와 저단백식품이 필요한 선천성 대사이상 환아에게는 만 18세 미만까지 무료 지원해주고 있다. 이런 지원이 이루어져서 다행이긴 하지만 18세 미만으로 제한하고 있어서 안타깝고 답답하다. 이 질환들은 성인이 된다고 낫는 게 아니라서 특수분유가 계속 필요하기 때문이다. 우리나라에선 4,000~5,000여 명당 1명꼴로 선천성 대사이상 환자가 발생하고 있는 만큼, 지원 대상 질환 범위가 확대되어야 하고 나이 제한을 두지 않는 지원이 반드시 필요하다.

선천성 대사이상질환은 주로 신생아 시기에 증상이 나타난다. 태어나서 수일 내에 구토, 몸이 늘어지는 현상, 경련, 혼수 등과 같은 비특이적 증상이 나타나는가 하면 감염으로 인한 패혈증과 비슷한 양상도 나타난다. 원인 모를 지능장애, 발달퇴행, 급성질환이 있을 때 구토, 의식저하와 같은 증상이 나타나서 뒤늦게 진단을 받기도 한다. 그래서 조기진단을 위해 신생아 시기에 반드시 선별검사를 시행해야 한다. 요즘에는 진단법이 발달하여 40여 종 이상의 유전성 대사질환의 스크리닝 및 진단이 가능해졌다. 조기 발견은 조기 치료로 이어지므로 환자의 생사 여부가 달라질 만큼 매우 중요하다. 그러기 위해서는 전문가에게 정확한 진단과 적절한 치료를 받아야 한다. 현재 세계적으로 유명한 유전학 권위자들이 활발하게 연구를 하고 있는 만큼 머지않은 미래에 유전자질환에 획기적인 치료법이 나오기를 기대하고 있다.

■ 유전학 전문의가 된 이유

나는 1980년에 소아과 전문의가 되었다. 청주의료원에서 근무하다가 얼마 후 병원을 개원하였는데 매일 환자가 줄을 이었다. 그런데 가끔 소아과 의사로서의 한계를 느꼈다. 모든 노력을 다 기울였는데도 불구하고 태어난 지 얼마 안 된 아기들이 세상을 떠나가는데 정확한 원인도 파악할 수 없었기 때문이다. 그 과정에서 우리나라 큰 대학병원 의사들에게 조언을 구해도 뾰족한 답을 얻지 못한 경우가 많았다. 아기 부모에게 이유조차 설명해줄 수 없다는 게 답답하고 안타까우면서 죄스럽기까지 했다.

그 중에서도 가장 마음이 아팠던 건 한 집에서 삼형제가 모두 원인불명으로 죽어간 일이었다. 그런데 그 아래 네 번째로 태어난 여자아이는 건강하게 살 자라주었나. 유전병에 내처할 수 없으니 아이들이 신천직으로 문제를 갖고 태어나도 변변한 치료도 해보지 못하고 세상을 떠나는 것이었다. 그런데 이 아이들의 치료를 맡길 병원조차 당시 한국에는 없었다. 앞으로도 얼마나 더 이런 아이들의 죽음을 지켜봐야 하나를 생각하니 절망스러웠다. 그런 특정질환은 내 소관이 아니라고 생각할 수도 있었지만 그런 소극적인 진료를 하고 싶지 않았다. 무엇보다도 내 마음이 허락하질 않았다. 병에 걸린 아이가 만약에 미국에서 태어났다면 충분히 살 수 있었을 거라고 생각하니 더 가슴이 아팠다. 그러자 마음 깊은 곳에서부터 갈등이 왔다. 고심 끝에 유전학이 잘 발달되어 있는 미국에 가서 기초 공부를 다시 하기로 결심했다.

잠을 줄여가며 공부해서 미국 소아과 전문의가 되었지만 유전병에 대한 나의 지적 갈증은 좀처럼 채워지지 않았다. 그러던 중 신생아 스크리닝 검사를 제일 처음 실시한 닥터 구쓰리의 추천으로 하버드의대 부속병원에 갈 기회를 얻었다. 하버드대학병원에는 치료가 안 되는 전 세계의 아이들이 다 모여 있었다. 그곳에서 내가 한국에서 평생을 진료해도 볼 수 없을 특수질환 환자들을 보았고 그만큼의 전문적이고 다양한 의학 지식을 쌓을 수 있었다.

그 뒤 미국 유전학 전문의가 되어 한국으로 돌아와서 다시 '김숙자소아과'를 열었다가 여전히 부족함을 느껴 다시 미국의 매사추세츠병원과 메이오클리닉에서 수련을 받고 돌아왔다. 그리고 2000년에 국내 최초로 텐덤 질량분석기를 이용해 신생아 스크리닝 검사를 시작하였다. 그때부터 지금까지 유전자질환으로 고통받고 있는 많은 아이들을 치료하고 있다. 이젠 한국에서도 미국 수준과 비슷하게 유전자질환과 대사질환을 치료하게 된 것이다.

국내에서 태어난 신생아의 70% 이상은 탠덤 질량분석기를 이용한 광범위한 검사를 받는다. 아기에게 유용한 검사를 해서 뇌손상을 막고 조기에 치료하려는 부모들의 뜻에 따라 사비로 광범위한 검사가 이루어지고 있지만 정작 선천성 대사질환에 대한 관리는 전혀 안 되고 있는 실정이다. 좋은 기계로 정확한 검사가 이루어지지만 그런 진단이 조기 치료로 연결이 되지 않거나 치료가 잘못 이루어져 장애를 입는 경우가 많다. 그 과정에서 조기에 진단과 치료를 받지 못해 장애를 입거나 치료 시기를 놓친 아기를 둔 부모들이 소문을 듣고 나에게 찾아오고 있다.

유전성 질환에 관한 의료 환경이 더 좋아지기 위해서는 의사들의 노력과 각오만 가지고는 어렵다. 한국은 경제적으로 선진국 대열에 들어섰지만 유전자질환에 대한 관심과 지원은 선진국 수준에 훨씬 못 미친다. 같은 문제를 가지고 태어났을 때, 미국에서 태어나면 정상아가 되고 한국에서 태어나면 장애아가 되는 이런 차이를 없애기 위해서는 정부 차원에서도 적극적인 관심을 갖고 지원을 해주어야 한다. 많은 사람들에게 시행되고 있는 탠덤을 이용한 선천성 대사질환 검사가 '조기 검사, 조기 치료'로 자리를 잡아 장애아가 발생하거나 조기 사망하는 일이 없도록 제도가 개선되기를 바란다.

■ 유전자질환과 선천성 대사질환

아기는 부모로부터 유전자를 반씩 받아서 태어난다. 그 과정에서 체세포 내에 존재하는 유전자 이상으로 인해 유전자질환을 갖고 태어나는 아기들이 있다. 유전자질환, 즉 유전병이란 한 가족에게 반복적으로 일어나는 질환 중 유전자 이상에 의해 한 세대에서 자손에게 전달되는 질환을 말한다. 유전병에는 네 가지가 있는데 단일유전자 이상, 복합적 요인으로 생기는 다인자질환, 염색체 숫자 및 구조 이상 그리고 미토콘드리아 질환이다. 흔히 발생하는 질환 중 천식을 비롯한 여러 질환들은 한 가족 내에서 발생하는 확률은 높지만, 단일 유전자 이상에 의해 나타나는 것은 아니다. 이런 질환들에서는 여러 가지 유전자 이상이 상호작용을 하며 환경요인이나 생활습관이 어느 정도 작용하는 것으로 보인다.

최근에 발표된 인간 게놈 프로젝트 연구 결과에 의하면 사람의 세포 내에는 3만~4만 개의 유전자가 존재한다. 따라서 유전병의 종류도 현재 밝혀진 것보다 훨씬 더 많을 거라고 추정된다. 증상도 다양해서 외모가 사람들과 다른 선천성 기형이 있는가 하면 겉으로는 정상이더라도 장기기능 및 신진대사의 비정상으로 나타날 수도 있다. 태어나기 전에 유전자 이상이 있을 경우, 반복적인 유산이나 심각한 기형으로 나타나기도 한다. 출생 후에는 선천성 기형으로 머리가 너무 작거나 임신기간에 비해 머리가 너무 큰 경우가 있다. 또한 키가 너무 크거나 너무 작은 경우, 근 긴장도가 너무 떨어져 축 늘어지는 아기, 사소한 자극에도 팔다리가 떨릴 정도로 민감하고 근 긴장도가 상승한 경우 유전성질환을 의심해야 한다.

신생아 시기 이후의 증상으로는 잘 먹지 않거나 토하는 경우, 잘 자라지 않는 경우, 발달이 늦은 경우, 정신지체와 경련질환 등을 들 수 있다. 이러한 질환이 반복적으로 한 가족 내에 일어나면 유전성질환으로 감별해야 한다. 어떤 유전질환은 어렸을 때 증세가 전혀 없다가 서서히 나타나기도 하고 40세 이후에 갑자기 나타날 수도 있다. 유전질환은 어느 특정인에게만 오는 것이 아니라 누구에게나 올 수 있다. 유전질환을 가졌을 경우 환자와 가족에게 가장 중요한 것은 희망을 가지고 치료에 최선을 다하는 것이다.

■ 주요 대사질환들의 증상과 치료

❶ 유전자질환 - 단풍당뇨질환과 갈락토오스혈증

단풍당뇨증은 주로 신생아 때 나타나는 중독증으로서 '케토산 탈수소효소'

로 인해 분지아미노산인 L-루신, L-이솔루신 및 L-valine이 증가하는 질환이다. 특정적인 소변 냄새 때문에 '메이플시럽뇨증'이라고도 한다. 신생아기에 나타내는 중독증이다. 수개월에서 수년 후에 동반된 질환이나 단백질 섭취가 높아지면서 증세를 보일 수 있다. 증상으로는 구토, 늘어짐, 운동실조증 또는 혼수상태가 나타날 수 있으며 뇌졸중과 비슷한 증상을 보이기도 한다. 심한 대사산혈증, 케톤뇨증을 보일 수도 있으며 때로는 급성췌장염을 동반하기도 한다. 뇌부종 증상을 보이다가 오래 되면 탈수초화를 일으킬 수 있다.

만성형으로는 만성구토, 성장부진, 근 긴장도 저하, 발달지연을 보일 수 있으며 감염이 있을 경우에 더 심한 증상을 보일 수 있다. 흔한 임상 증세는 잘 먹지 않고 몸이 늘어지고 기운이 없으면서 호흡이 불규칙해진다. 체온이 떨어지다가 경련을 일으킬 수 있다. 근 긴장도는 떨어지거나 올라갈 수 있으며 간이 커질 수 있고 간대성근경련이 일어날 수 있다. 치료로는 수액요법, 생화학적 이상 교정(대사산혈증, 저혈당), 이화작용 차단, 동화작용 촉진, 독성물질대사 제거 등이 필요하며 단백질의 과다 섭취를 막아 유발인자를 차단하는 것이 좋다. 심한 경우 혈액 투석을 고려할 수 있다.

갈락토오스혈증은 갈락토오스가 글루코스로 대사되는 과정에서 생긴 선천성 대사이상증으로, 상염색체성 열성 유전질환에 해당하는 탄수화물 대사장애이다. 갈락토오스는 뇌의 당지질의 구성 성분으로서 중요한 역할을 하는 물질이다. 유아는 하루 필요 칼로리의 약 20%를 갈락토오스에서 얻고 있으므로 갈락토오스 대사에 문제가 발생하면 갈락토오스나 갈락토오스-1-인산의 체내 축적에 의한 독성 때문에 여러 증상이 나타나고, 갈락티톨에 의한 백내장이 생긴다.

갈락토오스혈증에는 3가지 다른 형이 있으며 상염색체성 열성으로 유전된다. 갈락토오스 이화 경로와 관련된 질환은 전형적인 칼락토오스혈증과 갈락토키나아제, 에피메라아제 결핍으로 인한 갈락토오스혈증이 있다. 치료하지 않으면 갈락티톨이 간에 축적되어 간경화를 일으키고, 뇌에 축적되어 비가역성 뇌손상을 초래한다. 대부분의 환자는 출생 첫 주에 간부전, 저혈당과 그람

음성균 또는 대장균으로 인한 패혈증으로 사망하고 만다. 갈락토오스 제한식이요법, 대장균에 의한 패혈증에 대한 항생제 사용. 저혈당에 대한 치료, 간 기능부전 그리고 혈액응고 이상에 대한 치료가 필요하다.

❷ 요소회로대사질환

주로 5종의 요소회로효소결핍증에 의해 나타나는 대사질환으로 시트룰린인산혈증, 아르기노숙신산요증, 아르기닌혈증 등이 있다. 모든 질환에 고암모니아혈증이 나타나며 구토, 경련, 발육장애 등이 일어난다. 대표적인 증상으로는 혈중 암모니아 상승, 혈중 시트룰린 상승, 소변 오로트산의 변화 등이 있다. 고암모니아혈증일 때는 후반 요소회로장애로 효소가 거의 없거나 심하게 감소한다. 치료를 하지 않으면 사망하거나 심각한 장애를 초래하기 때문에 반드시 전문적인 치료를 해줘야 한다. 과다한 단백질 섭취나 열 또는 감염에 의해 대사 위기가 올 수 있으므로 미리 주의하고 차단하는 것이 좋다.

❸ 유기산대사질환

특정효소의 결핍으로 단백질 대사에 이상이 생기는 질환이다. 몸에 대사되지 못한 물질이 축적되어 독성을 나타내고, 몸에 필요한 물질에 대해서는 부족한 증상을 나타낸다. 특히 선천성 유기산대사이상질환인 메칠말로닉산혈증, 프로피오닉산혈증은 산부인과 병원에서의 대사이상질환 검사로는 발견되지 않으므로, 신생아가 위나 식도의 구조에 이상이 없거나 특별한 이유 없이 우유를 토하고 몸이 축 늘어진다면 서둘러 대사이상 특수검사를 받아봐야 한다.

일반적인 증상으로는 잘 먹지 않고 늘어짐, 호흡곤란, 구토, 근육이완 혹은 경련, 경직, 정신지체 현상이 있다. 대사성산혈증, 저혈당 또는 고암모니아혈증이 동반되고 기타 특별한 유기산 중간 대사산물과 축적되는 대산물의 독성으로 인한 특이증상들을 보인다. 치료로는 수액치료, 생화학 이상치료(산혈증, 고암모니아, 저혈당), 이화작용 억제와 동화작용 유도, 독성물질 제거, 유발인자(감염, 고단백 섭취) 제거, 조효소 투여가 있으며 심하면 혈액투석이 고려되기도 한다.

■ 시트룰린혈증 사례 - 태어나서 3일 만에 혼수상태가 된 아이

2010년 2월 어느 주말에 한국유전학연구소 홈페이지에 우현이라는 아이의 이모라는 분이 글을 올렸다. 조카가 태어나서 3일 만에 혼수상태로 중환자실에서 수액을 맞고 있는데, 혈액 암모니아 수치가 매우 높다고 했다. 정상인들은 암모니아 수치가 그렇게 높지 않은데 암모니아 수치가 높을 경우 우선 대사질환을 의심해야 한다. 글을 읽고 급한 마음에 해당 글 아래 내 핸드폰 전화번호를 남기고 연락을 달라고 썼다.

아이의 상태가 걱정되어 초조하게 전화를 기다리던 중에 그날 저녁에서야 아이가 있는 G병원 전공의와 통화할 수 있었다. 아이의 상태를 자세히 묻고 난 뒤, 암모니아 수치가 올라간 원인이 밝혀질 때까지 뇌손상을 막기 위해 당장 암모니아 수치를 떨어뜨리는 치료가 필요하니 우리 병원으로 사람을 보내 약을 가지고 가라고 했다. 그러자 그 전공의는 소아과 과장의 허락 없이는 약을 투여할 수 없다며 난색을 표했다.

아이가 생사를 오가는 상태라는 걸 알면서 그대로 둘 수가 없었다. 119라도 불러 직접 약을 가지고 가겠다고 했더니, 그래도 월요일이 될 때까지 자기 마음대로 아무 것도 결정할 수 없다는 대답만 반복하였다. 아이의 목숨이 경각에 달렸는데 너무 무책임한 것 같아서 화가 치밀어 올랐다. 다른 방법이 없을까 고심하다가 후배인 충남대학교 소아과 과장에게 부탁하여 G병원 소아과 과장의 연락처를 알아내 연락을 시도했으나 전화를 받지 않았다. 그 사이 아이가 잘못 되지는 않을까 주말 내내 걱정이 되었다.

월요일이 되어 다시 확인을 해보니 다행히 서울에 있는 S병원으로 옮겨 투석치료 후 암모니아 수치가 조절되었다고 하였다. 그리고 그 전에 행해진 스크리닝 검사에서 시트룰린 수치가 올라간 것이 발견되어 서울에 있는 서울의과학연구소로 확진 검사를 보냈다고 하였다. 우리가 평소에 섭취하는 단백질은 분해되어 성장하는데 이용이 되지만, 섭취된 단백질이 분해되는 과정에서 암모니아를 생성한다. 암모니아가 그대로 체내에 처리되지 않고 높게 유지되면 뇌세포를 붓게 하고 결국은 뇌세포를 사멸에 이르게 하여 뇌손상을 입히게 된다. 그러나 생성된 암모니아는 바로 간에 있는 요소회로에서 전혀 독성이 없는 요소로 바뀐다. 이런 요소회로가 정상적인 기능을 하기 위해서는 여러 단계를 거치게 되는데, 각 단계마다 효소가 작용하게 되어 암모니아가 처리된다. 그런데 선천적으로 어느 단계이든 효소가 결핍되는 경우에는 암모니아가 처리되지 못하고 뇌손상을 입힌다.

우현이의 경우는 시트룰린이 다음 단계로 대사되지 않아 몸에 쌓이고, 또한 생성된 암모니아도 처리되지 않아 뇌에 영향을 줄 수 있었다. 이런 아이는 단백질을 너무 많이 섭취하거나 반대로 너무 제한하면 몸이 필수아미노산을 유지하기 위해 체단백질이 분해되어 단백질을 많이 섭취했을 때처럼 암모니아 수치가 상승하게 된다.

우현이는 태어나면서부터 혼수상태였지만 다행히도 S병원 중환자실로 옮겨져 투석을 받은 뒤 의식을 찾았다. 한시름 돌리자 아이 아빠가 청주로 내려와 아이 질환에 대해 자세히 알기를 원했다. 질환에 대한 지식이 전혀 없었던 우현이 아빠에게 '시트룰린혈증'이 무슨 병이며, 어떻게 치료해야 하고, 식이요법은 어떻게 해야 하는지에 대해 교육을 시켰다. 설명을 듣고 난 아이 아빠는 자신에게 닥친 현실이 도무지 믿기지 않는다는 표정으로 얼굴이 창백해졌다. 우현이 아빠에게, 음식물의 단백질 양과 대사질환을 치료하는 데에 필요한 프로토콜 그리고 아기에게 먹일 수 있는 분유의 아미노산 성분, 칼로리, 단백질 등에 관한 자료를 파일로 만들어 주었다.

투석이 잘 되어 암모니아 수치가 조절된 뒤 우현이는 퇴원하여 우리 병원으로 왔다. 우현이는 혈액 암모니아를 조절하기 위해서 시행된 혈액검사와 혈액투석 때문에 헤모글로빈 수치가 7이하로 떨어져 빈혈 증상을 보였다. 이런 질환을 치료하려면 혈액 아미노산 분석과 혈액 암모니아 분석을 수시로 하면서 식이요법과 암모니아에 대한 치료가 병행되어야 한다.

우현이는 식이요법치료를 하면서 철분제를 투여하였더니 상태가 나아져서 퇴원할 수 있었다. 집이 전라도 광주이기 때문에 퇴원 후에 자주 오지 못했지만 수시로 아기 상태에 대한 전화 연락은 주고받았다. 그렇지만 직접 보지 못하는 상태에서 처방이나 조언을 해주는 데에는 아무래도 한계가 있었다. 그러자 둘 다 공무원이었던 아이 부모는 아이 치료를 위해 자신들의 근무지를 청주로 신청하였다.

우현이가 생후 8개월이 되었을 때 우현이네는 청주로 이사를 올 수 있었다. 우현이 엄마는 연고도 없는 청주에 와서 많이 힘들었을 텐데도 대사질환가족모임 홈페이지에 자주 글을 올려서 환자 부모들에게 힘을 불어주곤 하였다. 우현이는 치료를 받으면서 잘 자라서 첫 돌을 맞을 수 있었다.

지금 우현이는 아주 예쁘게 잘 자라고 있다. 병원에 올 때마다 혈액검사를 위한 채혈을 하기 때문에 아파서 울 때 늘 안쓰럽다. 건강하게 잘 자라고는 있지만 우현이는 평소에 조심해야 할 게 적지 않다. 대부분의 요소주기대사질환 아이들은 과일은 비교적 먹여도 되지만 우현이와 같은 시트룰린혈증의 아이들은 과일을 마음대로 먹지 못한다.

하루는 우현이가 인플루엔자 독감에 걸려 병원에 입원을 했었다. 주사 놓기가 힘들어 처음에는 이마에다 주사를 꽂았다. 주사 주위를 붕대로 감아 마치 투쟁에 나선 사람과 비슷했다. 아주 조심스럽게 주사 부위를 건드리지 않고 잘 참아냈다. 호흡이 가끔 가쁘고 기침도 하고 끙끙 앓는 어린 생명을 지켜보며 마음이 안쓰러웠다. 장난감 낚시로 여러 가지 자석 달린 물고기를 낚으면서 놀다가도 간호사만 들어오면 주사를 맞을까 봐 커다란 눈에 눈물이 그렁그렁 고이고 슬프게 울던 모습이 생생하다.

우현이는 요즘 많이 건강해졌기 때문에 병원에 오는 날이 전보다 많이 줄어들었다. 얼마 전에는 우현이 부모로부터 정성어린 알밤과 송이버섯을 받았는데 감사하고 아까워서 사진을 찍어 지금까지 잘 간직하고 있다. 어서 우현이가 유전성대사질환을 극복하여 아무 음식이나 먹을 수 있는 날이 왔으면 좋겠다.

난치 신장병

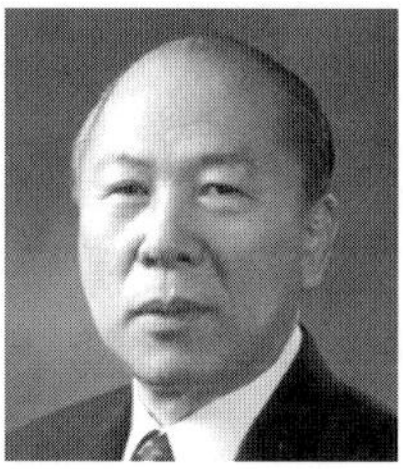

김영섭
백운당한의원 원장
www.bwd.kr

■ 신장은 인간 생명의 기본이다

흔히 '콩팥(kidney)'으로 불리는 '신장(腎臟)'은 인류 생존에 있어서 매우 중요한 장기이다. 신장에는 약 100만~150만 개의 신원(腎元, nephron)이 있는데, 신원은 신장의 구조와 기능의 기본이 되는 단위로 오줌을 만드는 기관이기도 하다. 하나의 신원은 사구체라고 불리는 미세한 모세혈관 덩어리와 신세뇨관으로 구성되어 있으며 여과와 흡수의 기능을 한다. 혈액이 흘러 사구체로 들어가면 이곳에서 여과가 된다. 여과된 수액은 세뇨관을 따라 흐르게 되는데, 여기서 여러 화학물질들과 수분이 체내의 필요에 의해 첨가되거나 제거된 후 소변으로 배설된다.

이처럼 신장은 24시간 쉬지 않고 하루 약 200리터의 수분을 거르고 재흡수하는 일을 하는데, 이 중에서 평균 2리터의 수분을 소변으로 배출한다. 소변은 방광에서 약 1~8시간 머무른 뒤 최종적으로 밖으로 배출된다. 그런데 신장 기능에 문제가 생기면 배출되어야 할 소변이 체내에 오래 머물러 있게 되면서 부종을 비롯하여 여러 가지 문제가 나타난다.

한의학에서는 신장을 사람의 생식기 전반과 연관하여 다루고 있다. 특히 양쪽의 신장을 똑같은 기능으로 보는 것이 아니라 좌측은 신장이며 우측은 명문(命門)이라 하여 정신과 원기(元氣)가 이곳에서 비롯된다고 보았다. 여성의 경우 포(胞)를 가지고 있어 수태와 출산뿐 아니라 여성 생식기와 관련된

신장이 하는 일(역할)

신장의 전두 단면

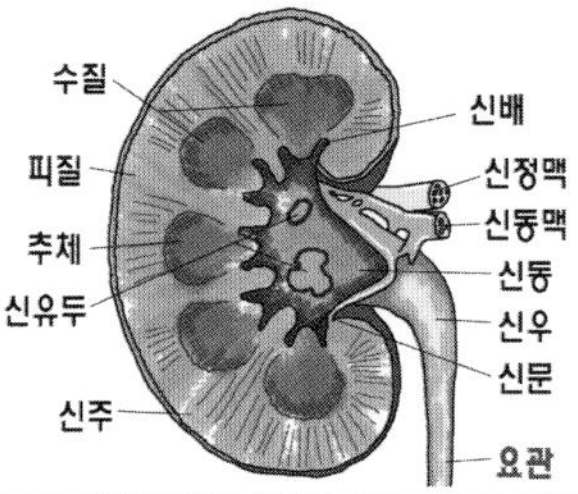

① 체내의 노폐물을 제거한다.

② 체내의 수분균형을 유지한다.

③ 혈압을 조절하는 호르몬을 분비한다.

④ 성장을 조절하는 비타민을 합성한다.

⑤ 적혈구의 생성을 조절한다.

⑥ 성 호르몬을 분비한다.

다양한 질환은 물론 나아가 산부인과적 질환까지도 신장 기능과 관련이 있다고 보았으며, 남성의 경우 정(精)을 간직하며 생식능력과 함께 정력 문제와 전립선 질환까지도 신장과 밀접한 관련이 있다고 보았다.

우리나라 건강검진 통계에 의하면 국민 100명 중 약 7.7명이 만성 신장질환을 가지고 있다고 한다. 신장질환은 세계적으로도 증가 추세에 있다. 미국은 국민 100명 중 약 10명, 호주는 국민 100명 중 약 30여 명이 만성 신장질환을 가지고 있는 것으로 알려져 있다. 성기능과 임신도 신장과 관련이 있으므로 남녀 불임환자도 늘어나고 있다. 불필요한 약물남용과 사회환경 변화, 공해요인 증가뿐 아니라 가장 가깝게는 식생활 변화 등이 신장질환의 주요 원인이다. 신장질환 여부와 그 경중을 정확하게 판단해야만 정확한 치료를 할 수 있다. 아직은 충분히 치료 가능성이 높은데도 불구하고 투석을 시도했다간 돌이킬 수 없는 결과를 초래할 수 있다. 따라서 신장질환이 의심되면 치료 경험이 많은 숙련된 의사의 도움을 받아야만 한다.

■ 심하면 생명을 위협하는 신장질환들

신장의 질환은 보통 양쪽의 신장에 모두 일어난다. 어떤 경우이든 질환이 심해져서 화학물질과 수분을 제거하고 조절하는 능력이 상실되면 노폐물이 체내에 쌓이면서 수분과다 상태가 되어 부종과 함께 요독 증세를 보이게 된다.

▶ **신장질환의 종류**

급성사구체신염, 만성사구체신염, 급성신장염, 만성신장염, 네프로제증후군, 급성 및 만성신부전증, 신우신염, 급만성신증후군, 신경화증, 신혈관성 고혈압, 교원병에 의한 신장장애, 당뇨성 신증, 통풍신, 임신성 신장병, 중독성 신증, 아밀로이드 신, 신 방광결핵, 유주신, 신손상증, 신종양, 신뇨관결석, 수신증, 낭포신, 특발성 신출혈, 야뇨증, 요실금, 다뇨증 등

(이 외에도 남성의 정력과 관련된 유정(遺精)까지도 신장질환으로 분류할 수 있다.)

▶ **말기 증상**

신부전증. 만성신부전증. 말기 신부전증

(급 • 만성신부전증으로 위험한 단계이며 현대의학에서는 투석이나, 신장이식 수술에 의존하고 있다)

▶ **연관 증상 또는 합병증**

고혈압, 당뇨병, 정력 부족, 남녀 불임증, 정수(精水) 부족, 심장병의 원인, 간경화 및 복수, 간염 등

최근에 신부전 환자의 혈액투석 시기와 관련하여 주목할 만한 연구 결과가 발표되었다. 미국의 '윌리엄 돈 재향군인 메디컬센터'의 스티븐 로잔스키 박사는 1996~2006년 사이에 투석을 시작한 8만1,176명을 조사하였는데, 투석을 한 환자 중 첫 해에 9% 그 다음 해에 7%가 사망하였다. 사망자 중 신부전 초기 단계에 투석을 시작한 환자가 20%였고 말기 단계에 시작한 환자는 7%를 차지했다. 로잔스키 박사는, 과거에는 환자의 신장 기능이 1~2% 남았을 때 투석을 시작했으나 요즘은 신장 기능이 15% 이상 남아 있는 환자에게도 투석을 권유하고 있는데, 신장 기능이 5% 이상 남아 있는 경우는 투석의 타이밍이 아닌 것 같다고 말하고 있다. 서양의학에서의 이런 연구 결과는 투석에 대한 판단 여부와 그 시기에 대해 양방 의사들과 다른 견해를 가지고 있는 한의사로서 반가운 소식이 아닐 수 없다.

신장질환자에게 안정은 매우 중요하지만 그렇다고 모든 환자가 반드시 안정을 해야 하는 것은 아니다. 일반적으로 혈액 속의 크레아티닌 수치를 가지고 환자의 안정 필요성을 판단하려고 하는데, 실제로 혈액 중의 크레아티닌

수치가 2mg/dl이라고 해도 안정을 취해야 하는 경우가 있는가 하면, 8mg/dl이라 하더라도 안정하고 있으면 정상적인 생활을 해도 아무 문제가 없는 경우도 있다. 따라서 꾸준히 질환의 상태와 본인의 컨디션과 환경을 파악하고 거기에 맞추어 생활하는 것이 중요하다.

신장기능을 판단하기 위해서는 기본적으로 혈중 요소를 측정하는 혈액요소질소 검사, 크레아티닌 검사, 사구체 여과율 검사 등을 해야 한다. 크레아티닌은 체내 근육이 대사되어 생기는 대사산물로서, 근육은 근육단백으로 이루어져 있는데 그 단백이 대사되면서 크레아티닌이 생긴다. 그런데 이 크레아티닌이 콩팥 기능을 알려주는 척도가 되는 것이다.

크레아티닌은 음식이나 약에 의하여 영향을 받지 않고 순수하게 체내 근육에서만 만들어지므로 만들어지는 양이 일정하다. 크레아티닌은 콩팥을 통하여 100% 배설되는데, 콩팥 기능이 나빠져서 사구체의 여과 기능이 떨어지면 크레아티닌은 소변으로 배설되지 못하므로 혈액 내에 쌓일 수밖에 없다. 따라서 콩팥 기능이 나빠질수록 혈중 크레아티닌은 상승하게 된다. 크레아티닌의 정상치는 1.3㎎% 이하이고 크레아티닌이 2.0㎎%가 넘으면 중기라고 할

▶ 신장질환의 대표적인 발병 원인

• **유전적인 경우** : 남녀 모두에게 발생할 수 있으며 보통은 청소년기에 증세가 시작된다. 가장 흔한 것으로는 물혹과 다낭증(다낭성 신증)이 있고 그 외에 드물게 알포트씨병, 유전적 신염 등이 있다.

• **선천적인 경우** : 태생부터 요로 생식계의 기형이 여기에 해당되며 요로 폐쇄를 일으키거나 요로 감염을 일으켜서 신장 조직을 파괴하고 결국에는 신부전에 이를 수도 있다.

• **후천적인 경우** : 수많은 종류의 신장염이 여기에 해당하며 가장 흔하게는 사구체 신장염을 들 수 있다. 그 외에 당뇨병, 전신성 홍반성 낭창, 고혈압과 같은 전신질환에 의해서도 신장질환이 발생할 수 있으며 요로 결석, 한약, 진통제, 살충제 같은 약제의 중독에 의해서도 신장질환이 발생할 수 있다. 고혈압에 의한 경화증, 신경색증 또는 신세뇨관 이상, 식염과 수분의 과잉섭취, 당뇨병, 심장질환, 만성위염, 스트레스, 과식, 과음, 과색, 인후염, 편도선염 그리고 냉하거나 습한 곳에 오랫동안 머물 경우 특히 겨울철 술에 취해 차가운 곳에 잠이 드는 일들은 신장에 악영향을 준다.

수 있으며, 6mg%를 넘으면 심각한 상태이다. 그러나 콩팥 기능이 나쁘다고 모두 다 크레아티닌 수치가 높은 것은 아니다. 사구체 여과율이 50% 이하로 떨어져도 크레아티닌이 정상일 때도 있다. 콩팥의 기능이 좀 남아 있을 때로 그 나머지 기능이 상실되면 크레아티닌 수치가 오르게 된다.

■ 신장질환이 의심되는 증상들

신장병이 발병된 환자에게는 반드시 전조증상이 나타나게 된다. 대표적인 예로 수족냉증, 얼굴 검어짐, 탈모, 피로감 등의 증상이 있지만 대개는 이런 증상을 대수롭지 않게 여겨 놓치는 경우가 많다. 그것은 신장질환 역시 상당히 진행될 때까지도 자각증상이 없기 때문에 흔히 치료 시기를 놓치는 심각한 실수로 연결된다. 아래와 같은 증상들이 지속적으로 나타나면 검진을 받아봐야 한다.

① 세포 사이에 있는 조직 내에 다량의 염분과 수분이 저장되어 몸이 늘 붓는다.

② 소변에 피가 섞여 붉거나 콜라색으로 나온다.

③ 단백뇨가 나온다. 육안으로는 소변에 거품이 많고, 정확한 진단은 시약으로 한다.

④ 소변이 잘 나오지 않고 핍뇨, 다뇨, 야뇨 등의 증세가 있다.

⑤ 소변 볼 때 통증이 있고 보고 난 후에 잔뇨감이 있다. 갑자기 참지 못할 정도의 요의를 느끼기도 한다. 소변의 횟수도 증가한다.

⑥ 몸이 무겁고 피로하다.

⑦ 얼굴이 점점 검게 변한다.

⑧ 갈비뼈 하단에 전에 없던 통증이 있다.

⑨ 수분과다로 혈관을 압박하기 때문에 고혈압 증상이 있다.

⑩ 요통과 수족냉증이 생긴다.

⑪ 눈두덩이 또는 손발이 붓기 시작한다.

⑫ 인후염과 편도선염 증상이 나타난다.

⑬ 속이 느글거리며 간혹 구역질 증세가 있다.

■ 특별한 치료약이 없어 더 답답한 신장염

신장염은 신염 혹은 사구체신염이라고도 하며 주로 연쇄구균의 감염에 의해 발병한다. 체내에서 연쇄구균 독소에 대한 알레르기 현상으로 증상이 나타나게 된다. 신장 전체의 염증인 범발성 신장염과 일부에 일어나는 국한성 신장염이 있고, 범발성 신장염에는 급성과 만성이 있다.

급성신장염은 젊은 사람에게 많으며 특히 급성편도염에 의해 속발하는 일이 많다. 감기, 냉증, 과로 등에 의해 생기고 급성이 완전히 완쾌되지 않으면 만성으로 전이된다. 주요 증상으로는 부종이 나타나고 혈압이 상승되면서 심장 비대가 나타나 오줌이 감소하고 심하면 소변이 나오지 않게 되는데 짙은 적갈색이고 혼탁하며 다량의 단백이 있다. 치료를 위해서는 절대안정을 취하고 몸을 따뜻하게 하며 철저한 식이요법을 실천해야 한다.

만성신장염은 급성에서 이행하는 경우와 처음부터 만성으로 발병하는 경우가 있다. 보통 급성신장염이 생겨 일 년 이상 끌면서 낫지 않으면 만성신장염이라고 한다. 온 몸이 노곤하고 입맛이 없으며 부종이 나타나고 소변량이 적어지며 단백뇨가 있다. 말기에 이르면 밤에 배뇨가 많아지고 전신 증세가 악화되면서 요독 증세가 나타나게 된다. 이 과정에서 제때 치료가 들어가지 않으면 신장의 기능이 점점 소실되어 말기 신부전으로까지 이어질 수 있다.

만성신장염의 주요 원인은 당뇨병, 고혈압, 사구체신장염으로 특히 당뇨병과 고혈압 환자는 만성신장염을 조심해야 한다. 대한신장학회에 따르면 말기 신부전으로 신대체요법을 받은 9,179명의 환자 중 당뇨병인 경우가 42%였으며, 일반인보다 당뇨병 환자에게서 만성신장염 발생이 매우 높았다고 한다. 당뇨병 환자가 혈당 조절이 잘 되지 않으면 고혈당 상태에서 서서히 혈관이 망가지는데, 혈관으로 이루어진 신장도 함께 손상을 입기 때문이다.

신장이 손상되면 소량의 알부민이 소변으로 빠져 나가는 '미세 알부민 뇨' 증세가 나타나다 심해지면 본격적으로 단백뇨가 나타나게 된다. 단백뇨가 심해지면 부종과 함께 고혈압과 동맥경화증이 심해지면서 서서히 콩팥 기능이 떨어져 결국 만성신부전 상태에 이르게 된다. 그런데 문제는, 신장은 기능이

50% 이하로 줄어도 특별한 자각증상이 잘 나타나지 않는다는 것이다. 따라서 당뇨병, 고혈압이 있거나 만성신장염 등의 가족력이 있을 때엔 정기적인 소변과 혈액 검사를 통해 신장병 합병 여부를 빨리 찾아내야 한다.

만성신장염의 문제는 성인에게만 심각한 것은 아니다. 최근에 경희의료원 소아청소년과 조병수 교수가 제12차 아시아태평양 신장학회에서 발표한 내용에 따르면, 1999년부터 2008년까지 10년간 7개 병원에 의뢰받은 소변검사 이상자(혈뇨 혹은 단백뇨 양성) 5,114명의 초등학생들을 대상으로 조사한 결과, 소변 이상자 중 4분의 1이 만성신장염을 앓고 있다는 것이다. 치료가 늦어지게 되면 만성신부전 환자로 변이될 가능성이 크므로 이런 연구들은, 현재 신장질환이 얼마나 증가하고 있으며 매우 심각한 상황에 놓여 있는지를 보여주는 의미 있는 결과라고 할 수 있다.

■ 신장의 기능이 점점 상실되는 만성신부전

혈액 속의 노폐물을 걸러내고 배출하는 신장의 기능에 장애가 있는 상태를 만성신부전이라고 하며 신기능부전이라고도 한다. 혈액 속 노폐물의 농도가 높아지고 수분의 배출이 일어나지 않으며 여러 가지 합병증 및 고혈압이 발생한다. 신장이 제 기능을 하지 못하게 되면서 신장에서 일차적인 여과를 담당하는 사구체의 사구체 여과 속도가 떨어진다. 흔히 혈장 속의 크레아티닌의 농도로 확인하는데, 이 방법보다 더 나은 진단법도 있으나 고가이고 신부전의 여러 가지 증상을 모두 진단하기에는 한계가 있다.

급성신부전은 신장이 갑자기 제 기능을 하지 못하게 된 것으로, 만성신부전과는 달리 치료 후 정상으로 돌아오는 것이 어렵지 않다. 복잡한 수술을 받은 후나 심한 상해, 혹은 신장에 혈액 공급이 원활하지 못할 때 주로 발생하며 주요 증상으로는 소변 배출량 감소, 다리나 무릎의 부종, 비정상적인 졸음, 호흡곤란, 피로감이 나타나며 심한 경우에는 발작이나 정신을 잃는 수가 있다.

반면에 만성신부전은 신부전이 천천히 진행되는 것으로, 초기에는 별다른 증상이 없다가 수개월 혹은 수년 동안 진행되어 여러 가지 증상과 합병증이 나타난다. 심해지면 말기신부전으로 발전한다. 이 경우 신장을 이식해야 하며, 이식을 하기 전까지 계속 혈액투석과 복막투석을 해야 한다.

초기에는 특별한 증상이 없어서 오직 혈장 속의 크레아티닌 농도가 올라가는 것으로 발견할 수 있다. 혈관에 관련된 호르몬 생산이 증가하면서 혈압이 올라간다. 그 결과 고혈압이나 울혈성 심부전이 생길 수 있다. 혈액 내 요소와 칼륨이 축적되고 질소혈증이 발생하며 요독증으로 발전한다. 또한 신장염, 사구체신염, 만성신우신염과 같은 합병증이 발생할 수 있다.

그래서 신장질환 중에서 가장 조심해야 하며 심각한 것이 만성신부전증이다. 대개의 경우 만성신부전증에 이르면 신장질환의 최고점에 이른 것으로 생각하며 투석을 준비하는 때이기도 하다. 하지만 조금만 주의를 기울이면 만성신부전으로의 진행을 막을 수 있다는 걸 생각하면 참으로 안타까운 일이 아닐 수 없다. 신장은 어떤 병으로 장애가 생겼어도 상처가 없는 부분이 다소 남게 된다. 그러나 그 남아 있는 부분이 4분의 1이나 5분의 1 이하가 되어버리면 설령 그 부분이 완전히 건강하다 해도 신장으로서의 기능은 점점 떨어져버리는 특징이 있다. 그 때문에 일단 만성신부전이 되면 원래 질환이 나아도 신부전 자체는 결코 쾌유하지 않고 오히려 더 진행되어 버리게 되므로 심각한 것이다.

만성신부전은 반드시 원인이 된 질환이 있게 마련이다. 이 원인 질환이 차츰차츰 진행되어 나빠지게 되면 만성신부전도 당연히 진행되어 악화되는 것이다. 만성신부전이 되면 다양한 전신적 합병증이 나타나게 되는데, 합병증 중 몇 가지가 원래 아픈 신장을 더욱 나쁘게 하고 신장장애를 가속화시키는 악순환이 일어난다. 그러므로 이런 최악의 사태에 이르기 전에 신장질환을 치료해야 한다.

■ 13대째 내려오는 12씨앗요법과 침향(沈香)으로 신장병을 고친다

한약 이름 뒤에 자(子)나 인(仁)자로 끝나는 것은 씨앗인 경우가 많다. 씨앗 약재들은 특히 신장 계통의 처방에 많이 쓰인다. 오미자, 토사자, 구기자, 공사인, 라복자, 천련자, 복분자, 여정실, 차전자, 호마인, 정력자, 연자육 등의 12씨앗을 주 약재로 한 '12씨앗요법'은 백운당한의원에서 13대째 내려오는 신장질환의 비방이다. 이 비방과 침향(沈香)을 이용한 치료 그리고 그 동안 시대의 변화에 따른 변법 등 연구한 처방으로 환자들을 치료한 결과 신장 기능이 50% 정도 상실된 상태일 경우에도 70% 이상의 완치율을 보이고 있으며, 그 이상으로 신장 기능이 살아 있을 때에는 더 좋은 치료 결과를 보여주고 있다.

이 수치는 본 한의원에서 측정한 것이 아니라 환자 자신이 이전에 다니던 양방 병원에서 혈액과 소변 검사를 통하여 나타난 수치이다. 이 중에는 양방에서 치료를 받다가 결국 포기하고 실의에 빠져 절망상태에 이르렀던 환자가 본 한의원에서 처방을 받고 회복된 기적 같은 경우가 적지 않다. 12가지의 약은 신장질환자를 고려하여 과립형으로 되어 있고, 약을 처방하기 전후에는 반드시 현대 의학적 검사를 통해 치료 정도를 확인하고 있다.

신장병이 초기와 중기의 상태라면 씨앗요법으로 70% 이상 정도로 충분히 치료가 되지만 말기인 만성신부전증의 경우 좀 더 약효를 상승시키고 기를 살려주는 약이 필요하다. 그래서 오랜 연구 끝에 침향을 병행 투약하여 치료의 효과를 상승시키게 되었다. 침향은 천 년의 신비를 간직한 약재로 수백 년의 오랜 세월에 걸쳐 응결 형성된 나무의 수지를 말한다.

침향은 위, 비장, 간장, 신장을 경유하면서 기의 순환을 원활하게 하고 기가 막힌 것을 제거해주며 갑상선암 등 각종 암의 예방과 치료에 탁월한 효과가 있는 것으로 알려져 있다. 특히 간질환 치료와 함께 만성신장질환에도 뛰어난 치료 효과를 보이고 있다. 『본초강목』이나 『동의보감』을 비롯한 많은 고전 의학서에는 침향이 각종 난치병과 신장 계통, 간염, 간경화, 위장병 등의 병과 혈관계, 신경계 등은 물론이고 갑상선암 등 항암제로도 탁월한 효과를 보인다고 강조하고 있다.

그 동안 임상에서 말기 신장질환일 때는 침향과 씨앗요법을 병행 투약했을 때 증상이 완화되는 시간의 단축은 물론 대개 50% 이상의 치료율을 보이는가 하면 그 이상의 효과도 나타나며 완치에 이른 경우까지 있었다. 다만 어려운 점은 치료율이 높은 근거와 자료를 확보하고 있음에도 불구하고 한방 치료에 대한 인식 저하로 치료할 기회를 갖지 못한 채 증상을 악화시키는 환자들이 많다는 것이다. 그러기 전에 13대째 내려오고 있는 비방의 한의학적 치료를 받아볼 것을 권한다.

자궁질환

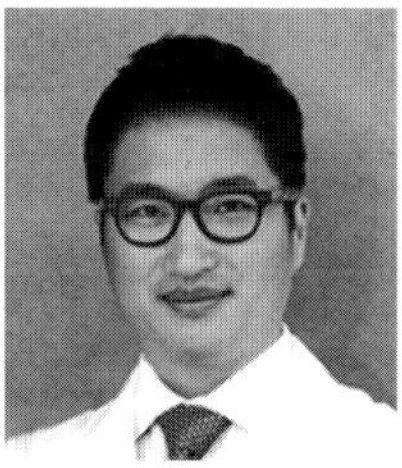

박성우
경희보궁한의원 원장
www.bogung.com

■ 자궁이 건강해지는 자궁질환의 한의학적 치료

과거에는 주로 40대 이후의 여성들이 자궁질환에 많이 걸렸지만 최근에는 젊은 여성들의 발병률도 꾸준히 증가하고 있다. 건강보험심사평가원에 의하면 20~30대 여성들에게서 자궁질환이 급증하여 2009년에서 2014년인 5년 사이에 자궁근종은 13%가 증가하였고, 자궁내막증은 36%나 증가하였다.

자궁은 여성 건강의 척도로서 신체의 내부와 외부 환경의 영향을 그대로 반영한다. 나쁜 환경에 지속적으로 노출되면 자기도 모르는 사이에 자궁의 건강이 악화되어 자궁근종, 난소낭종 등의 혹덩어리가 만들어지게 된다. 그 상태에서 치료가 제때 이루어지지 않으면 극심한 생리통과 불임이 유발될 수 있고 심한 경우 자궁의 기능을 상실하게 된다.

한의학에서는 기능과 형태적으로 오장육부와 구별되지만 그 못지않게 중요한 기관과 조직이라는 뜻으로 '기항지부(奇恒之府)'라고 하였는데, 뇌(腦), 수(髓), 골(骨), 맥(脈), 자궁(子宮), 담(膽)이 해당된다. 『동의보감』에서는 자궁에 대하여 '포맥(胞脈)과 함께 월경을 하게 하고 태아를 자라게 하여 낳게 하는 기능을 수행하는 장기로서 기항지부에 속한다'고 정의하고 있다. 이처럼 여성의 자궁은 생명 탄생의 근원이기도 하지만 여성의 신체에서 음양의 조화를 통한 균형을 만들어주는 중요한 부위이다.

'여자 한 명 고치는 것이 열 남자 고치는 것보다 어렵다'는 말이 있다. 그만큼 여성의 몸은 신비하고 복잡하여 여성 질환을 고치기 어렵다는 뜻이다. 시대가 변하고 생활환경이 바뀌면서 여성 질환의 발생 조건과 치료 조건은 점점 더 복잡한 양상을 보이고 있다. 과거의 치료 수준이 뛰어났다고 해도 그것만 고집하며 머무를 수 없는 이유이다. 자궁질환학회, 초음파장부형상학회, 한방부인과학회, 경희보궁한의원연구회 등을 조직하고 이끌어가는 것은 여성 질환에 더 효과적인 치료 방법을 찾아내기 위함이다. 더불어 전통 한의학의 장점과 효과를 현대의학적인 관점에서 이론화시키고 정리하여 한의학의 과학적 근거를 확립하려는 취지에서이다. 가령 1,000명을 기준으로 했을 때 어떤 증상에 어떤 처방을 했더니 어떤 결과치가 각각 얼마나 나왔으며, 각각의 약재들의 어떤 성분 때문이었는지를 정확한 수치와 과학적인 연구를 통해 보여주어야 한다.

이제는 한의학도 '근거 중심'으로 가야 한다. 경희보궁한의원에서 사용하고 있는 '보궁단'의 경우만 해도 분자량의 구조, 성분 등을 과학적인 연구 과정을 통해 어떤 성분이 어떤 작용을 하여 어떤 약효를 가져오는지 하는 근거를 제시할 수 있다. 한의학의 우수한 치료 효과를 과학적으로 증명해 보일 수 있는 근거를 계속 축적해가는 것만이 21세기에서 한의학이 나아갈 길이라고 생각한다.

자궁질환의 경우 한방이 우수하다 양방이 우수하다를 따지는 건 어리석은 논쟁이라고 본다. 환자 중심의 치료에 있어서 어떤 상황에서는 한방 치료를 또 다른 상황에서는 양방 치료를 권하고 인정할 수 있어야 한다. 여성 질환의 경우 한양방 협진 치료를 하게 되면 치료 효과가 훨씬 좋다는 연구 결과들이 있다. 서로의 장점을 살리면서 부족한 부분은 보완함으로써 최상의 결과를 이끌어낼 수 있기 때문이다. 특히 자궁질환에 있어서 질병의 치료를 위한 자궁적출로 인한 후유증과 여성의 정신적 충격을 최소화하기 위해서라도 자궁을 보존하고 정상화시켜줄 수 있는 한의학적 치료가 일단 선행될 필요가 있다.

미국 존웨인암센터의 윌리엄 파커 박사는 2만9,380명의 여성에 대한 24년간 축적된 자료를 바탕으로, 난소를 제거한 여성과 그렇지 않은 여성 사이의 차이를 분석했다. 그 결과, 난소를 제거한 여성은 난소암과 유방암에는 덜 걸렸지만 전체적인 사망률은 더 높았다며 난소 제거에 대한 부작용을 지적하였다. 즉, 자궁적출술을 시행하면서 난소까지 제거하면 호르몬 생산에 문제가 생겨 심장병으로 인한 사망률이 높아졌다는 것이다.

그나마 다행인 점은 최근에 와서 서양의학의 여러 의사들 혹은 선진국의 의대 연구팀들이 한의학적 치료 본질에 관심을 갖고 한약들의 약효와 성분을 연구하게 되면서 한의학적 치료 방법이 결코 근거 없이 이루어지는 것은 아니라는 결론을 꾸준히 내놓고 있다는 사실이다.

■ 부정출혈과 빈혈을 초래하는 자궁근종

최근에 20대 여성들에게도 빈번하게 나타나는 자궁근종은 여성호르몬인 에스트로겐과 밀접한 연관이 있는 것으로 알려져 있지만 정확한 원인은 아직 밝혀지지 않았다. 경구피임약, 스트레스, 서구적인 식단과 불규칙한 식습관, 과도한 다이어트 등이 여성호르몬의 불균형을 유도하여 자궁의 평활근을 이루는 세포를 비정상적으로 증식시켜 자궁근종을 유발하는 것으로 추정하고 있다.

자궁근종이란 자궁에 발생하는 종양 중 가장 흔한 것으로 자궁의 평활근과 결합조직섬유의 이상 증식에 의해 근종결절을 만드는 양성 종양이다. 대부분 암과는 상관이 없고 상당한 크기로 발달할 때까지는 증상이 거의 나타나지 않는다. 30~40대 여성의 30% 이상에서 발견될 정도로 흔한 질병이기에 꾸준히 정기검진을 받는 것이 중요하다.

크기와 개수에 따라 과다월경과 자궁부정출혈에 의해 빈혈을 초래하고, 그 때문에 심계항진이나 현기증, 그밖에 심장 증세가 나타날 수 있다. 또 종류(腫瘤, 종양 이외의 혹)에 의한 압박증세나 근종의 속발성 변화라고 불리는 여러 가지 증세가 있다. 심할 경우 불임의 원인이 되거나 자궁을 적출해야 하는 최악의 상황으로 진행될 수 있으므로 조기에 예방 및 치료를 해야 한다.

윌리엄 파커 박사의 경고가 아니더라도 난소와 자궁의 역할이 출산 외에도 여성의 신체 밸런스와 건강을 유지하는 데에도 영향을 미친다는 사실은 이미 한의학에서 오래 전부터 강조해온 바이다. 자궁근종으로 인한 증상은 초기에는 한두 가지만 나타나지만 자궁근종이 커질수록 여러 증세를 동반하게 된다. 가급적 커지기 전에 초기에 치료를 받는 것이 좋으므로 정기적으로 산부인과 검진을 받는 것이 좋다.

▶ 자궁근종의 주요 증상들

생리량이 갑자기 많아진다/ 평소보다 생리통이 심해진다/ 생리 때 덩어리가 나오거나 진해질 수 있다/ 허리가 아프거나 골반통이 있다/ 하복부에 딱딱한 혹이 만져진다/ 소변이 잦고, 보고 나서도 개운치 않다/ 소화불량과 변비가 생길 수 있다/ 항상 하복부가 뻐근하게 느껴진다/ 생리 이외의 출혈이 있다/ 임신이 되지 않는다/ 빈혈로 안색이 나빠지고 피부와 머리카락에 힘이 없다/ 무기력증, 전신쇠약, 권태, 두통, 가슴 두근거림, 부종 등이 생긴다.

양방에서는 자궁근종 치료로 호르몬주사요법이나 수술을 한다. 그런데 호르몬주사의 경우 치료가 끝나면 자궁근종의 크기가 다시 커질 수 있으며, 여성호르몬의 감소로 인한 부작용이 발생할 수 있다. 심한 경우 절제와 적출 두 가지 방법이 있는데 수술을 시행해도 재발할 확률이 상당히 높으며 다시 재수술을 해야 하는 경우도 있다.

한방에서는 자궁근종을 징가 또는 석가라고 하는데, 자궁에 차가운 기운이 들어가 있는 것과 혈이 상하면서 자궁의 혈과 기가 통하지 않아 덩어리져 혹처럼 형성되는 것을 말한다. 한방에서는 자궁근종이 생기게 된 근본원인을 제거하는 방법의 치료를 하고 있다. 특히 근종 제거를 위주로 한 수술적 치료가 아니기 때문에 한방치료 후 자궁과 몸이 건강해져서 자궁근종의 재발을 방지할 수 있다.

한방에서는 먼저 자궁 속에 쌓인 습담과 노폐물을 없애고, 자궁을 따뜻하게 하여 울체된 기와 혈을 푸는 것부터 시작하여 각각의 체질과 자궁근종의 진행 상태에 따라 처방을 달리 해야 한다. 자궁근종의 발생 원인을 근원적으로 고쳐주기 때문에 자궁근종을 축소시켜 주는 것은 물론 자궁을 건강하게 회복시켜 준다.

인체의 오장육부를 순행하는 기는 혈과 함께 전신을 돌아다닌다. 이러한 기의 순환이 잘 안 되면 체액의 순환도 잘 되지 않기 때문에 몸에 열이 쌓이고 나아가 혈이 울체되어 자궁근종과 같은 이상현상이 나타나게 된다. 치료를 위해서는 전통적 한약재의 형태 중 하나인 환제를 좌약으로 개발한 '자궁근종용 보궁단(寶宮丹)'을 쓰고 있다. 안에 들어가 기와 혈의 순환을 원활하게 함으로써 자궁의 근종을 녹이고 노폐물을 제거하는 데 탁월한 효과가 있다.

그 외에 좌훈요법과 한약 처방, 자궁과 골반의 혈류 순환을 촉진시켜 주는 침치료, 뜸, 이침(耳針)요법, 부항요법 등을 병행하여 치료 효과를 배가시킨다. 좌훈은 옛날부터 여성들이 출산 후 또는 여성 질환이 있을 때 즐겨 썼던 산부인과적 처방이다. 여성기 깊숙한 곳에 한약재의 김이 스미게 하여 여성 질환을 직접 치료할 수 있을 뿐 아니라 여성호르몬의 분비를 돕는다. 혈류 속도를 증가시키고 순환을 좋게 하기 때문에 자궁의 산소공급이 좋아져 영양공급도 잘 된다. 보궁단을 사용하면서 자궁근종을 녹이는 한약재를 함께 써서 좌훈을 해주면 체온을 높이고 혈관을 확장시켜 보궁단의 흡수가 배가되어 치료 효과가 훨씬 좋다.

■ 극심한 생리통을 동반하는 자궁내막증

자궁 안의 내막은 자궁 가장 안쪽에 있는 막으로 임신이 되면 태반이 자리를 잡고, 태아에 탯줄이 생기기 전까지 영양공급을 해주는 아주 중요한 터가 된다. 이러한 내막은 약 한 달을 주기로 떨어져 나가고 다시 새롭게 만들어지기를 반복하는데 이 과정이 한 달에 한 번씩 일어나는 생리이다. 매월 규칙적으로 생리혈이 완전히 배출되는 상태를 정상적이고 건강한 생리로 본다. 그런데 자궁이 차고 기운이 없어 생리를 잘 배출시키지 못하고 역류하여 자궁 이외의 다른 곳에 존재하면서 극심한 통증이나 부작용을 유발하는 질환을 자궁내막증이라고 한다.

원인으로는 면역력 약화, 자궁이 차가워진 경우, 습담, 어혈과 노폐물 축적에 의한 복부 비만, 정신적인 스트레스, 환경호르몬, 독소를 만드는 식습관 등을 꼽을 수 있다. 이런 요인들이 복합적으로 작용하여 자궁의 기능을 약화시키기 때문이다.

> ▶ 자궁내막증의 주요 증상들
> 생리통/ 성교통/ 불임/ 골반통/ 질의 출혈/ 월경 직전이나 월경 중의 배변통/ 하부 요추의 통증

서양의학에서는 자궁내막증을 치료할 때 생리를 인위적으로 멈추게 하는 호르몬요법을 쓰거나 자궁 내벽을 인위적으로 긁어내는 수술을 하고 있다. 하지만 이런 방법들은 부작용과 자궁내막증 재발률이 높아 근본적인 치료가 될 수 없다. 자궁내막증에는 자궁 속의 독소를 빼는 것이 가장 중요하다. 쌓인 독소를 없애지 않으면 자궁은 계속 독소를 품고 있으므로 자궁 및 생식기의 기능을 더 악화시키게 된다. 그러므로 독소 배출과 함께 자궁의 면역력을 높여주는 치료를 해주어야 한다. 그렇게 되면 자궁은 물론 여성의 전반적인 건강까지 좋아지게 된다.

'자궁내막증용 보궁단'은 어혈의 정체를 해소시키며 노폐물을 제거하여 자궁을 따뜻하게 만들어주고 면역력을 상승시켜 준다. 그럼으로써 생리혈의 배출이 순조롭도록 하고 자궁 내의 동통을 완화시켜 준다. 여성기 깊숙한 곳까지 한약재 성분이 미세한 분자 상태로 스며들게 하여 여성호르몬이 정상적으로 분비될 수 있도록 돕는다. 자궁내막증용 보궁단과 함께 치료 약재를 사용한 좌훈요법을 하게 되면 치료 효과가 훨씬 빠르게 나타난다. 그 외에 한약, 침, 뜸 등을 병행하여 치료 효과를 높인다.

■ 무월경과 불임으로까지 이어지는 난소낭종

난소낭종은 난소에 가장 흔하게 발생하는 양성 종양으로서 난소의 점막에

염증과 부종을 일으켜 낭포를 생성시키는 질환이다. 낭포가 생겨도 건강한 여성이라면 대부분 저절로 파열되어 소멸되지만, 난포의 종류와 몸 상태에 따라 크기가 커지거나 낭포가 계속 만들어져서 배란장애나 무월경 또는 불규칙한 자궁출혈을 일으키기도 한다. 갑작스런 출혈과 함께 골반통을 동반하고, 낭종이 파열되면 복강 내 출혈을 일으켜 복막염으로 이어질 수도 있기 때문에 각별한 주의가 필요하다.

한의학에서는 난소낭종의 원인을 크게 세 가지로 보고 있다. 첫째, 신체의 수분대사가 원활하지 못해서 담음에 의해 발생하는 경우이고 둘째, 저항력 및 면역력이 저하되어 잦은 염증을 유발하면서 발생하는 경우이고 셋째, 기력이 감퇴되어 발생하는 경우이다. 환자마다 발생하게 된 원인과 배경이 조금씩 나르므로 그에 맞는 처방을 해야 한다.

서양의학에서의 대표적인 난소낭종 치료로는 낭종적출술, 자궁적출술, 난소난관절제술, 호르몬요법 등을 들 수 있다. 난소낭종이 발생하게 되면 일차적으로 낭종적출술을 하게 되는데 그 후에 재발이 되는 경우가 많다는 한계가

▶ 난소낭종의 종류 및 증상

- 난포낭종 - 월경 주기에 변화를 주거나 골반통을 유발한다.
- 황체낭종 - 심한 골반통, 무월경, 불규칙한 자궁출혈, 낭종 파열로 인한 복강 내 출혈 등.
- 포막 황체낭종 - 30cm 이상 큰 것도 있지만 대부분 일정 기간 후 자연 소멸.
- 루테인낭종 - 융모암 혹은 포상기태가 있을 때 동반되는 경우로 다른 낭종들과 비슷한 증상.
- 유피낭종 - 특별한 증상이 없지만 파열되는 경우 통증 발생. 심각한 복막염을 일으킬 수 있음.
- 배상피 봉입낭종 - 별다른 증상이 없음.
- 자궁내막낭종 - 성교통, 월경통.
- 다낭성난소 - 무월경, 다모증, 불임.
- 장액성 낭선종 - 특별한 증상이 없다.
- 점액성 낭선종 - 낭종 안에 점액성 물질이 들어 있다.

있다. 그래서 재발 방지 차원에서 자궁적출을 시행하지만 여성에게 매우 중요한 자궁이 없어짐으로 해서 불임을 야기하는 것은 물론이고 신체의 전반적인 균형과 조화가 깨지면서 여러 후유증이 나타나게 된다. 또한 여성성의 상징인 자궁의 상실로 인해 심리적 박탈감, 우울증 등을 야기한다. 양측 난관을 절제하는 난소난관절제술 역시 불임을 초래하므로 미혼여성이나 아기를 낳아야 하는 여성에게는 해결책이 될 수 없다. 호르몬요법의 경우 2~3회를 넘기면 내분비장애나 다른 질병을 초래할 수 있다.

한방에서는 난소낭종을 장담(腸覃)이라고 하여 아랫배에 기혈이 몰려 종물이 생기는 병증으로 보았다. 『동의보감』에서는 '한기(寒氣)에 상해서 생기는 것으로 월경에는 지장을 주지 않고 기병(氣病)에 속하는 것으로 보고 여성의 한기를 다스리는 데 치료의 중점을 둔다'고 난소낭종에 대해 설명하고 있다. 난소낭종의 한의학적 치료의 핵심은 크게 두 가지에 주안점을 두고 있다. 첫째는 거담제습(祛痰除濕)으로, 난소낭종의 안에 차 있는 담과 습을 제거하여 기운을 풀어주는 치료를 하는 것이다. 둘째로는 허하고 냉한 체질을 따뜻하게 보하고 체력을 증강시켜 수분대사를 원활하게 해주는 온보제(溫補劑)를 사용하는 것이다.

'난소낭종용 보궁단'은 난소낭종의 주원인인 담습을 제거하고 막힌 기운을 풀어주는 역할을 한다. 난소낭종의 성장과 발생을 억제하여 낭종을 제거하는 한편 자궁과 골반을 튼튼하게 하여 재발을 막는 탁월한 효과가 있다. 그 외에 좌훈요법, 한약, 침, 뜸 등을 병행하여 치료 효과를 높이고 있다.

소아 난치성 간질·뇌전증

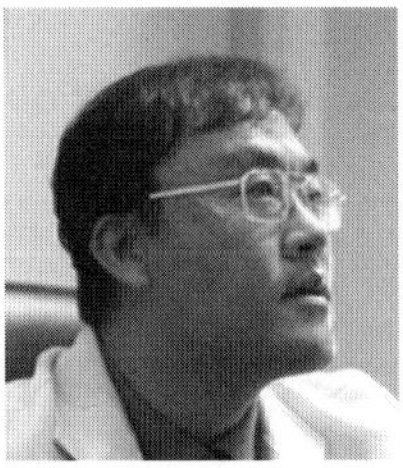

김성철
성모아이한의원 원장
www.sungmoi.com

■ 소아 난치성 간질, 뇌의 문제만이 아니다

사람의 뇌는 생각이나 행동을 조절하는 기관으로 의식적으로 행동을 하거나 심장박동과 같이 무의식적인 기관의 움직임과 관련되어 감각을 받아들이며 반응한다. 뇌에는 수많은 뇌세포들이 존재하며 전기적인 신호를 주고받는다. 그런데 간혹 여러 원인에 의해 뇌세포들이 비정상적인 전기적 신호를 보내기도 하는데 이런 비정상적인 움직임이나 감각이상 증상을 간질성 발작이라고 한다.

뇌의 발달과 근육의 발달은 그 사람의 면역력, 체력, 기운, 유전인자, 환경 등과 관련이 있다. 실제 경기를 일으키는 소아들의 경우 대부분 감기나 장염, 예방접종, 고열, 소화불량, 수면장애 등과 같이 면역력이 저하됐을 때 주로 발생되는 걸 확인할 수 있다. 즉, 소아 뇌질환을 뇌의 문제로만 국한해 진단하기보다는 몸의 면역저하로 인한 순환장애라는 큰 관점에서 바라보는 것이 치료의 관건이다. 또한 면역력 저하와 함께 심장기능이 허약해서 나타나는 현상이기도 하다. 따라서 뇌의 흥분을 억제하는 약물을 장기간 사용하는 것으로는 근본적인 치료가 될 수 없다. 심장기능을 비롯하여 몸의 전체적인 면역기능을 증가시켜야 뇌순환이 촉진되면서 증상이 개선된다.

이처럼 소아 발작을 판단할 때 단순히 현상만을 바라볼 것이 아니라 발작이 일어나게 된 근본적인 기전을 이해해야 한다. 소아들은 성인에 비해서 체열이 높고 대사속도가 빠르기 때문에 조그만 자극에도 심장이 빨리 뛰고 혈액순환장애가 일어나 그것만으로도 경련을 할 수 있다. 혈액순환장애가 경련의 원인인 이유는 많은 아동들이 경련시 손발이 차지거나 얼굴에 혈색이 없어지는 경우가 많기 때문에 심장기능을 안정화시키고 혈액순환을 촉진시키는 것에서 문제를 해결해야 한다.

1999년부터 소아 간질, 틱, ADHD 등 소아 뇌질환에 관심을 갖고 치료를 해 오면서, 간질의 원인을 서양의학에서처럼 뇌의 문제로만 보지 않고 심장기능의 저하와 면역기능의 저하로 보고 이를 근본적으로 치유함으로써 근본치료 또는 완치의 결과를 이끌어낼 수 있었다. 다양한 치료 사례들을 종합해 보았을 때 항경련제의 복용 없이 소아 간질 및 영아연축 같은 난치성 간질을 치료하는 건 불가능한 일이 아니라고 자신 있게 말할 수 있다.

서울아산병원 이상암 신경과 교수의 논문「인지기능에 영향을 미치는 새로운 항간질약의 효과」(대한간질학회지, 2004년 6월)에 보면, 항경련제는 정도의 차이만 존재할 뿐 대부분 인지장애를 초래하는 부작용이 있다는 사실을 지적하고 있다. 이 외에도 항경련제의 부작용을 언급하고 있는 국내외 논문과 연구 결과들이 다수 있다. 항경련제의 주요 약리작용은 신경세포의 과민성을 줄이는 것인데, 이 과정에 비정상적인 신경세포만 골라서 억제할 순 없기 때문에 정상적인 대뇌 신경세포의 활동성까지 억제하게 된다. 그래서 항경련제를 지속적으로 사용하게 되면 인지장애를 초래하게 된다. 특히 난치성 간질의 경우 항경련제가 복합 처방됨으로써 인지장애는 더 심해진다. 이것이 항경련제에 의존하지 않는 소아 간질 치료를 지향해야 하는 이유이다.

실제로 본원에 내원하는 만 1세 미만의 영아연축 환아들의 경우 이미 수개월간 항경련제를 복용해왔으나 경련 증상이 반복되고 심해져서 지속적으로 항경련제의 수와 양을 증가시키는 경우가 대부분이었기 때문에 발달 또한 정상적으로 이루어지지 못하고 있는 경우가 많았다. 이와 같은 절망적인 상황에 놓인 환아들에게 가장 효율적인 치료방법은 경련의 안정을 위해 심장혈액순환을 촉진시켜주면서 개인의 증상과 체질에 맞는 면역증강 치료, 즉 열감기, 모세기관지염, 가래기침, 식욕부진, 수면장애 등을 동시에 치료하는 것이었다.

실제로 영유아의 뇌전증 치료에 있어서 항경련제 사용보다는 약한 심장기능을 안정시키고 면역력을 증강시키는 것을 중점으로 처방하게 되면 1년 이상 항경련제의 복용 없이도 심한 경련증상이 나타나지 않게 됐다. 즉 경련은 몸의 순환 이상이므로 면역력을 떨어뜨리는 항생제 등의 사용은 줄이고 소화기가 허약한 소아 간질 환자는 소화기를 반드시 함께 치료해야만 소아 간질에서 벗어날 수 있다. 소아 간질 환자들의 경우, 한방치료와 함께 뉴로피드백, 청지각 훈련, 감각통합 훈련을 병행하면 발달장애와 집중력, 학습장애의 치료에도 매우 효과적이다.

■ 사망률이 높은 난치성 간질, 영아연축

서양의학에서 '웨스트증후군'으로 불리는 '영아연축'은 출생아 10만 명 당 24~42명의 유병률을 보이고 사망률이 15~20%나 되는 난치성 간질이다. 대개 생후 3~8개월 사이에 발생하는 원인불명의 뇌증으로 긴장발작, 무긴장성 발작, 간대성 근경련 발작 등을 동반한다. 강직 또는 무력감이 순간적으로 목 부분에서 나타나 갑자기 푹 고개를 숙이는 것과 같은 증상을 보인다. 60%가 '레녹스가스토증후군'으로 이행된다고 알려져 있다. 점차 강도와 빈도가 증가하여 발작이 시작되면 수십 초 간격으로 반복하여 나타나기도 하며 하루에도 수십 회에서 많으면 하루 20~100회 이상 나타나기도 한다.

70~90%가 정신지체가 되며 다른 유형의 간질발작으로 이어지는 비율이 약 50~70% 정도이고, 10%만이 정상발달을 할 정도로 심각한 난치성 간질이다. 항경련제 치료 중 환자가 약 3년간 경련 없이 잘 지냈을 경우 서서히 항간질제 약물을 줄이면서 약물 중단을 고려할 수 있는데 환자의 80%는 1년 이내, 90%는 2년 이내에 재발하는 것으로 알려져 있다.

■ 성인으로까지 이어지는 레녹스가스토증후군

약 80%가 성인이 되어서까지 계속 발작을 보이는 레녹스가스토증후군은 1~8세에 주로 발병하여 발달장애 및 정신지체를 동반한다. 여러 유형의 발작이 모두 또는 부분적으로 나타나며 성인이 되어도 정신운동발달 지연을 동반하는 경우가 많다. 약 1/3에서 특별한 원인을 찾을 수 없으며 뇌의 발달기형, 유전성 뇌질환, 유전성 대사질환, 임신 및 출산 전후의 뇌손상, 심한 뇌염, 뇌수막염 등에 의한 것으로 추정된다.

가장 일반적인 발작 유형은 강직, 탈력, 결신발작으로 소수의 환자에서만 간질경련이 조절되고 80% 이상은 경련이 조절되지 않은 상태로 인지장애와 행동장애를 동반하게 된다. 환자의 54~97%에서 비경련 간질지속증이 나타나는 것으로 보고되고 있는데, 벤조디아제핀이라는 항경련제를 주사한 경우 발생하기 쉽다고 알려져 있다.

■ 주요 장기에 종양을 일으키는 결절성경화증

결절성경화증은 뇌, 눈, 심장, 신장, 폐와 같은 기관에 양성 종양을 일으키는 신경계장애로 대략 인구 3만 명 중 1명꼴로 발생되는 상염색체 우성 유전질환으로 최근에는 발병 빈도수가 훨씬 높아졌다. 제1유전자(TSC1)와 제2유전자(TSC2)의 변이에 의해 세포분화가 빨라져서 몸 전체의 종양 성장을 촉진하게 된다. 대략 33%의 환자들이 TS를 가진 부모로부터 유전되며 50%는 부모와 무관하게 새로운 돌연변이로 생기게 된다. 간질발작, 발달지연과 같은 신경학적 장애와 행동장애, 피부색의 변화 등이 나타나는데 양성 종양이 어느 곳에서 자라느냐에 따라 증상도 달라진다. 가장 흔하고 심각한 증상은 경련으로 결절성경화증 환자의 90%에서 간질발작이 나타나기 때문에 경련을 잘 조절하는 것이 중요하다.

서양의학에서의 치료는, 증상 억제와 합병증 예방에 초점을 맞추어 항경련제를 통해 경련을 억제하고, 향정신병약제를 통하여 과잉행동, 반항성을 낮추고 있다. 하지만 결절성경화증 환자의 경우 발병 초기에는 항경련제 반응이 양호하더라도 시간이 지나면서 증세가 악화되어 결국 항경련제가 작용하지 않는 난치성 간질의 경향을 보이게 된다.

■ 에너지 대사에 문제가 생기는 사립체질환

에너지 생산공장 사립체는 세포에 존재하는 세포소기관으로 산화인산화 과정을 거쳐서 세포가 사용하는 에너지의 90% 이상을 공급하는 세포의 에너지 발전소와 같은 기능을 한다. 그런데 사립체의 기능에 이상이 생겨 에너지 발전소 역할을 못하게 되어 뇌, 신경계, 근육 등에 적절한 에너지 공급을 못하게 되는 것이 바로 사립체질환이다.

정확한 발병 원인은 밝혀지지 않았으나 시토크롬 C산화효소 결핍 환자의 약 40~50%에서 사립체 유전자와 핵 유전자의 돌연변이가 발견되고 있어 유전자로 인한 것으로 추정하고 있다. 몸의 어느 부분이 손상을 받았느냐에 따라 다른 증상이 나타나므로 환자들마다 증상의 종류나 정도는 차이를 보인다. 가장 흔한 증상은 경기, 간질, 발달장애이며 그 외 발육부진, 근력약화, 시력 및 청력의 손상, 심장, 간, 콩팥 관련 병, 호흡기질환, 당뇨병 등을 동반한다. 그 중 뇌신경계, 근육, 심장, 간, 신장 등의 증상들이 서서히 악화되어 진행성 경과를 나타낸다.

여러 약물(CoQ10, 티아민, 리보플라빈, 비타민E, 비타민C, 호박산, 카니틴 및 디클로로 아세트산 나트륨) 치료가 시행되고 있으나 많은 환자를 대상으로 약물의 효과를 비교한 연구가 없기 때문에 약물 효과에 대한 공통적인 합의는 없는 실정이다. 또한 현재 사립체질환의 치료에 사용되고 있는 약물로는 세포 손상과 사립체질환의 진행을 막을 수 없다.

■ 뇌의 혈류 감소로 뇌손상이 일어난 백질연화증

흔히 뇌성마비로 불리는 백질연화증이란, 미숙아의 뇌실 주위에서 자주 나타나는 병리 소견으로 산소 결핍으로 뇌실 주변의 백질 부위가 괴사된 것을 말한다. 주로 조산아(32주 미만) 또는 태내 혈액공급이 원활하게 유지되지 않는 상황에서 발생하는 것으로 알려져 있다. 특히 자궁내 감염, 자궁내 태아의 뇌출혈, 조산, 조기 양수 파열, 분만중의 허혈성뇌증과 뇌출혈, 출생 후 뇌 손상과 뇌막염 등이 있으며 조산에 의한 뇌실 주위 백질연화증이 가장 큰 원인으로 추정되고 있다.

대개 운동 조절이나 내부 장기의 기능에 심각한 문제를 초래하며, 시력 손상이나 일시적 호흡정지, 심박감소, 간질발작 등이 일어난다. 모든 백질연화증 환자에서 간질발작이 나타나는 것은 아니지만 이스라엘에서 시행되었던 연구에 따르면 백질연화증 환아 중 약 20%에서 간질발작이 일어나는 것으로 보고되고 있다.

■ 뇌량의 불완전한 형성 때문에 생긴 뇌량무형성증

뇌량은 백질의 가장 큰 부분으로 양측 반구의 정보 전달 및 통합에 관여하며, 임신 12주에 생기기 시작하여 임신 18~20주에 완성된다. 뇌량무형성증은 전형적으로 대뇌의 좌우 반구를 연결하는 신경섬유의 집합체인 뇌량이 없거나 불완전하게 형성되고 환자의 약 80%에서 중증의 정신지체를 보인다. 다양한 형태의 뇌기형이 동반되는가 하면 손가락과 발가락의 기형, 성장지연, 근육 긴장성으로 인한 정신운동지연 현상이 있다. 대두증, 눈에 있어서의 양안격리증, 내사시, 시신경 위축, 망막색소변성, 구순구개열, 서혜부 탈장, 제대 탈장, 생식기계 이상, 선천성 심장기형, 중추신경계 이상, 간질, 중증의 언어장애 등의 증상이 있다.

■ 항경련제와 멀어지게 하는 성모아이한의원의 근본 치료

1999년부터 16년 동안 국내외의 소아 난치병 내원환자 1만 명 이상을 치료해왔다. 처음 개원했을 당시 소아 난치성질환을 진료하는 한방의료기관은 거의 전무했던 터라 국내는 물론 해외에서도 많은 분들이 아이와 함께 내원해 주었다. 지금은 소아전문을 표방하는 한방의료기관이 많지만 당시만 해도 국내에서 소아 간질, 틱, ADHD 분야만을 특화진료하는 한의원은 거의 유일했다. 그러다 보니 이 질환으로 고생하는 아이를 둔 부모들의 관심이 컸다. 초기에는 시행착오도 있었지만 임상에서의 치료 예후와 꾸준한 연구를 통하여 소아 난치질환에 대한 근본 치료 매뉴얼을 완성할 수 있었다.

서양의학에서는 소아 뇌전증은 정신과에서, 열감기·비염·중이염·모세기관지염 등의 상기도 감염증상은 소아과와 이비인후과에서, 복통·식욕부진·장염·변비는 내과에서, 아토피·두드러기·수두 등은 피부과에서, 발달장애는 재활의학과에서 치료해야 한다고 규정하고 있다. 하지만 인체가 보여주는 각각의 증상에 주목하기보다 질병의 원인이 기인한 것에 중점을 두는 한의학의 치료 관점에 따라 소아 간질, 발달장애, 틱, ADHD 등을 단순히 뇌만의 문제로 보지 않고 몸의 문제로 보고 접근하면 쉽게 풀린다.

즉, 질환을 구조적인 관점에서만 바라보는 것보다는 심장기능, 수면과 소화기 상태, 잦은 감기의 유무, 가래 기침의 유무, 대소변의 상태, 아토피 등 소아의 체질적 특성에 따른 증상들과 관련지어 이해하는 것이다. 특히 소아 간질의 경우 뇌파검사에 지나치게 중점을 두는 것을 자제해야 한다. 그 동안의 임상 경험에 의하면 소아 뇌전증은 체질 소인으로 발생하는 심장기능의 허약과 면역 저하 그리고 폐에 존재하는 가래(담음) 등과 밀접한 연관이 있었다. 이에 본원에서는 심장기능을 강화하는 처방과 면역증강 처방을 기본으로 하여 순환장애로 인한 경련 증상을 예방하고 있다.

틱, ADHD, 뚜렛증후군은 인체가 허약하다고 보내는 신호이므로, 각 체질에 따른 복합 질환들(수면장애, 잘 놀람, 무서움, 비염, 천식, 소화불량, 야뇨증 등 몸의 면역저하를 나타내는 증상)과 함께 치료해야 한다. 면역력증강 치료를 통하여 몸을 건강하게 만들어주며, 동시에 심장을 안정시켜 과도한 흥분을 줄여줘야 한다. 면역력증강 치료는 불안, 흥분, 갑작스러운 분노, 집중력장애 등의 근본 치료뿐만 아니라 비염, 수면장애 등의 동반 증상 호전도 기대할 수 있다.

가령 치료 도중에 열감기, 가래 기침, 비염, 모세기관지염 등 감기 증상이 나타나면 항생제를 복용하기 이전에 먼저 아동의 체질에 맞춘 면역증강 처방을 해주는 것이다. 화학약품들은 일시적인 증상 억제는 가능하더라도 면역력은 더 저하되어 차후 잦은 감기에 노출되는 악순환이 초래될 수 있기 때문이다. 아토피, 장염, 변비, 복통 등도 난치성질환과 별개의 증상이 아니다. 심장 주변의 호흡기, 소화기의 건강은 뇌전증·발달장애와 밀접한 관계가 있다. 근본적인 경련 치료는 경련증상 호전뿐만 아니라 내부 장기의 개선을 통한 감기 졸업, 위장기능의 회복, 수면장애의 개선 등이 반드시 동반되어야 한다.

소아들은 치료를 받는 와중에도 다양한 형태의 돌발증상이 발생할 수 있다. 처음 내원하는 아이의 부모님께는 항상 양한방 의학의 장단점, 완치 가능성과 한의학적 치료의 한계점을 함께 알려드리고 있다. 내원 환자의 80%는 완치된 경험을 갖고 있지만 난치병이 발생한 지 10년이 넘었거나 면역력이 지나치게 저하되어 있는 영유아들의 경우 돌발적으로 나타날 수 있는 여러 변수들이 나타날 수 있기 때문이다. 항경련제를 장기간 복용한 아이들은 대체로 3가지 경우에 해당한다. 경련이 잡히지 않는 아이, 경련증상은 완화되었으나 정상적으로 발달하지 못하는 아이, 경련도 지속적으로 발생하면서 발달장애까지 있는 아이.

지난 16년간의 치료 경험에 비추어보았을 때 치료 시작 시기가 빠를수록, 아이의 연령이 어릴수록 치료가 용이하고 호전 속도 또한 빨랐다. 소아 뇌전증, 발달장애, 틱, ADHD 등의 난치성질환은 조기 치료시 근본 치료가 가능하다. 만약에 이런 질환을 가진 자녀가 있다면 시간을 지체하지 말고 아이에게 치료를 받을 수 있는 기회를 반드시 만들어주시라고 부탁드린다.

■ 성모아이한의원의 15년간 치료 통계

1. 항경련제 복용 지속 여부

최근 4년(2010~2013년)간 성모아이한의원에서 소아 간질(뇌전증) 치료를 받은 아동 중 무작위 추출을 통하여 표본통계를 낸 결과로, 본원에서 1개월 이상 한약 치료를 받았으며 6개월 이상의 예후확인이 가능한 아동들의 사례이다. 항경련제 복약 기간에 따른 개인별 차이가 있긴 하지만, 성모아이한의원에서는 1~2개월의 교차복용 기간 후 총 3개월에 걸쳐 항경련제 복용 중지를 권하고 있다. 항경련제를 처방받았으나 복용을 하지 않고 내원하는 아동의 수가 30.4%이며 그 외 항경련제를 복용중이던 아동 중 항경련제 완전 복용중단 비율은 43.6%로 항경련제를 줄인 비율까지 합하면 93.6%에 달한다.

항경련제 복용 환아 비율

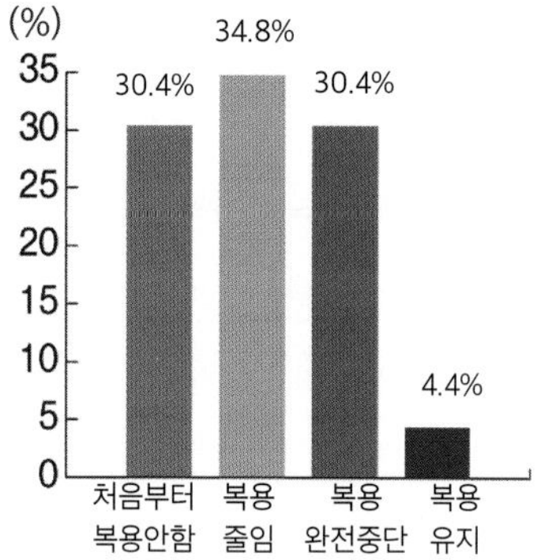

	항경련제에 노출 안됨	용량감소 (50%이상)	복용 완전중단	복용 유지
환아비율	30.4%	34.8%	30.4%	4.4%
첫 내원시 항경련제 복용중이었던 환아 중 비율		50%	43.6%	6.4%

2. 치료 결과

성모아이한의원의 소아 뇌전증(영아연축, 레녹스가스토증후군 포함) 치료 완쾌율(만 6개월 간 경련 전혀 없음)은 64%에 달하며 항경련제를 중단하거나 줄였음에도(93.6%) 60% 이상 경련 횟수가 감소한 경우까지 포함하면 유의미한 치료 효과율이 92%에 이른다.

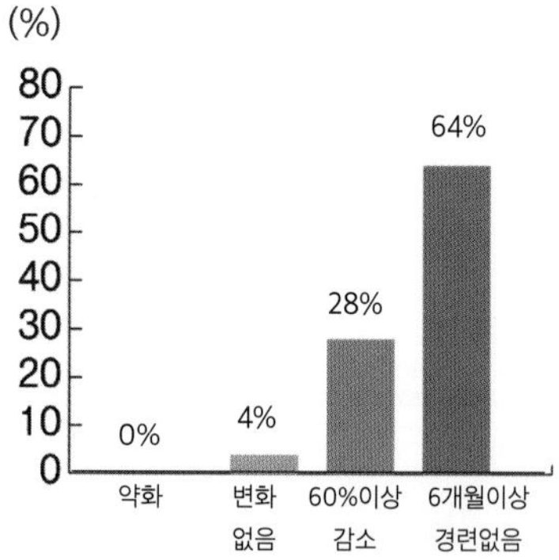

3. 치료 예후

2003년부터 2013년까지 한의원에 내원한 2,243명 소아 환자의 치료 후 경련 예후 통계

가장 많은 50~60%를 차지하는 호전 형태로 치료 1개월 내부터 호전 양상을 보이고 점차적으로 경련 횟수가 줄어든다. 만 1년 이상 호전 기간이 유지되어 완쾌를 보인 치료율이 50%이다.

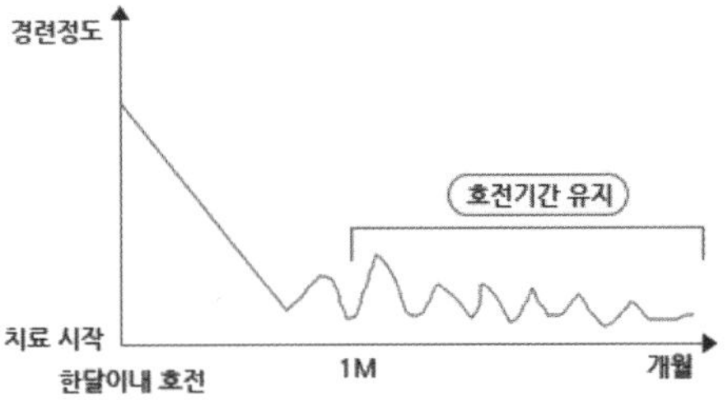

20~30%로 항경련제 복용 중단 후 경련 횟수가 유의미하게 감소된 경우이다. 이 군에 속하는 아동은 장기간 항경련제의 복용 등으로 면역이 약해진 아동이다. 그래프가 상승하는 경우는 경련유발 요인인 상기도 감염, 소화불량(식체), 심장흥분(스트레스)이 극대화될 때이다. 이러한 유발 요인에 얼마나 적게 노출되는지가 예후에 영향을 미친다.

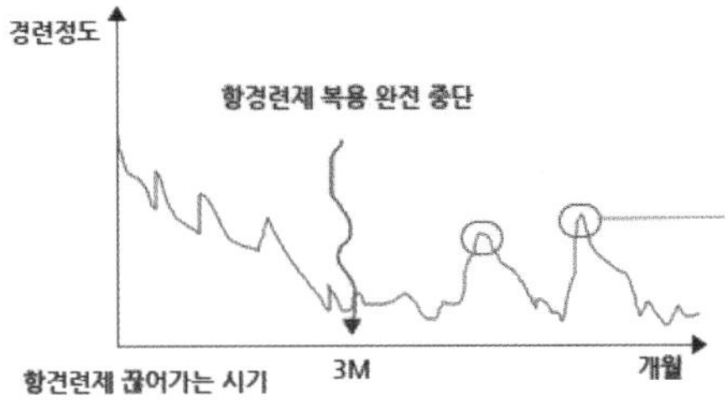

안타깝게 개인적인 사정으로 한 달 내에 치료를 중단한 경우이다.

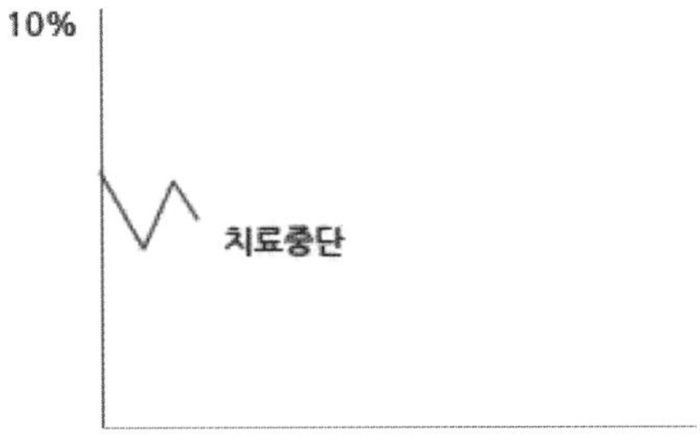

특화진료의 새 장을 여는 명의들

- 수면장애·코골이·수면무호흡_박동선
- 녹내장·황반변성·소아 시력_하미경
- 류머티즘·턱관절장애_유창길
- 당뇨_김한수
- 비염_라경찬
- 모발이식_노윤우
- 독소와 해독_강신용
- 아토피·사마귀·난치성 피부질환_박치영
- 탈모치료와 예방_문경숙
- 스트레스·화병·불면_장진택
- 알레르기 체질·두드러기·비염_양태규

수면장애·코골이·수면무호흡

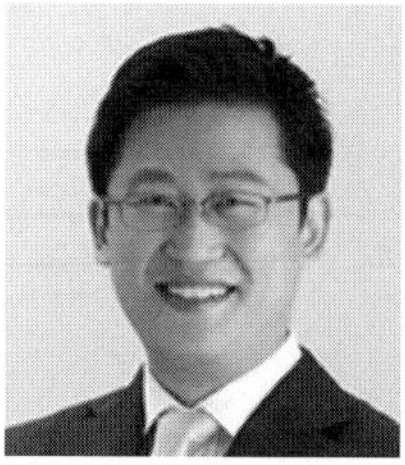

박동선
숨이비인후과 수면클리닉(참튼튼병원) 원장
www.chamsum.co.kr

■ 잘 수 없고, 자도 잔 것 같지 않은 수면장애

몸의 기능이 떨어지면서 행동이 느려진다. 집중력과 학습능력이 떨어진다. 호르몬에 변화가 오면서 고칼로리를 찾게 되고 살이 찐다. 성기능이 감퇴한다. 만성피로가 온다. 면역력이 떨어진다. 우울증을 초래한다. 심장질환 발병률이 높아진다. 치매에 걸릴 확률이 높아진다. 수명이 짧아진다.

위의 증상은 불면증을 비롯하여 수면장애에 장기적으로 시달리는 사람들에게서 일어날 수 있는 일들이다. 2009년에 시애틀에서 열렸던 '수면학회'에서 미국 펜실베이니아 주립대연구팀은 성인남녀 1,741명을 대상으로 14년간의 수면 패턴을 조사한 결과, 하루 6시간 이하의 수면을 취한 사람들은 정상적인 수면 습관을 가진 사람들보다 사망률이 5배나 높았다는 충격적인 결과를 발표하였다. 불면증으로 인해 수면을 취하는 시간이 짧아지면 신체의 스트레스 지수가 늘어나서 혈압이 높아지고 코르티솔 호르몬 수치가 높아지기 때문이다. 연구팀은 불면증이 폐쇄성 수면무호흡증만큼이나 치명적인 결과를 초래하므로 불면증이 지속되면 반드시 전문가의 진료를 받아야 한다고 경고하였다.

미국 버클리대학의 뇌과학자 매튜 워커 교수 연구팀과 존스홉킨스대학의 애덤 스피라 교수 연구팀은 수면부족이 장기화되면 치매에 걸릴 확률이 높아지는 이유에 대해, 알츠하이머 환자들에게서 많이 나타나는 베타 아밀로이드라는 단백질이 수면이 부족한 사람일수록 더 많이 축적되기 때문이라고 설명하고 있다. 이 외에도 밤에 잠을 잘 자지 못하면 교감신경이 활성화돼서 인슐린의 저항성이 떨어지거나 심장의 기능이 저하될 수 있다. 그래서 고혈압이나 당뇨, 심장질환, 비만 등이 더 잘 올 수 있다.

푹 자고 일어나는 것. 어떤 사람들에게는 지극히 자연스러운 숙면이 어떤 사람들에게는 죽고 싶은 충동을 느낄 만큼 어려운 일일 수도 있다. 그만큼 수면의 메커니즘은 복잡하다. 수면은 크게 렘(REM)수면과 논렘(NON-REM)수면으로 구분된다. 논렘수면에는 1~4단계가 있는데 1~2단계는 수면에 들어가는 얕은 수면, 3~4단계는 깊은 수면으로 이루어진다. 이 단계를 지나야 급속안구운동이 일어나는 렘수면 단계에 이르게 된다. 그런데 깊은 수면에 이르지 못하고 계속 얕은 잠에 머물러 있게 되면 뇌는 자주 깨는 효과가 나타나면서 깊은 잠을 이루지 못하게 된다. 따라서 실제 7시간을 자더라도 1~2시간밖에 잠을 자지 못한 것과 같다. 따라서 논렘과 렘수면이 깨지지 않고 잘 연결되어 숙면에 이를 수 있는 수면환경을 만들어주는 것이 중요하다.

일반적으로 사람은 성인 기준으로 하루에 7~9시간의 수면을 취해야 전날의 피로를 해소하고 다음날을 살아갈 에너지를 회복하게 된다. 충분한 수면에 대한 세계보건기구(WHO)의 권고량은 7시간 30분이다. 숙면이란 렘수면과 논렘수면이 4~5회 정도 반복되는 것으로, 질 좋은 수면상태를 유지하는 것을 말한다. 자면서 한 번도 깨지 않는 것이 가장 좋으며 꿈을 자주 꾸는 것도 숙면하지 못했다는 증거일 수 있다. 최근에 비만, 스트레스, 과중한 업무, 노화, 수면습관, 카페인과 알코올 섭취, 생활습관 등등의 이유로 수면장애와 불면에 시달리는 사람들이 점점 늘어나고 있다. 국민건강보험공단의 통계에 의하면, 수면장애로 병원을 찾은 사람들이 2001년에는 5만 명이었다가 2013년에는 38만 명으로 12년 동안 7배 이상 늘어났다.

가장 흔하게 나타나는 수면장애로는 자신이 원하는 시간에 숙면을 하지 못해 고생하는 불면증, 자는 동안 호흡이 멈추는 수면무호흡증, 기도가 좁아져서 발생하는 코골이 등을 꼽을 수 있다. 시시때때로 의지에 상관없이 잠에 빠져드는 기면증, 수면과잉인 과수면증, 수면중 이상행동, 수면중 이갈이, 양악 수술 후의 코골이나 수면무호흡도 수면장애의 범주에 해당한다.

■ 치료 시기를 놓치면 병처럼 깊어지는 불면과 과수면

잠은 사람들의 삶과 떼려야 뗄 수 없는 관계이다. 사람들의 하루 적정 수면 시간을 7~8시간으로 볼 때, 75세를 살 경우 24~25년이 잠을 자는 데에 소요되는 시간이다. 그만큼 잠은 인간의 삶에 있어서 비중이 크다. 낮 동안에 소모된 에너지와 손상된 신경계를 회복시켜줌으로써 뇌의 기능과 몸의 컨디션들이 재정비를 하게 된다. 그런데 수면이 쾌적하게 이루어지지 않았을 경우 뇌의 피로도가 누적되어 기능을 다하지 못하고 과도한 스트레스를 받게 된다. 그런 식으로 불면증을 그대로 두면 뇌의 노화촉진, 만성피로, 우울증, 두통, 어지럼증, 기억력 저하 등으로 이어진다.

일주일에 3회 이상 3개월 정도 불면이 지속되면 치료가 필요한 불면증으로 진단을 하게 된다. 불면증에는 아예 잠들기조차 어려운 수면개시장애와 잠이 들었다가도 자주 깨고 쉽게 다시 잠들지 못하는 수면유지장애로 나눌 수 있다. 다양한 원인들이 복합적으로 작용하여 불면증이 나타나지만 1차적으로는 수면과 각성을 책임지는 뇌간망상체와 시상하부의 불균형에 의한 것으로 볼 수 있다. 일상에서의 구체적인 원인으로는 과도한 스트레스나 심신의 충격, 과로, 불규칙한 생활패턴 등을 꼽을 수 있고 나아가 불안장애나 우울증과 같은 정신질환, 역류성식도염이나 가려움증 등의 신체 증상 그리고 약물과 알코올 등을 원인으로 꼽고 있다.

치료에는 불면의 원인과 증상 정도에 따라서 행동인지치료와 약물치료를 병행하게 된다. 자는 시간과 깨어 있는 시간의 수면효율을 높이는 수면제한치료, 수면과 연관되지 않은 행동을 제거하여 수면에 빨리 들 수 있는 기회를 증가시키는 자극요법, 수면시간에 시행함으로써 잠이 들 확률을 높여주는 이완요법, 수면과 불면에 대한 편견과 인식을 교정하여 수면에 이르게 하는 인지치료 등이 있다.

자야 하는 시간에 잠을 잘 수 없는 불면도 문제지만 때와 장소를 가리지 않고 잠이 쏟아지는 과수면증 역시 불면증만큼이나 삶의 질을 떨어뜨린다. 과수면증의 가장 대표적인 원인은 스트레스이다. 스트레스성 수면장애의 경우 장시간 수면을 하게 되더라도 제대로 된 수면을 할 수가 없기 때문에 피로가 누적될 수밖에 없다. 그래서 낮 동안에도 계속 잠에 대한 결핍감을 갖게 된다. 그런데 아무리 자도 만족스럽지 않기 때문에 스트레스를 받게 된다. 결국 스트레스-과수면-스트레스라는 악순환이 반복되는 것이다. 그러므로 과수면증의 치료를 늦추지 않는 것이 최선이다.

과수면증의 정확한 진단을 위해서는 이학적 검사와 병력 관련 상담 후에 야간 수면다원 검사와 주간 수면잠복기 검사를 진행하게 된다. 야간 수면다원 검사를 통해 적절한 수면시간의 확인, 졸림증을 유발하는 수면중 호흡, 운동장애 등에 관한 판단을 하게 된다. 야간 검사 1~3시간 후 주간 수면잠복기 검사를 시행하는데 두 검사 사이에 야간 검사의 이상을 판정하여 중요한 이상이 발견되었을 때에는 일단 그에 관한 교정을 해야 한다. 그 뒤에도 증상이 남아 있을 때에는 주간 수면잠복기 검사를 시행한다. 기상 후 2시간 단위로 총 5회의 낮잠을 청하여 평균 수면잠복기와 렘수면의 출현 여부를 보면서 진단을 내린다. 치료에는 자고 일어나는 시간과 수면환경을 체크하여 문제를 제거해주는 행동요법, 환자의 상태에 따른 약물치료, 환자 가족과 주변사람들에게 질환을 이해시키고 협조를 구하는 환경조절요법이 있다.

■ 치명적인 질환을 초래하는 코골이와 수면무호흡증

미국과 영국에서는 경제적 이유와 배우자에 대한 부정에 이어서 배우자의 코골이가 이혼의 세 번째 사유로 꼽힐 정도로 문제가 되고 있다. 심지어 각방을 쓰는 부부들 중 80% 이상이 코골이를 이유로 내세우고 있다. 코골이는 그 동안 남성들의 전유물처럼 인식되었지만 최근에는 여성들과 어린이들에게서도 점점 증가하고 있는 추세이다. 3~12세 중 10~25%가 코골이에 해당할 정도이다. 건강보험심사평가원의 2010~2014년 통계에 의하면 4년 동안 코골이 환자수가 46.5%나 증가하였다.

대부분의 사람들은 코골이를 자는 사람이 피곤해서 일어나는 현상이라고 생각한다. 그러나 코골이는 단순히 피곤해서 고는 것도 아니고 무심하게 방치할 증상은 더더욱 아니다. 코골이는 수면중에 호흡이 지나면서 연구개, 목젖 등을 진동시키며 소음을 발생시키는 증상인데, 정상적인 경우라면 잠을 자면서 혀와 입천장 뒤쪽 근육이 기도를 열어주기 때문에 호흡이 원활하다. 하지만 어떤 이유에 의해서 근육이 수축된 상태를 유지하거나 선천적으로 상기도 부위 근육조직의 좁은 상태가 지속되면 근처 근육을 떨게 만들면서 코를 고는 것과 같은 소음을 일으키게 된다. 그런데 호흡은 산소공급을 하는 중요한 수단이기 때문에 산소가 부족해진 뇌는 일시적으로 잠에서 깨게 된다. 그래서 코를 고는 사람들은 숙면을 취할 수 없고 늘 수면부족에 시달린다.

대표적인 코골이의 원인으로는 비만, 근육 탄력성 저하, 뇌호흡 조절능력 이상을 들 수 있다. 코골이 원인의 80% 정도가 비만으로, 비만인 사람들은 거의 코를 곤다고 해도 과언이 아니다. 기도를 둘러싸고 있는 조직에 비장이 채워져 기도가 좁아지는 데다가 쉽게 막히기 때문에 이 중에서 70% 정도는 수면무호흡증을 보인다. 그리고 나이가 들수록 근육에 탄력성이 떨어지면서 기도가 쉽게 좁아지기 때문에 만성적으로 코를 골게 될 경우에는 목젖과 구개조직이 진동에 의한 손상을 입게 되어 수면무호흡증으로 진행될 확률이 높다.

수면무호흡증은 뇌와 체내에 산소가 부족해져 뇌혈관질환이나 심장병을 비롯하여 여러 위험을 초래할 수 있기 때문에 조기에 정확히 진단받고 치료를 받아야 한다. 수면무호흡증이 지속되면 고혈압이나 부정맥, 뇌졸중 등 심혈관계질환을 일으킬 수 있어 주의할 필요가 있는 수면장애질환이다. 잘 때 코를 고는 사람들 중에서 숨이 막혀서 자주 잠을 깨는 사람, 충분한 수면을 취했는데도 불구하고 아침에 일어나는 게 힘들거나 낮에 늘 졸리고 만성적으로 피로감을 느끼는 사람이라면 수면무호흡증을 의심해봐야 한다.

코골이 치료법에는 비수술적 치료와 수술적 치료가 있다. 비수술적 치료에는 지속적 기도양압호흡기, 코골이 장치로도 불리는 구강내 장치가 대표적이며 수술적 치료에는 3D기도확장술, 이설근전진술, 설골근절개거상술, 양악전진술 등이 있다. 수면무호흡증이나 코골이 증상이 심하지 않다면 간단히 구강내 기구를 장치하는 것만으로도 치료가 가능하다. 특수하게 제작된 장치를 잠을 자기 전에 아래턱에 고정시켜 공기 통로를 확보해주면, 혀와 연구개가 연결되어 있는 근육을 앞으로 함께 당겨주기 때문에 목젖의 뒷부분도 넓어져서 호흡하기에 훨씬 수월해진다.

코골이나 수면무호흡증이 심해서 코골이 장치만으로는 개선이 되지 않는다면 기도 면적을 3차원적으로 확장시켜주는 '3D기도확장술'이 효과적이다.

▶ 3D기도확장술

'3D기도확장술'은, 기도 면적을 3D 차원으로 확장시키는 수술로써 'Box Surgery' 개념의 코골이 수술이다. 기존의 '기도확장술'의 단점을 보완하여 3D CT를 통해 입체적으로 접근하여 진단하고 환자마다의 조건에 맞는 복합적 수술을 진행하여 수면무호흡증을 개선하고 있다. 환자에 따라 부분별 변형수술이 진행되기 때문에 환자의 상태와 검사를 통해 아래와 같이 총 5가지 이상의 수술법을 통해 기도 확장이 이루어진다.

① 혀의 이설근 부위를 전진시켜 기도를 확장하는 방법.

② 최소침습 무근절제 설골 갑상연골 고정수술을 통해 기도를 확장시키는 방법.

③ 초음파 가이드 최소침습 점막하 혀 절제술(SMILE 수술)을 통해 기도를 확장시키는 방법.

④ 초음파 가이드 설근부 코블레이터 최소침습 절제술.

⑤ 경구개 전진 인두성형술(TAP)을 통한 기도 확장법.

아이들의 수면장애는 학습능력과 성장을 방해한다는 점에선 성인들보다 더 심각하다. 아이들에게 밤은 정상적인 성장을 위한 준비시간이다. 그런데 밤에 깊은 잠을 못 자면 인지능력이 떨어져 기억력과 집중력을 저하시키고 산만하게 만든다. 수면장애는 각 장기들의 기능도 떨어뜨리기 때문에 섭식장애와 고탄산증 등을 유발하기도 하지만 성장호르몬의 분비를 방해하여 저체중과 저신장으로도 이어진다. 또한 얼굴 성장에도 영향을 미쳐 치아 부정교합이나 주걱턱과 같은 형태를 만들기도 한다. 특히 코로 숨을 못 쉬면서 입을 벌리고 자는 습관이 반복되면 얼굴과 인중이 길어지면서 턱이 뒤로 밀려 인상이 바보스러워 보이는 '아데노이드 페이스'로 변할 가능성도 있다.

그뿐 아니라 코골이와 수면무호흡증이 있는 어린이 중 상당수가 발달장애와 ADHD로 의심되는 행동을 보이는 것으로 알려져 있다. 미국 코넬대학 소아과 교수이자 소아호흡기질환 분야에서 세계적인 권위자인 제랄드 라클린 박사는 2006년에 열린 '제4회 한림-컬럼비아-코넬 국제학술 심포지엄'에서, 소아에게 폐쇄성 수면무호흡증이 있을 경우 신경인지기능에 영향을 미쳐서 발달장애가 나타날 수 있다는 연구 결과를 발표하였다. 라클린 박사는 수면무호흡에 의한 발달장애에 대해 만성적 반대행동, 쉽게 지치고 피곤해 하는 증상, 기면 또는 졸음증, 활동성과잉, 집중력장애 등이 나타날 수 있다고 지적하였다.

코골이와 수면무호흡증이 있는 소아들에게서 나타나는 발달장애의 양상은 숨이비인후과를 다녀간 소아환자들에게서도 흔히 발견되는 일이다. 숨이비인후과에서는 2007년 6월~2007년 12월에 코골이와 수면무호흡증상이 있는 어린이를 둔 부모 318명을 조사한 결과 아이들 대부분이 지나치게 활발하고 짜증이 많고, 친구들과 자주 싸우는 등 ADHD로 의심되는 행동을 보인다는 공통점을 발견하였다. 수면무호흡증 소아에게서 ADHD와 유사한 행동이 나타나는 것은 저산소증과 이산화탄소증 등으로 인해 전전두엽의 기능을 감소시켜 행동장애, 감정조절, 기억과 인지능력에 영향을 미치기 때문이다. 소아의 경우는 성인과는 달라 수면다원 검사를 통해서만이 수술 조건을 감별할 수 있다. 원인이 아데노이드나 편도비대일 경우에는 수술을 통해 69~90% 이상 증상이 호전될 수 있다.

■ 숨이비인후과의 잠에 대한 철학

많은 사람들이 잠에 대해 '죽은 것과 마찬가지의 아까운 시간'이라는 편견을 가지고 있다. 심지어 다수의 성공학 도서나 자기계발서들은 잠을 최대한 줄이라고 강조하면서 하루에 4~5시간만 자고도 성공한 사례들을 소개하고 있다. 심지어 일반적인 수면 적정시간 7~8시간을 자는 사람들은 마치 게으르고 인생을 낭비하고 있는 것처럼 수면의 가치를 과소평가하고 있다. 그러나 잠은 인간의 삶에 있어서 건강과 행복의 질을 좌우할 만큼 매우 중요한 생존 행위이다. 따라서 평소에 충분히 잘 자지 못하거나 일상생활을 영위하기 어려울 정도의 수면장애를 갖고 있다면 적극적으로 치료를 받아야 한다.

숨이비인후과는 우리나라에서 처음으로 생긴 '수면질환전문클리닉'이다. 최근 수년 사이에 수면장애전문병원들이 많이 늘어났지만 이 분야를 선도하는 의료인의 입장에서 늘 책임감을 느끼고 있다. 언론매체와 인터뷰를 하다 보면 이비인후과 전문의이면서 수면질환에 집중하게 된 이유를 묻는 이들이 종종 있다.

수면질환에 관심을 갖게 된 건 대학병원 두경부외과 교수로 있다가 미국으로 유학을 가서부터였다. 당시 우리나라에서 수면 분야는 학계에서 불모지에 가까웠다. 그런데 미국에서는 수면을 개인이 아니라 사회적 차원에서 관리해야 할 대상으로 보고 정신과, 신경과, 이비인후과, 내과, 소아과가 협동하여 다각적으로 연구를 진행하고 있었다. 그리고 당시 미국과 유럽 등의 선진국에서는 수면장애에 시달리는 사람들이 급증하는 추세였다. 머지않아 한국에서도 수면질환이 국민 건강을 위협하면서 심각한 사회문제가 될 거라는 생각을 했다. 그래서 한국으로 돌아와 국내 1호 수면클리닉을 열었다.

병원에는 표준화 수면호흡장애치료의 기준이 되는 RPSGT 자격의 의료진으로 구성하였으며, 국내 구강내장치 및 양압기 치료 시스템을 처음으로 도입하였다. 또한 외과적 기도확장술과 Box Surgery 개념의 3D기도확장술을 시행하면서 수면호흡장애치료에 관한 표준화 기반을 조성하였다. 수면전문클리닉으로 여기까지 오는 데에 가장 어려웠던 건, 사람들이 갖고 있는 잠에 대한 편견과 오해를 불식시키고 '수면장애는 치료가 필요한 질환이며 얼마든지 개선할 수 있다. 수면의 질이 좋아지는 것만으로도 삶의 질이 향상된다'는 수면의 패러다임을 정립시키는 일이었다.

균형 잡힌 식단과 올바른 식습관이 건강에 얼마나 중요한지를 모르는 사람은 거의 없다. 하지만 건강을 위한 쾌적한 수면에 대해서는 여전히 많은 사람들이 무심한가 하면 자는 시간조차 아까워하는 사람들이 많다. 그러나 질 좋은 잠 없이는 질 좋은 삶도 없다는 사실에 대한 증거들은 주변에서 얼마든지 찾아볼 수 있다. 그러므로 치료를 요할 정도의 수면장애가 나타나기 전에 평소에 예방 차원의 노력들을 기울이는 것이 좋다.

건강한 수면을 위해서는 우선 잠자리에 드는 시간과 일어나는 시간을 일정하게 정해두고 실천하는 것이 좋다. 가급적 낮잠은 피하되 정말 졸릴 경우에는 15분 내외의 짧은 낮잠을 잔다. 자기 전 2시간 전에 약 30분간 너무 뜨겁지 않은 물에 목욕을 해서 체온을 2도 가량 올려주는 것도 수면에 도움이 된다. 아침 기상 후에는 30분 이내에 햇빛을 쐬는 것도 좋으며, 실외 산책과 가벼운 운동도 좋다. 매일 규칙적으로 운동을 해주는 것도 좋지만 잠자리에 들기 6시간 전 적어도 3시간 전까지는 운동을 마치는 것이 바람직하다. 자기 전에 발가락과 발목, 허벅지 등의 근육을 손으로 풀어주는 것도 많은 도움이 된다.

또한 카페인이 함유되어 있는 커피, 녹차, 홍차, 초콜릿, 콜라, 코코아 류는 각성효과가 있고 먹은 뒤에는 3~5시간 정도 몸에 남아 있기 때문에 가급적이면 수면 5시간 전에는 피하는 게 좋다. 담배의 경우 각성효과가 있는 니코틴이 있으므로 졸릴 때나 저녁 7시 이후에는 피우지 않는 것이 좋다. 알코올은 수면에 효과적인 것처럼 느낄 수 있지만 수면 후반기에는 잠을 자주 깨게 하므로 가급적이면 마시지 않는 게 좋다. 불가피한 경우에는 많이 마시지 않도록 해야 한다. 좋은 성적을 내기 위해선 어느 정도 공부를 해야 하듯이 질 좋은 수면 역시 노력 없이 이루어지지 않는다는 사실을 명심해야 한다.

녹내장·황반변성·소아 시력

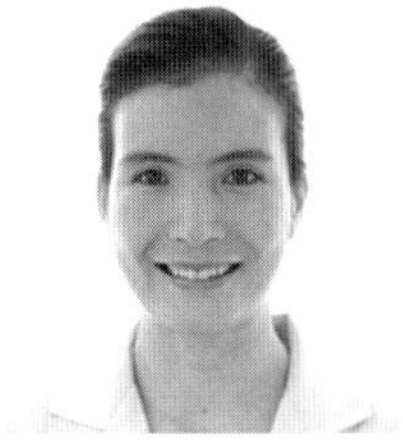

하미경
빛과소리 하성한의원 원장
www.hasung.co.kr

■ 눈에 대한 한의학적 관점

최근 들어 평균 수명이 늘어나 고령화사회로 접어들면서 잘 보고, 잘 듣는 시력, 청력, 치아 건강에 대한 관심이 증가하였다. 특히 하루 24시간 TV 프로그램이 방영되고 다양한 기능을 가진 스마트폰이 나오는 정보화시대를 살면서 눈의 역할은 어느 때보다도 중요해졌다. 눈은 쉴 새 없이 혹사당하면서도 수면을 포함한 눈의 휴식시간은 오히려 줄었다. 최근 10여 년 사이에 안경 쓰는 아이들이 늘어나는 주원인이기도 하면서 안과적 질환으로 고생하는 사람들이 증가하는 이유이다. 옛날부터 '몸이 천 냥이면 눈이 구백 냥이다'라는 말이 있다. 몸에서 눈이 그만큼 중요하다는 비유이다. 『동의보감』에서는 눈에 대해 "간과 신의 기운이 충실하면 눈의 정기가 깨끗해지고, 간과 신의 기운이 부족하면 눈이 어둡고 어지럽다(肝腎之氣充則精彩光明, 肝腎之氣乏則昏朦暈眩)"라고 적고 있다.

즉, 오장육부의 정기가 눈으로도 고스란히 영향을 미치는 것으로 보았다. 그리하여 뼈의 정기가 동자가 되고, 근의 정기가 검은자위, 혈의 정기는 눈주위로 얽히고, 기의 정기는 흰자위가 된다고 보았다. 그래서 눈질환을 살필 때 눈만 보는 것이 아니라 신체의 다른 장기 및 조직들과 연계해 살피고 치료해 왔다. 이처럼 눈은 한방의학과 양방의학을 통틀어 건강상태를 측정하는 중요한 지표이다.

곧 평균수명 100세 시대가 온다고 한다. 그런데 요즘 같은 미디어 정보화 시대에 우리의 신체조직과 기관 중 가장 먼저 노화의 체감을 느끼게 하는 신체부위 또한 눈과 귀일 것이다. 24년을 한결같이 눈과 귀 분야의 특화진료만 해옴으로써 난치성 눈·귀 질환 치료 부문에서 ISO 인증까지 받은 '빛과소리 하성한의원'에서는 근원적이면서도 통합적인 치료를 통해 눈과 귀의 건강을 도모하고 있다.

■ 녹내장과 황반변성

1. 심하면 실명을 초래하는 녹내장

'내장(內障)'은 내부에 장애가 생겼다는 의미이므로 녹내장은, 안구 내부에 생긴 어떤 장애 때문에 시신경이 손상된 경우를 가리킨다. 시신경 손상으로 인해 시야결손 및 시력장애가 생기는 질병을 통틀어서 녹내장이라고 말한다. 눈에 내장이 발생하면 검은자위의 색깔이 녹색을 띠기 때문에 앞에 '녹(錄)'이 붙었다.

일반적으로 녹내장의 발병 원인은 현재까지 정확하게 밝혀지지 않았지만 대표적인 원인 중 하나를 안압 상승으로 본다. 정상 안압이 10~21mmHg이며 두 눈의 차이는 3mmHg 이하이다. 안압이 21mmHg 이상일 때나 두 눈의 안압 차이가 5mmHg 이상일 때 녹내장을 의심해야 한다. 안압이 높아지는 원인은, 영양을 공급하고 노폐물을 운반하는 안구의 수양액(또는 房水 ; aqueous humour)이 정상적인 양보다 많아지거나 정상적인 양이라도 원활하게 흘러나가지 못하기 때문이다. 안압이 높아지면 마치 바람이 많이 들어간 축구공처럼 안구가 단단해진다. 그러면 시신경이 압박되면서 시야에 안 보이는 암점(暗點, blind spot)이 생기고 심해지면 실명에 이를 수 있다.

한의학에서는 녹내장을 오풍내장(五風內障)이라고 하며 바람처럼 잘 전변(轉變)하는 질환으로 보았다. 그래서 '오풍변(五風變)'이라고도 한다. 오풍내장은 원인과 증세에 따라 청풍(靑風), 녹풍(綠風), 오풍(烏風), 흑풍(黑風), 황풍(黃風)으로 분류한다. 녹풍내장의 초기에 증세가 심해지면서 안압으로 인한 두통이 심한 경우를 따로 '뇌두풍(雷頭風)'이라고 한다. 서양의학의 '속발성 폐쇄각 녹내장'에 해당되는 것으로 녹내장 중에서 위중하게 취급된다. 오풍내장의 주요한 증상 중 하나는 눈동자가 커지는 '동인산대(瞳人散大)'이다. 동인산대의 정도와 고착화에 따라 오풍내장의 진행 정도를 가늠할 수가 있다.

시신경은 일단 파괴되면 회복이 불가능한데 안타깝게도 상당히 많은 부분의 시신경이 파괴된 후에야 본인이 자각 증상을 느끼게 된다는 것이다. 부모형제 중에 녹내장 환자가 있는 사람, 40세 이상의 눈의 노화나 퇴행화의 연령에 해당자, 2배 이상의 위험을 가진 당뇨, 고혈압, 심혈관질환자, 고도근시에 해당자들은 정기적으로 녹내장 검진을 받는 것이 좋다.

2. 노인성 실명의 주범, 황반변성

황반변성은 망막박리증, 망막색소변성증과 함께 대표적인 퇴행성 망막질환으로 망막의 중심부인 황반에 이상이 생겨서 심각한 시력장애가 초래되는 증상이다. 흔히 '눈 속의 눈'이라 불리는 '황반'은 사물의 색과 윤곽을 구별시켜주는 원추세포가 밀집해 있어서 중심시력을 담당한다. 그런데 어떤 이유로 인해 황반에 분포하고 있던 세포가 손상되어 시력이 저하되는 현상을 황반변성증이라고 한다.

건강보험심사평가원에 의하면 최근 5년간(2009~2013년) '황반변성'으로 진료를 받은 환자는 2009년 약 11만2,000명에서 2013년엔 약 15만3,000명으로 5년간 36.6%나 증가했다. 그 중에서 환자의 절반 이상이 70대 이상이다. 서양에서는 노인들의 실명원인 1위가 황반변성이라는 통계도 있다. 서양식 식습관이 황반변성 발병과 관련이 있다는 걸 짐작하게 하는 대목이다. 정확한 원인은 밝혀지지 않았지만 노화, 고열량의 식습관, 스트레스, 고혈압, 비만, 혈중 콜레스테롤 상승, 심혈관계질환, 가족력 등과 연관이 있는 것으로 추정하고 있다. 그 외에 백내장 수술 후 2차 질환으로 황반변성이 야기되기도 한다. 일반적으로 40대부터 시작되어 50대가 되면 발병률이 약 2배 정도 높아지는데 예방 및 조기발견이 매우 중요하다.

■ 난치성 눈질환의 한의학적 관점과 치료

눈질환의 요인으로는 기능적인 요인, 구조적인 요인, 생활환경적 요인을 통합적으로 분석하여 하성한의원의 24년 치료 노하우로 탁월한 치료 결과를 이끌어내고 있다. 실증과 허증으로 분류되는 기능적인 요인에 대해서는 각 원인에 따른 정확한 치료를 해준다. 기혈허증에는 혈액을 보충해주어야 하며, 신정이 부족해져서 영양물질의 공급이 충분치 못한 때는 신장에 정혈(精血)을 보충해준다.

'실증'은 자주 화를 내거나 스트레스를 많이 받는 등 간 기능의 지나친 기능항진이 원인인 경우가 많다. 기름진 음식, 맵고 자극적인 음식 등을 과다섭취한 경우에는 위장에 몰린 화(火)나 열(熱)을 제거해주는 처방을 쓴다. 이처럼 장부의 불균형을 조절하는 기능적 측면의 한의학적 기본 관점 외에도 하성한의원에서는 구조적인 요인과 생활환경적인 요인을 통합적으로 분석하여 그 원인을 파악하고 녹내장과 황반변성의 치료를 진행한다.

각각의 질병과 환자 상태에 따라 약물요법과 약침요법 그리고 추나교정치료와 운동요법을 병행하여 불규칙한 생활습관의 교정 및 식이요법 등을 해주면 치료기간을 단축할 수 있다. 병력이 짧다면 1차 치료기간도 짧지만, 만성적 질환의 경우 1차 치료기간을 길게 잡아야 한다. 심했던 경우에는 증상이 완화된 이후, 재발 혹은 악화 방지를 위한 관리 및 예방을 위한 2차 치료가 필요하다.

황반변성의 경우, 손상된 황반의 세포를 재생시킬 수 있는 방법이 현재까지는 없다. 다만 병의 진행을 완화해 남아 있는 시력을 보존하는 치료가 현재로선 최선이다. 황반변성 역시 망막질환의 일종이기 때문에 병의 원인을 바로잡고 신정(腎精)을 보충해주거나 담화나 화열을 빼주는 방향으로 치료한다. 그럼으로써 증상이 완화되고 눈의 불편함이 감소 혹은 개선된다. 24년의 전문적인 임상경험과 치료 노하우가 집약된 하성한의원에서의 눈질환 치료는 광학기술적인 차원으로 접근한 치료법을 지속적으로 연구개발하고 있다. '생체에너지 응용기술연구소 율랩'과 공동으로 개발한 EWAO 테라피는 안구 주위 주요 혈자리와 근육긴장처에 순환과 자극을 주어 시력개선 효과를 보여주고 있다. 그 외에 차별화된 복합 처방과 치료 기술력을 보유하여 눈과 귀에 관한 한 최고라는 자부심을 갖고 있다.

눈질환에 대한 하성한의원의 통합적 원인 분석

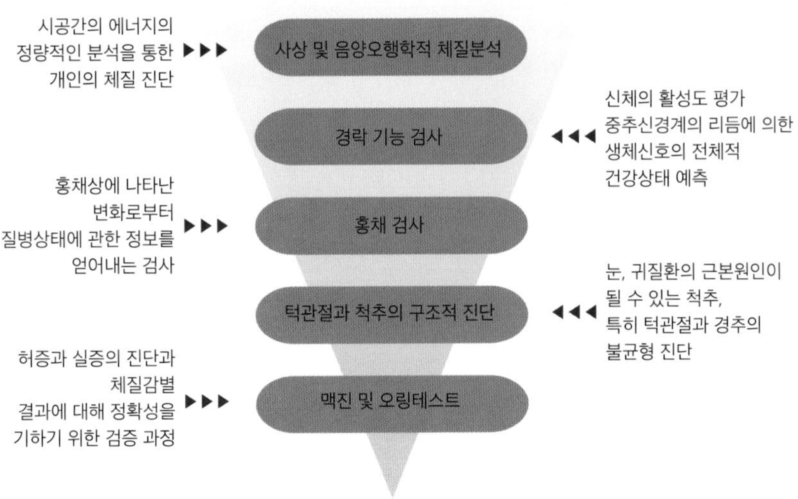

■ 소아 시력의 원인과 치료 관점

눈의 굴절은 신체의 성장과 더불어 진행되는데 갓난아이일 때는 원시였다가 점차 눈이 굴절되면서 3~4세에 이르면 정시가 되는데 9~12세에 이르러 정시가 되는 아이들도 있다. 일반적으로 한 번 저하된 시력은 개선이 어려워 초등학교 이전부터 안경을 착용한 아이는 그 시력을 평생 안고 갈 확률이 높다. 시력이 낮은 아이에게 무조건 안경을 착용시키기 이전에 시력 저하의 정확한 원인부터 알아내는 게 급선무이다. 국민건강보험공단의 통계에 의하면 2002~2009년 사이에 19세 이하 연령의 근시 환자는 2002년의 55만4,642명에서 2009년엔 87만6,950명으로 58.4%나 증가했다.

아이들의 시력저하는 크게 비정시와 약시에 의한 것으로 나눌 수 있다. 눈의 굴절 이상을 비정시(비정상적인 시력)라 하는데 근시, 원시, 난시, 부동시

(두 눈의 굴절 차이가 크거나 굴절의 종류가 다른 시력)가 포함된다. 비정시는 원인에 의해 두 가지로 대별하는데 축성 비정시와 굴절성 비정시로 나눈다. 축성 비정시란 안구의 축이 정상보다 길거나 짧아서 나타나는 굴절 이상이고, 안구의 축이 정상보다 길었을 때엔 '축성 근시'가 나타나며 안구의 축이 정상보다 짧았을 때엔 '축성 원시'로 나타난다. 눈의 굴절이 정상적으로 이루어지지 않았을 때 나타나는 굴절성 비정시로는 근시, 원시, 난시가 있다. 우리나라 초등학생 중 굴절 이상에 의한 비정시는 50~60%를 차지하고 이중 근시가 32%, 원시가 13~25%이다.

한의학적으로 굴절성 비정시는 얼마든지 시력 개선이 가능하며 축성 비정시도 원인에 따라 치료 가능성이 있다. 약시라 해도 시신경이 죽어버린 경우를 제외하고는 치료하면 나아지므로 포기하지 않는 게 좋다. 안과 전문의들은 시력에 맞는 안경을 착용하게 하다가 청소년기가 지나면 라식수술 또는 라섹수술과 같은 교정수술을 해주라고 권하고 있다. 그러나 이 수술법이 100% 모두에게 같은 효과를 가져다주는 것은 아니다. 드물긴 하지만 수술 예후가 나빠서 눈부심이나 난시 증상이 나타나기도 한다. 결국 안경이나 수술법은 차선일 수는 있어도 최선은 될 수 없다. 가장 좋은 방법은 시력이 완전히 굳어져 더 이상 개선의 여지가 없어지기 전에 아이들의 시력을 바르게 잡아주는 것이다.

많은 전문가들이 아이들의 시력을 개선시키는 데에 안구 운동이 매우 효과적이라고 말한다. 미국시력협회에서도 시력이 나쁜 아이들에게 무조건 안경을 착용하기보다는 매일 적당한 눈 운동을 해서 시력을 향상시키라고 권장하고 있다.

그러나 눈 운동만으로는 시력 개선에 분명 한계가 있다. 눈이 나빠지는 데에는 어느 하나의 원인만 있는 것이 아니기 때문이다. 그런 복합적인 원인을 분석하여 더 근본적인 시력 개선을 돕는 것이 한의학적 치료이다. 소아 시력 개선에는 일반적인 침치료뿐만 아니라 장부의 기능을 활성화하는 약물치료, 구조적인 원인으로 인한 시력의 약화를 개선하는 교정치료 등 한방에서 시행하는 통합적인 치료 방식이 도움이 된다. 뚜렷한 환경적 자극 요인이 없는데도 불구하고 고도근시 등으로 급속한 시력 저하 현상이 일어나는 아이들은 턱관절이나 경추 등의 구조적인 이상을 가지고 있을 가능성이 매우 높다. 이런 경우 평소에 좋은 자세를 갖도록 지도하는 것이 중요하다.

아이들은 시력이 발달하면서 안구 자체의 크기도 성장한다. 이처럼 시력과 안구의 성장은 밀접하게 연관되어 있으므로 소아 근시에 있어서는 조기 발견이 가장 중요하다. 안구는 성장이 멈추는 20세까지 계속 자라며, 성인이 되면 시력 변화가 크게 없다. 특히 시신경 발달이 제대로 되지 못해 안경을 껴도 시력이 나오지 않는 10세 이전에 형성된 약시는 성장하면서 많은 변화를 겪기 때문에 적극적으로 치료를 해주면 시신경 발달과 함께 얼마든지 시력이 개선될 수 있다.

간과하면 안 되는 사실은, 아이의 시력이 뇌 발달에 영향을 준다는 것이다. 각종 시각 정보들이 감각 및 뇌를 자극하고 발달시키기 때문이다. 이런 중요한 시기에 시력에 문제가 발생하면 아이들은 눈의 기능에만 문제가 생기는 것이 아니라 학습에까지 부정적인 영향을 미칠 수 있다. 다행히도 아이들의 한의학적 시력 치료는 효과가 빠르게 나타나서 최소 3~6개월 이상 꾸준히 치료를 해주면 대부분 시력이 호전 또는 유지된다.

■ 소아 시력 개선을 위한 하성한의원의 통합 치료

1. 한약

한방에서의 약시와 근시 치료는 오장육부의 기능적인 불균형을 조절해줌으로써 몸의 전체적인 기혈 순환 상태와 면역기능이 좋아지고 눈 주위의 순환까지 좋아져 시력이 회복되도록 하고 있다. 그러기 위해선 개인의 체질과 변증에 따라 맞춤처방이 필요하다. 맞춤한약의 복용을 통해 아이들은 시력이 좋아지는 것은 물론, 질병에 대한 저항력과 면역력이 강화되고 고른 성장을 이루게 된다. 또한 오랜 임상연구와 치료 노하우를 바탕으로 최근 특허출원한 '하성〈HS〉시력방'을 대표 처방으로 환자의 특성에 맞춰 약재를 가감하여

하성한의원의 개인별 맞춤진료 시스템

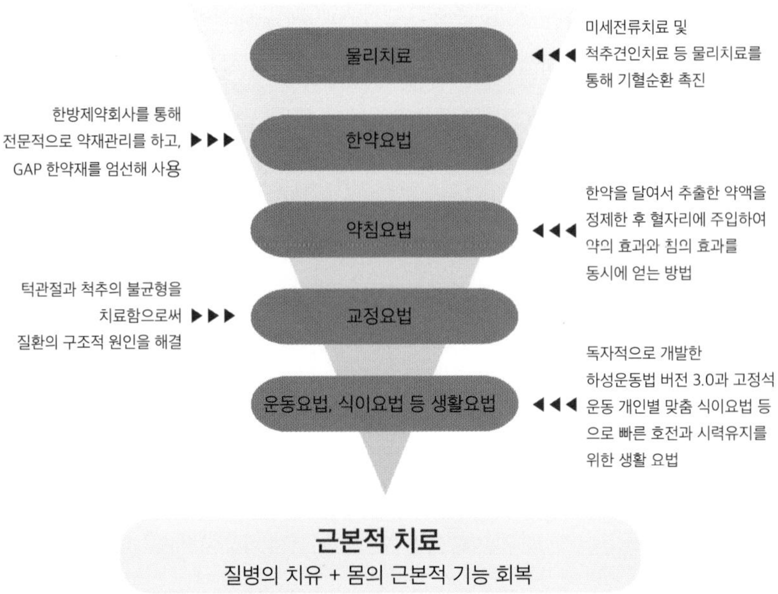

사용한다.

2. 침

아이들은 침에 대한 두려움을 갖고 있다. 아무리 효과가 좋다 한들 아이들에게 심한 스트레스와 공포심을 조장하면서 침을 놓는다면 효과가 반감될 수 있다. 침을 거부하는 아이들에게는 침을 놓지 않고도 침을 놓은 것과 유사한 효과의 치료법을 쓰고 있다. 목과 눈 주위에 있는 특정 혈자리에 눈 마사지와 지압요법을 활용하고, 미세전류치료기와 광바이오치료기를 이용하여 침의 효과를 대신하기도 한다. 그 외에 재미있고 효과적인 눈 운동기기를 사용하여 침을 두려워하는 아이들에게도 어렵지 않게 시력 개선 효과를 이끌어내고 있다. 물론 침을 불편해 하지 않는 아이들에게는 약침치료와 침치료를 병행하여 치료 효과를 높이고 있다.

3. 교정

턱이나 경추 배열 상태가 좋지 않은 아이에게 근시나 약시 등의 시력 저하

증상이 더욱 쉽게 나타난다. 특히 뚜렷한 환경적 자극 요인이 없는데도 불구하고 고도근시와 같이 급속하게 시력이 떨어진 아이에게는 턱관절이나 경추 등의 구조적인 이상이 있을 가능성이 매우 높다. 이런 문제들이 발견되면 추나요법과 수기치료 등을 통해 턱이나 경추를 함께 교정해주어 짧은 시간에 뛰어난 시력 개선 효과를 얻을 수 있다. 이런 추나교정술은 통증이 없고 안전해서 어린아이들에게 매우 적합하다.

4. 물리치료(미세전류치료)

미세전류치료는 환자의 이상 부위에 미약한 생체전류를 흘려보냄으로써 안구 주위의 기혈순환을 원활하게 하여 안구 주위 근육과 신경의 조절 능력을 향상시켜 손상을 완화하고 개선해준다. 직접적인 치료보다는 인간 본래의 자연치유력을 높여서 시력 회복을 돕는 작용을 한다. 전류가 얼마나 흐르고 있는지 도전도(導電度)를 측정하여 치료 부위가 필요로 하는 만큼 선택해서 보내줄 수 있는 특징이 있다. 침을 불편해 하는 아이들에게는 침치료 대신 사용하기도 한다.

5. 운동요법

한의학적 치료 원리에 입각하여 고안된 하성한의원 고유의 시력개선운동법은, 주 1~2회 실행하는 교정치료의 효과를 유지시켜주는 것은 물론 침치료의 효과를 보완, 유지해주고 있다.

6. B&H 밴드

'B&H 밴드'란, 뭉치고 긴장된 근육을 이완시켜주고 혈액순환을 도와주는 효능을 가진 당귀, 도인, 홍화, 적작약, 목단피 등 한약재에서 추출한 유효성분을 특별한 방법으로 파동 에너지 화하여 밴드에 전사시킨 것이다. B&H란 'Balance(균형) & harmony(조화)'의 의미로, 특정 경혈이나 긴장된 근육 부위에 부착하면 기혈순환의 균형과 조화가 이루어져서 침을 맞은 것과 같은 효과를 가져 온다. 아이들의 경추 C1~C4 부위나 흉쇄유돌근의 상단 부위 등에 사용하면 시력 회복에 도움이 된다.

❖ 소아시력 치료의 유효성

2011년 1월부터 2015년 1월까지 한의원을 찾은 어린이 1,013명 중 12주 이상의 내원 치료를 받은 소아(3~10세) 498명을 대상으로 한 통계에서 아래와 같은 결과가 나왔다. 498명 중 30%인 149명이 현저한 시력개선으로 4단계 이상 호전되었고, 54%인 269명이 시력유지 및 1~3단계의 호전을 보였으며, 16%인 80명이 시력 저하 결과를 나타냈다.

현효	149명	30%
유효	269명	54%
무효	80명	16%

(현효는 현저한 시력 개선으로 4단계 이상 호전, 유효는 완만한 시력개선, 무효는 시력 저하된 경우)

▶ 특허출원에 FDA 승인까지 받은 눈 건강 한약 "하성<HS>시력방"

'빛과소리 하성한의원'에서는 24년의 임상에서 얻은 치료 노하우를 바탕으로 눈 건강을 위한 한약 '하성<HS>시력방(視力方)'을 특허출원한 데에 이어 미국 식품의약국(FAD)의 승인까지 받음으로써 국내외에서 효능을 공식 인정받았다. 숙지황, 천문동, 구기자, 솔잎, 구판 등을 주원료로 만든 시력방은, 눈과 밀접한 관련이 있는 간과 신장의 기능을 강화해주고 경추와 턱관절 주변 근육의 긴장을 이완해주며 기혈순환을 돕는다. 체질과 증상 등 환자의 특성에 맞춰 일부 약재는 제외되거나 가감하는 맞춤처방을 한다.

류머티즘·턱관절장애

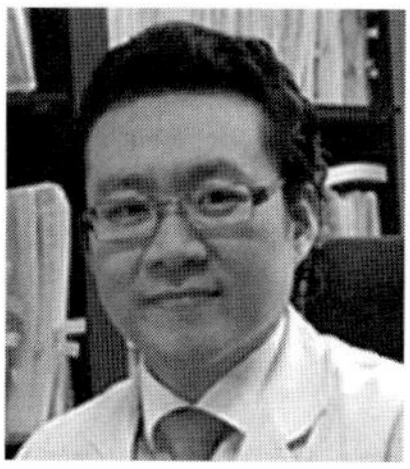

유창길
유창길한의원 원장
www.ra75.com

■ 면역계 이상으로 오는 류머티즘

류머티즘(Rheumatismus)은 전신의 관절이나 근육 등에 다발성 동통과 운동장애를 가져오는 만성의 염증성 질환군을 총칭하는 용어로서 해당하는 병의 종류만 해도 류머티즘성 열(fever), 강직성 척추염, 전신성 홍반성 낭창(루푸스), 베체트씨병, 소아 류머티즘 관절염, 섬유조직염(섬유근통증), 쇼그렌증후군, 성인형 스틸씨병, 피부경화증 등 120여 가지가 넘는다. 일반적으로 류머티즘이라 할 때엔 '만성류머티즘 관절염'을 말하는데, 우리나라 전체 인구의 1%에 해당하는 약 50만 명이 앓고 있는 것으로 추정될 정도로 많은 사람들이 이 질환으로 고생하고 있다.

특히 류머티즘 관절염은 관절을 둘러싸고 있는 활막에 염증이 생겨서 활막이 두꺼워지고 여러 종류의 세포들이 모여서 염증을 일으키는 질환이다. 초기에는 관절을 싸고 있는 활막에 염증이 발생하지만 점차 주위의 연골과 뼈로 염증이 퍼져 관절의 파괴와 변형을 초래하게 된다. 관절뿐만 아니라 관절 외 증상으로 빈혈, 건조증후군, 피하결절, 폐섬유화증, 혈관염, 피부궤양 등 전신으로 침범하기도 한다.

이런 문제는 활막 자체보다는 인체 면역기능에 이상이 있어서 생기는 경우가 많다. '자가면역질환'은 면역반응에 이상이 생겨서 자기 몸 자체를 외부에서 들어온 다른 물질이나 대상으로 착각하고 공격하는 것이다. 그 공격 대상이 주로 활막을 비롯한 관절인 경우 류머티즘 관절염으로 나타난다. 따라서 관절만 치료한다고 낫는 게 아니라 몸 전체의 면역 상태를 원래대로 되돌려야 나을 수 있다.

류머티즘 관절염의 원인은 명확하게 밝혀진 바가 없다. 유전이나 전염이 되는 병은 아니지만, 부모나 가족 중에 류머티즘 질환이 있을 경우 더 많이 발생되는 경향이 많은 것을 임상에서 확인하였다. 남자보다는 여성에게 더 많이 발생하기 때문에 여성호르몬이 류머티즘 발병에 관여하는 것으로 추정된다. 또한 산업화가 되어가는 현대사회 속에서 급격히 증가하는 스트레스, 환경적인 요인, 음식 섭취에 따른 요인 등도 류머티즘 발병 원인들로 추정되고 있다.

류머티즘 관절염 환자의 대부분은 초기에 그냥 몸이 좀 안 좋아졌다고 생각하면서 지내다가 점차 손목의 통증이 나타나기도 하고 무릎의 통증, 발바닥과 손가락 통증이 나타나거나 뻐근함을 느끼게 된다. 그때 대부분의 사람들은 병원에 가서 소염진통제와 통증을 줄여주는 주사를 맞고 다시 일상으로 돌아가게 된다. 그리고 다시 통증이 심해지면 병원에 가서 진통 처방을 받기를 반복한다. 그러다가 급기야는 류머티즘 관절염이라는 진단을 받게 된다. 그때 대부분의 의사들은 환자에게 '완치가 쉽게 되는 병이 아니므로 열심히 약을 복용하면서 잘 관리하다 보면 나을 수 있다. 고혈압, 당뇨병처럼 관리한다는 개념으로 치료에 임하시라'는 말을 해준다.

그때부터 소염진통제 계열, 부신피질 스테로이드 계열, 항류머티즘 제제, 항암제로 쓰이는 면역억제제 계열의 약물, 생물학적 주사 제제들을 처방받게 된다. 이러한 약물들 및 주사제제 치료가 시작되면, 관절 통증이 가라앉고 몸 안의 염증이 바로 사라지는 듯하지만 그렇다고 통증의 원인이 근본적으로 사라진 것은 아니기 때문에 약을 먹지 않게 되면 금세 통증이 되살아난다. 게다가 약을 복용한다고 해서 모든 증상이 멈추는 게 아니다. 약을 복용하는 도중에 관절이 붓기도 하고 열이 나고 물이 차기도 한다. 이러한 과정들은 근본적인 원인 치료가 아니기 때문에, 약물과 주사 치료를 꾸준히 받았는데도 증상이 호전되지 않고 점점 병이 진행되면서 관절 변형 및 각종 부작용들이 속출하는 상황이 발생되기도 한다.

■ 근본 원인 치료하지 않은 약 복용은 부작용 유발

약을 복용하는 과정에서 탈모가 생기거나 얼굴이 붓거나 위장장애, 체중증가 등의 이상 증상이 일어나기도 하지만 뾰족한 해결책이 없다. 약을 복용하는 기간이 길어질수록 체내 면역력이 저하되어 감기에도 잘 걸리고 빈혈, 가슴 두근거림, 구내염 등이 생기기도 한다. 특히 여성들은 불임이나 자궁질환이 생기는 경우가 많다. 임신이 잘 안 되고, 생리통, 생리불순, 생리량 감소, 자궁근종, 자궁내막염, 난소낭종 등과 같은 문제가 생기기도 한다. 특히 최근에는 생물학적 주사제제를 사용하면서 폐종양이나 폐결핵, 척추결핵, 면역력 저하로 나타나는 심각한 염증 반응 등의 부작용이 발생하는 사례도 종종 나타나고 있다.

이런 상황들에도 불구하고 약을 먹지 않으면 극심한 통증에 시달리게 되므로 환자들은 약을 찾게 된다. 결국 악순환이 반복되는 것이다. 류머티즘 질환을 난치성질환으로 분류하는 데에는 이처럼 치료가 어렵기 때문이다. 무엇보다도 류머티즘 질환은 원인을 알지 못하는 경우가 많다. 하지만 유전적 소인이 있는 사람에게서 특정한 환경적 요인이 더해지면 발생한다고도 알려져 있다. 때문에 한두 가지 검사만으로 진단을 하기보다는 여러 임상 증상이나 혈액검사, 방사선 사진 등을 종합해서 판단해야 한다. 초기에는 증상이 본격적으로 나타나지 않기 때문에 대부분의 환자들은 단순히 몸이 피곤하거나 감기몸살 정도로 여길 수 있다. 본격적인 증상은 수주에서 수개월이 지나면서 나타나기 때문에 초기에는 류머티즘의 진단이 쉽지 않으므로 숙련된 의사의 진찰이 요구된다.

한의학에서는 류머티즘의 발병을 주로 어혈, 담음, 풍한습 등에 의한 것으로 보고 있으며 그 외에도 개인마다 다양하고 복합적인 원인이 작용한 것으로 보고 있다. 따라서 류머티즘 약을 먹어서 당장 증상을 완화시키는 데에 연연하지 말고 발병을 가져온 식습관과 생활습관의 교정을 통해 몸의 기능을 회복시키려는 노력이 꼭 필요하다.

유창길한의원에서는 류머티즘 환자 각자마다의 발병 원인 제거는 물론 환자의 식습관이나 생활습관의 교정을 통해 질환 자체만을 치료하기보다 인체의 전체적 건강을 회복시켜 재발하지 않도록 교정하는 3단계 치료법을 개발하여 뛰어난 치료 결과를 보여주고 있다. 특히 면역 조절을 하는 치료 과정에서 류머티즘 인자(Rheumatoid Factor)나 항CCP 항체의 수치가 정상범위로 회복되는 것은 매우 주목할 부분이다. 관절이 완전히 변형된 경우가 아니라면, 이 치료법으로 대부분의 류머티즘 환자가 짧게는 3개월 길게는 수년 정도의 기간을 거치면서 관해상태에 도달하는 결과를 보여주었다. 이런 치료 사례와 연구 결과를 좀 더 객관화하고 정보를 공유할 필요성을 느껴서 대학병원 레지던트 시절부터 최근까지 연구 논문과 임상치료사례 논문을 꾸준히 발표하고 있다.

2009년 4월엔 대한한방소아과학회지에 한의학계에서는 드물게 전신형 소아 류머티즘 치료 사례에 관한 「고열·발진을 동반하는 전신형 소아기 류머티즘 관절염 환아 증례 1례 보고」를 발표하였고, 2009년 10월엔 류머티즘 양약 복용으로 임신할 수 없었던 5명의 가임여성을 대상으로 한 치료 사례와 임신 성공 사례를 다룬 논문 「항류마티스제(DMARDs)를 복용하던 가임기 류머티즘 관절염 여성 환자의 한방 치료를 통한 임신 사례 5례」를 대한침구학회지에 발표하는 등 자가면역질환 분야에 있어서 가장 많은 숫자의 논문을 발표하였으며, 지속적으로 임상 결과를 학계와 공유하려는 노력을 기울이고 있다.

2015년에는 대체의학 분야의 최대 국제학술대회인 ICCMR(International Congress on Complementary Medicine Research; 국제보완의학연구 학술대회)에 면역 이상 원인의 하나로 알려진 '혈구탐식성림프조직구증식증(hemophagocytic lymphohistiocytosis)' 치료 사례를 발표함으로써 국제적으로 한의학적 류머티즘 질환의 면역조절치료의 우수성을 알리기 위한 노력에 박차를 가하고 있다. 더불어 양방, 한방의 통합의학적 류머티즘 진료를 위해 2015년부터 CHA의과대학에서 의학박사 과정을 밟으면서 한의약을 이용한 통증치료의 기전을 밝히기 위한 연구도 진행하고 있는 중이다.

최근에는 류머티즘 관절염의 진단에 있어서 관절 초음파진단을 연구하면서 한방초음파장부형상학회지에 지속적으로 논문을 발표하고 있으며, 한의사들 대상으로 류머티즘 질환의 관절초음파 활용에 관한 강의를 통하여 한방류머티즘 치료의 진단 영역에 있어서 저변을 넓히는 노력을 하고 있다. 이를 통해 류머티즘 질환을 치료하는 다른 의사들에게도 도움이 되기를 바라고, 고통 받는 환자와 그 가족들은 류머티즘 질환이 더 이상 난치성 질환이지만은 않다는 희망을 갖게 되기를 바란다.

■ 류머티즘 질환의 한방치료

대부분의 류머티즘 관절염 환자들은 양약을 복용하거나 또는 최근에 사용량이 급증하고 있는 생물학적 주사제로 치료를 하는 경우가 대부분이다. 그런데 요즘에는 양방치료를 받다가 한방치료를 받는 경우가 많아졌고, 아예 류머티즘 발병 초기부터 한방으로 치료하기를 원하는 환자들도 많아졌다. 한방치료를 통한 류머티즘 질환의 탁월한 치료 효과에 대해서는 이미 국내뿐 아니라 일본과 중국에서도 수많은 사례들이 보고되고 있다.

그 중에서도 2008년 일본의 일본동통한방연구회에서 연 심포지엄에서 나가사카 카즈히코란 의사가 '통증과 한방(동양의학)'이란 주제로 발표한 「류머티즘 관절염에서의 한방치료를 했을 경우의 의의」는 주목할 만하다. 나가사카 카즈히코는 만성류머티즘 관절염에 대한 한방치료의 장점으로 '항류머티즘 약에 비해 각 단계에서 부작용이 적다. 한방약은 단순히 통증만 제거하는 것이 아니라 몸을 가볍게 하고, 냉증을 개선한다. 많은 한방약은 면역계에도 작용한다. 서양의학의 면역조절제가 효과가 느린 데 반해 한방약은 즉효성(빠르게 작용)이 있다' 등을 들면서 류머티즘 환자 46사례에 대한 1년간의 변화 추이를 통해 한방치료의 탁월성을 보여주었다.

특히 한방치료를 통해 장기간 양약을 복용했던 간을 해독하고 혈액순환을 원활하게 만들고 면역력을 조절해주면, 관절염 증상이 호전되는 것은 물론이고 장기적으로는 양약을 끊을 수 있게 된다. 또한 한의학적 치료가 류머티즘 질환 환자의 삶의 질을 향상시키고 생존율을 높이는가 하면 자가면역질환 관련 항체 조절에 관여한다는 논문들도 속속 발표되고 있다.

가령 최근 대만에서 대규모로 진행된 연구를 통해 루푸스 환자의 생존율이 한의학적 치료를 병행했을 경우에 훨씬 높아졌다는 치료 결과가 발표되기도 하였다(http://www.ncbi.nlm.nih.gov/pubmed/26522135). 이 논문의 내용을 보면 1999년부터 2009년까지 23,000명 이상의 루푸스로 진단받은 환자를 대상으로 한 연구로서 한의학적 치료를 병행했던 루푸스 환자의 5년간 생존율과 10년간 생존율 모두 병행하지 않은 환자군에 비해 20~30%가량 높은 것으로 나타났다.

류머티즘 질환으로 투병중인 여성에게서 가장 고민스러운 것 중 하나가 임신과 출산 문제이다. 항암제 성분의 면역억제제를 복용하는 동안에는 임신을 피해야 하기 때문에 임신을 하려면 3개월 정도 약을 끊은 뒤에 임신을 시도해야만 한다. 3개월 동안 면역억제제를 중단할 수 있도록 한방치료를 한 다음에 자궁의 발육을 좋게 하고 배란이 잘 되도록 한약 처방을 하면 임신이 잘 된다.

류머티즘의 한방치료에서 관건은, 환자의 면역기능이 항진되어 있는 상태에서 조절기능을 다시 찾아서 정상적인 상태로 회복하도록 하는 것이다. 무조건적인 면역억제가 아니고 면역강화도 아닌, 정상적인 면역계의 기능을 회복하도록 하는 '면역조절'이 핵심이다. 소아 류머티즘 역시 마찬가지로 양약을 먹던 상태에서 통증 조절이 안 되어서 왔는데, 양약을 끊고 한약과 식이요법으로 완치된 사례들이 많다. 성인보다 아이들의 류머티즘이 더 잘 치유되는데, 소아는 술과 담배를 하지 않고 식이요법을 잘 따르고 한약도 보호자가 주는 대로 잘 먹기 때문이 아닐까 생각된다.

그렇다고 모든 류머티즘 질환의 치료에서 한방이 더 우수하다는 건 아니다. 어떤 병에는 양방적 치료가 더 나을 수도 있고, 경우에 따라서는 양한방

치료를 병행함으로써 치료 효과를 배가시킬 수가 있다. 그런데 선행되어야 하는 가장 중요한 과정은 자가면역질환에 있어서 면역조절능력과 자가치유력을 향상시키지 않고선 근본적인 치료에 다다를 수 없다는 점이다.

■ 턱관절장애와 FCST(기능적 뇌척주요법)

턱이 아프다. 턱이 잘 안 벌어진다. 턱을 벌릴 때 지그재그로 벌어진다. 턱에서 소리가 난다. 하품을 하려면 턱이 불편하고 신경이 쓰인다. 턱쪽과 얼굴 반쪽이 우리하게 감각이 좋지 않다. 턱이 어긋나는 느낌이 들면서 느낌이 좋지 않다. 턱이 아프면서 광대뼈가 아프다. 턱이 아프면서 뒷목과 어깨가 뻣뻣하다.

이런 턱의 문제들을 그대로 방치하게 되면 척추질환(디스크, 협착증, 측만증), 거북목, 일자목증후군, 어깨통증, 오십견, 회전근개, 두통, 편두통, 우울증, 불면증, 공황장애, 어지럼증, 안면경련, 안면마비, 이명, 사경증, 만성피로증후군 등등 심각한 증상으로 야기될 수 있다. 최근에는 10~20대에서 턱관절이 아픈 경우가 많은데, 척추측만증이 있는 중고등학교 학생들을 보면 대부분 턱관절 이상이 함께 나타난다. 턱관절에 이상이 있으면 척추측만증을 초래할 가능성이 크다.

중장년층에서도 척추가 안 좋은 사람들이 많아지고 있는데 이 중에는 턱관절이 안 좋은 사람들이 많다. 요즘에는 스트레스를 받을 일이 많아지면서 턱관절에도 영향을 주고 있다. 스트레스를 지속적으로 받다 보면 뇌신경이 예민해지고, 뒷목과 어깨가 뻣뻣하게 굳어지면서 턱관절에 문제가 나타나기 때문이다. 그럴 때 목과 어깨를 마사지해주는 것보다 더 좋은 방법은 FCST 요법으로 턱관절을 잡아주는 것이다.

FCST는 'Functional Cerebro Spinal Therapy'의 약자로서 '기능적 뇌척주요법'으로 해석되고 있다. 사람들에게 아직은 생소할 수 있는 FCST 요법이란, 전신질환으로 야기될 수 있는 턱관절의 불균형을 구강내 균형장치를 통하여 수술 없이 치료하는 걸 말한다. 구강내에 장치를 착용하여 턱의 위치를 조정함으로써 경추1, 2번이 정상적인 위치에서 아탈구되는 것을 방지하고, 불균형으로 인해 비뚤어진 상부경추(목뼈)를 바로 세우고, 제자리에서 밀려난 척추나 경추 디스크를 회복시키는 근본적인 치료법이다. 악관절이 틀어지면 경추와 척추, 골반으로 이어지는 전신 척추가 어긋날 수 있다는 데서 착안한 치료법이다.

이 치료법을 류머티즘 질환의 치료에 접목하게 된 것은 류머티즘 관절염의 경우에 특징적으로 경추1, 2번과 턱관절에 같이 염증이 발생하는 경우를 임상에서 매우 자주 접하게 되는데, 기존 치료법으로는 경추1, 2번과 턱관절을 함께 치료할 수 있는 방법이 없어서 고민하던 차에 FCST의 원리 자체가 턱관절을 이용한 경추1, 2번의 정렬이라는 점에 착안을 하면서이다. FCST 치료법이 경추1, 2번과 턱관절의 위치 및 균형을 조절해줌으로써 턱관절과 경추1, 2번에 염증이 침범한 경우에 통증을 조절하는데 매우 좋은 효과를 보였다. 또한 이런 치료 과정에서 환자의 척추배열이 정상을 찾을 수 있도록 도와주면서 류머티즘 치료 효과가 더 배가되는 장점도 갖게 된다.

이러한 FCST의 치료 원리를 턱관절장애를 가진 사람들과 사경증(斜頸症), 틱, 뚜렛, 파킨슨병, 간질과 같은 난치성 뇌신경질환에 적용하게 되면 마찬가지로 치료 효과가 매우 좋다. 턱관절에 류머티즘 염증이 침범하면 턱관절장애, 턱관절 증상이 나타날 수 있기 때문에 FCST 요법으로 턱관절장애와 턱관절 증상을 먼저 치료해야 한다. 이때 턱관절과 함께 움직이는 목뼈 7개의 위치까지 정렬하기 때문에 턱뿐만 아니라 목과 어깨의 통증과 뻣뻣함도 해결되면서 전신 증상이 치료되는 결과가 나타난다.

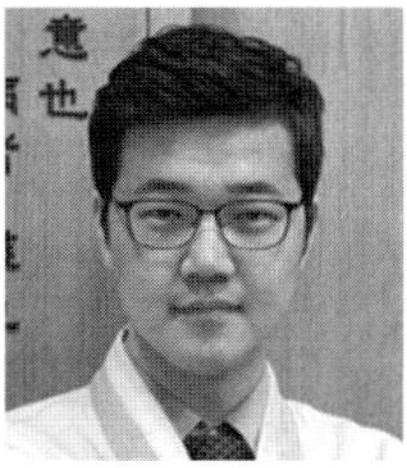

김한수
선한의원 원장
www.sunhanbangdang.co.kr

■ 당뇨대란이 다가오고 있다

바야흐로 당뇨대란의 시대가 도래하고 있다. 우리나라의 경우 특히 10~30대의 당뇨병 환자가 늘어나고 있는 추세이고, 30세 이상 성인 10명 중 1명이 당뇨병 환자로 알려져 있을 정도로 당뇨병은 국민 전체의 건강을 위협하고 있다. 2020년에는 당뇨병 환자가 424만 명, 2050년에는 591만 명에 이를 것으로 예상되고 있으며, 대한당뇨병학회에선 2030년에 당뇨병대란이 올 것이라고 경고하기도 하였다. 1960년대에 국민의 1%도 되지 않던 당뇨병이 불과 50년 후인 지금 무려 10배 이상 증가한 셈이다. 20년 후에는 전체 국민의 5분의 1이 당뇨병 환자가 될 수 있다는 이 현실을 간과해선 안 된다.

2000년 이후 선진국에서 당뇨병 환자 수가 크게 늘어나지 않고 있는 것은 국가나 의료기관이 앞장서서 예방과 관리의 중요성을 알렸을 뿐만 아니라 국민 각자가 적극적으로 협조하였기 때문이다. 하지만 우리나라의 경우 당뇨병이 국민 전체의 건강을 뒤흔들 정도로 위기 상황인데도 불구하고, 기본적인 혈당강하제와 인슐린에만 의존하는 상황이다. 게다가 여전히 사람들은 당뇨병에 치명적인 영향을 주는 서구화된 고칼로리 식습관과 생활습관에 배어 있다. 국민 전체가 당뇨병과 그만큼 더 빨리 가까워지고 있는 셈이다. 그에 따른 합병증의 폐해도 커서 당뇨 그 자체보다 당뇨로 인한 합병증이 더 위험할 정도이다.

대표적인 당뇨합병증에는 급성과 만성이 있다. 급성합병증에는 케톤산혈증, 고삼투압성 고혈당, 저혈당 등이 있다. 케톤산혈증이란, 인슐린이 결핍이나 부족한 상태가 되면서 포도당을 에너지원으로 사용할 수 없을 때 발생한다. 이 경우 인체는 포도당 대신 지방을 분해하여 에너지를 만들게 된다. 지방분해 과정 중에 생성되는 부산물인 케톤체가 혈액 속에 과다누적되어 혈액이 산성화되어 발생하는 급성질환이다. 매스껍고 구토가 나다가 진행되면서 호흡곤란과 저체온, 심한 복통 등의 현상이 있다. 심하면 고혈당과 탈수로 이어질 수도 있다. 인슐린의 부족이 생기는 제1형 당뇨에서 주로 나타나지만, 제2형 당뇨 환자가 스트레스로 인해 급격히 인슐린 요구량이 높아질 때도 나타날 수 있다.

또 다른 합병증인 고삼투압성 고혈당은, 지나친 고혈당 상태로 인해 삼투압으로 인해 탈수가 일어나는 상황으로, 주로 고령의 제2형 당뇨 환자들에게 나타날 수 있는 증상이다. 심한 탈수로 인해 저혈압, 빈맥, 의식 혼미 등을 보이게 되며 뇌경색, 폐렴 등 동반 질환에 의해 악화되기도 한다. 대개 심신이 허약해져 있는 상태에서 일시적 스트레스나 수분결핍 등에서 잘 나타나기 때문에, 수분섭취와 안정을 통해 예방해야 한다.

저혈당 쇼크 또한 당뇨 환자를 위험하게 하는 급성합병증 중 하나이다. 지나치게 식사와 영양섭취를 제한하거나 열량을 과도하게 소비하여 체내의 포도당이 부족해지면, 급격히 인체 각 조직으로의 당 공급이 되지 않으면서 어지럽고 손발이 떨리는 등의 저혈당 증세가 나타나게 된다. 이때는 빠르게 당섭취를 통해 포도당을 공급해주어야 한다. 일반적으로 혈당수치를 너무 의식해서 음식섭취를 너무 적게 하고, 운동을 너무 심하게 할 경우에 저혈당이 생기는 우를 범할 수 있으므로 각별히 주의해야 한다.

당뇨병의 만성합병증은 전신에 걸쳐 다양하게 나타난다. 인체의 모든 곳에는 혈관이 분포하는데, 혈관성 합병증의 우려가 있다. 혈관성 합병증은 미세혈관장애와 대혈관장애로 다시 분류할 수 있다. 고혈당 상태가 지속될 때, 세포 내에 솔비톨이라는 물질이 축적되면서 세포기능이 장애를 받아 합병증이 진행될 수 있다. 특히, 모세혈관 등 작은 혈관 부위부터 손상을 받게 되므로, 혈당과 몸의 문제가 조절되지 않을 때에는, 미세혈관장애로 인해 망막증, 당뇨병성 신증, 신경장애 등이 나타날 수 있다. 그리고 대혈관장애로 허혈성 심질환, 뇌혈관장애, 동맥경화증과 같은 합병증이 나타날 수도 있다. 이러한 대혈관장애 합병증은 혈당 자체보다는 성인병과 통틀어 발현되는 경향을 더 많이 가지고 있는 특징이 있다.

이외에도 당뇨병성 족부병변으로 신경장애나 혈관장애로 다리 쪽에서 궤양, 궤저가 나타나는 경우도 있고, 각종 치주질환이나 피부질환, 근마비나 위축이 일어나기도 한다. 중요한 것은 당뇨 병력이 15~20년 정도 되는 환자에게는 각종 합병증이 전방위적으로 발생할 수 있다는 점이다. 또한, 장기간의 병력뿐 아니라, 혈당수치의 조절이 잘 안 되거나, 몸의 문제의 관리가 잘 되지 않는 경우에도 각종 합병증의 위험이 높을 수밖에 없다. 전 세계적으로 10초마다 1명씩 사망하는 질환이 당뇨병이다. 대한민국은 당뇨합병증으로 인한 사망률이 OECD 국가 중 두 번째로 높은 나라이다. 이것이 현재 대한민국의 당뇨병 현실이다. 당뇨와 당뇨합병증이 얼마나 위험한지에 대해서는 아무리 강조해도 부족하기만 하다.

■ 혈당수치는 당뇨병의 증상 중 하나에 불과하다

서양의학에서 당뇨병을 가리키는 'Diabetes Mellitus'란 의학명은, '물이 계속 흘러나온다'는 뜻의 'Diabetes'와 '달다'라는 의미를 가진 'Mellitus'가 조합된 것이다. 당뇨 환자의 소변에서는 유독 거품이 많이 생기거나, 달콤한 냄새가 나는 경우가 있는데 이는 단백질이나 포도당이 소변으로 나오거나, 케톤체가 소변으로 나오기 때문이다.

사람이 음식을 먹으면 혈중 포도당의 농도가 올라가고 췌장에서는 이를 감지하여 인슐린을 분비하게 된다. 이때 포도당이 인체 조직 각각으로 이동되어 에너지원으로 사용된다. 이때 췌장에서 인슐린이 충분히 분비되지 못하거나, 분비는 잘 되는데 작용을 잘 못하는 인슐린 저항성 상황이 되면, 포도당이 각 조직으로 분배되지 못하고 소변으로 배출되는 것이다. 에너지원이 부족한 몸에서는 결핍을 느끼고 자꾸 먹는 것을 더 찾게 되고, 비축되어 있던 지방과 단백질을 끌어다 사용하면서 체중이 계속 빠지는 현상이 일어나기도 한다. 그래서 흔한 당뇨병의 특징이 많이 먹고, 많이 마시고, 소변을 자주 보게 되는 것이다. 초기에는 특별한 자각증상이 없어서 금방 발견되지 않는다.

당뇨가 생기는 원인이 무엇이냐에 따라서 이 세 가지 증상 중 일부만 나타나거나, 세 가지 증상이 전혀 나타나지 않는 경우도 있다. 그러다 질병이 상당히 진행되고 합병증이 나타날 무렵에야 발견되어 죽을 때까지 질병을 갖고 살아가는 경우가 많다. 그러다가 당뇨 말기에 이르면 여러 합병증이 악화되어 콩팥이 제 기능을 못하게 되거나 망막에 이상이 생겨 실명이 되는 수도 있다.

당뇨병의 진단은 혈당수치를 통해 이루어진다. 혈당은 혈액 100ml당 존재하는 포도당의 농도를 의미한다. 우리가 식사를 하게 되면, 음식의 탄수화물에서부터 포도당의 형태로 영양분이 흡수된다. 이 포도당이라는 영양분이 흡수되는 통로가 곧 혈관이며, 이때 혈관 속 포도당의 농도는 올라가게 된다. 즉, 식사를 하고나면 혈당이 올라가는 것이다. 포도당은 혈관을 통해 인체 각 조직으로 이동하여 각각의 세포에 영양분으로 공급이 되는데, 포도당이 혈관에서 각각의 세포로 공급되면 다시 혈관 속의 포도당 농도는 떨어지게 된다. 이때 식후혈당이 서서히 감소하는 것이다.

결국 제1형 당뇨처럼 인슐린 자체가 부족해서 포도당을 조직으로 보내지 못하거나, 제2형 당뇨처럼 인슐린은 있지만 작용을 못해서 포도당이 혈관에 계속 머물러 있을 때, 우리는 당뇨병이라고 진단을 내릴 수 있다. 한마디로 당뇨병은 다양한 원인에 의해, 포도당이 각각의 조직과 세포로 들어가지 못하고 (영양분으로 쓰이지 못하고) 혈관 속에 계속 머물러 있는 병이다. 공복혈당(8시간 이상 금식 후의 혈당)이 126mg/dl 이상이거나, 식후혈당(식사 후 2시간이 지났을 때 측정한 혈당)이 200mg/dl 이상일 때 당뇨병이라고 진단을 받게 된다. 더 정확한 진단을 위해서는 당화혈색소(최근 2~3개월 간의 평균혈당을 알 수 있는 수치)를 측정하여 수치가 6.5% 이상일 때 당뇨병이라고 진단을 받게 된다. 과거에는 어린이와 어른의 당뇨병에는 근본적인 차이가 있다고 생각하여 소아 당뇨병과 성인 당뇨병 등 두 가지 형태로 구별하였다. 그리고 1970년대까지는 당뇨병을 인슐린 의존형, 인슐린 비의존형 그리고 이차성 당뇨병으로 분류해 오다가, 1985년에 이르러 세계보건기구에서 기존의 분류에다 영양실조형 당뇨병을 추가시켰다. 그리고 요즘은 당뇨병을 제1형, 제1.5형, 제2형으로 분류하고 있다.

여기서 정말로 중요한 것은, 혈당이 높아지는 이유가 무엇인가 하는 부분이다. 각각의 당뇨병이 생겨날 때 어떠한 이유 때문에 혈관 속의 포도당이 조직으로 들어가지 못하고 계속 혈관에 머물러 있는가를 찾아내는 것이 중요하다. 그리고 그 이유는 사람마다 각각 다르며, 이로 인해 다른 증상과 양상을 나타내게 된다. 혈당도 이러한 증상 중 한 가지에 불과하며, 결국 당뇨병이 유발된 원인을 해결해야, 합병증의 예방과 증상의 완화, 혈당의 안정화도 이뤄지는 것이다.

■ 당뇨병에 대한 한의학적인 관점

당뇨병 환자에게 가장 위험하고 걱정이 되는 부분은 합병증이다. 합병증은 말 그대로 '함께 병행해서 나타나는 증상'이다. 곧 기준 이상으로 혈당이 상승하게 된 몸의 원인이 있다면, 그 원인에 의해 당수치 상승과 더불어 나타나는 증상이 합병증이다. 그러므로 당수치만 정상 범위로 관리한다고 해서 합병증의 근본 원인이 제거되었다고 할 수는 없다. 당수치를 상승시킨 생활습관을 바꾸고 몸의 이상 부분을 바로잡아야만 당뇨병의 근본적인 치료가 되고 합병증도 예방할 수 있다.

환자를 치료하다 보면 80세 할머니의 혈당이 400~500mg/dl로 올라도 단백뇨나 뇨당수치의 문제가 없고 기타 합병증이 없는 경우가 있고, 30대 중반 여성의 혈당이 150~220mg/dl 정도인데도 망막변성, 소변 불리, 신기능 저하 등의 심각한 합병증이 발생하는 경우가 있다. 곧 혈당이 높아진 원인이 제대로 관리되고 있느냐의 문제가 합병증 발병 여부와도 직결되는 것이다. 물론

혈당이 높아진 원인을 관리하고 합병증을 예방하는 것이 당수치를 정상 범위로 관리하는 일일 것이다. 하지만 대부분의 당뇨병 환자가 혈당강하제로 혈당 조절에만 신경 쓰고 혈당이 상승하게 된 원인에는 주목하지 않기 때문에 시간이 지나면서 점점 합병증이 나타나게 되어 건강을 위협하게 된다. 그래서 당뇨병의 근본 치료가 절실히 요구되는 것이다.

당뇨병 환자 중 대부분을 차지하는 제2형 당뇨병은 인슐린 비의존 당뇨병으로, 인슐린 분비에 문제가 없는 사람들이다. 그런데 대부분의 당뇨병 치료는 모두 혈당수치 조절에만 주력하고 있다. 그러다 보니 당뇨병을 초래한 생활습관의 개선과 몸 내부의 문제를 해결하지 않은 채 치료가 이루어져서 결국 혈당강하제에 대한 의존도가 높아지고, 이와 함께 몸의 문제에 의한 합병증이 발생하게 된다. 그리고 몸이 스스로 혈당을 조절할 수 있도록 만들어주는 치료가 아니므로, 인위적으로 혈당수치를 조절하는 과정에서 '저혈당 쇼크'가 오기도 한다. 그런 점에서 환자 개인마다의 몸의 문제를 정확하게 진단하여 환자가 당수치를 스스로 조절할 수 있는 몸을 가질 수 있도록 해주는 근본 치료가 필요한 것이다.

한의학에서 당뇨병은 '소갈(消渴)'의 범주에 속한다. 현존하는 가장 오래된 한의학 의서인『황제내경』에서도 소갈이 다뤄져 있다. 위장과 대장에 열이 몰려서 양기가 막히고, 속에 열이 생기게 되는 원리로 설명되어 있다. 속에 열이 있으면 양기가 타오르는데, 이로 인해 목이 말라 물을 찾게 되거나 살이 빠지는 문제가 생기는 이야기를 하고 있다. 우리나라의 경우 13세기 중엽인 고려 고종 때 발간된 책『향약구급방』에 보면, '소갈'이라고 해서 당뇨병에 대해 설명하고 있다. 1433년 세종대왕 때 완성된『향약집성방』에 보면, '오줌에서 단맛이 난다'는 표현으로 이미 '소변이 달다'라는 기록을 하고 있다. 그 뒤 허준의『동의보감』에서는 '소갈증에는 당의 섭취 제한과 안정이 필요하다'는 내용이 기록되어 있다.

환자가 호소하는 증상으로 병명을 붙이고, 그 증상을 치료하는 것에 초점을 맞춘 것이 오늘날 서양의학의 모습이라면, 한의학은 같은 증상이라도 어떤 원인과 어떤 몸 상태의 환자가 그 증상을 가지느냐에 따라 전혀 다른 치료와 관리법을 보여준다. 당뇨병에 있어서도 서양의학에서는 혈당수치에 초점을 맞추기 때문에, 혈관 속의 포도당의 농도를 떨어뜨리기 위한 약을 사용하게 된다. 말 그대로 혈당을 떨어뜨리기 위한 혈당강하제이다. 하지만 한의학에서는 그 사람이 당뇨가 생겨난 원인과, 그 사람 본래의 몸의 상태와 상황, 나이, 건강도, 체질에 따라 다른 원리의 처방과 치료, 관리를 하게 된다. 모든 병은 원인이 있게 마련이고, 그 원인이 사람마다 다르다는 것이 한의학의 관점이고, 이 관점은 당뇨병에서도 똑같이 적용된다. 그래서 사람마다 실제로 당뇨병이 생기게 된 원인을 분석하는 것이 중요하고, 그 원인과 체질에 맞게 치료를 해야, 몸의 문제도 해결이 되고, 혈당이나 뇨당 등의 수치도 회복되는 것이다.

■ 저작권 등록된 '한국형 당뇨 네 가지 유형'의 선한의원의 당뇨 치료

당뇨병 환자의 근본적인 문제는 환자의 대부분이 제2형 당뇨병이라는 것이다. 즉, 인슐린 분비 기능에 이상이 없다. 인슐린의 분비의 문제가 아니라, 각각의 경우에 따라 다양한 원인들로 혈당이 상승되었는데도 불구하고 치료법은 혈당수치 조절에 중심을 두고 있다. 그러다 보면 저혈당 쇼크의 위험이 있으며 자칫 당뇨병을 만성화할 수 있다.

당뇨병은 대사질환의 한 가지로, 기름진 음식과 불규칙적인 식습관, 과식과 야식 등 한마디로 말해 운동 안 하고 많이 먹는 상황으로 이야기 된다. 그래서 당뇨에 걸리면 대부분 '음식는 적게 먹고 운동은 많이 해야 한다'고 생각하게 되는데, 여기에 오류가 있다. 평소 실제로 기름진 음식과 식습관의 문제로 내장비만이 생기고 운동량이 적은 경우 위와 같은 방법으로 관리와 치료를 하면 되지만, 당뇨의 원인은 실제로 훨씬 다양하다.

한의학적으로 당뇨의 상황을 놓고 보면 음식과 운동의 문제뿐 아니라, 열자극, 기력소모와 피로, 화병과 같은 스트레스도 당뇨를 유발할 수 있다. 가령, 육식과 음주, 과식을 별로 안 한 사람도 극심한 스트레스로 몸이 상할 때 당뇨가 생길 수 있다는 것이다. 특히 우리나라는 이런 경우로 당뇨병이 유발되는 비율이 적지 않다. 이런 경우 단순히 적게 먹고 운동을 많이 하는 것만으로는 개선되지 않는다.

당뇨의 증상은 사람마다 다양하다. 앞서 언급한 것처럼, 그 원인이 다양하기 때문에, 그리고 당뇨가 생기는 사람의 원래 몸의 스타일이 다양하기 때문에, 그에 따른 증상도 각기 다르게 나타난다. 일반적으로는 고기를 많이 먹고 살쪄서 당뇨가 된다고 하지만, 한의학적으로 당뇨병을 자세히 풀어보면 다른 유형의 당뇨병도 많이 생길 수 있다. 그래서 선한의원에서는 당뇨가 생기는 원인과 체질적 특성, 증상을 토대로 그 유형을 크게 4가지로 분류하고 있다.

1. 열형 당뇨

말 그대로 몸에 열 자극이 누적되어 생기는 당뇨병이다. 음주나 맵고 자극적인 음식 등을 많이 먹었거나, 극심한 더위에 노출되면서 당뇨가 발생하는 경우이다. 위장과 췌장 등 소화기에 열이 심하게 누적되는 문제로 당뇨가 생기는 상황이다. 그래서 심한 입마름과 갈증, 체중감소, 허기짐을 동반한다. 이 경우, 위장과 소화기의 열감을 제어하는 것이 매우 중요하며, 열이 시작된 원인 장부를 찾아 열을 해결해야 혈당을 다시 안정화시키고 당뇨병을 회복할 수 있다.

2. 누적형 당뇨

우리가 흔하게 말하는 전형적인 당뇨병이라고 보면 된다. 기름지고 탁한 음식을 많이 섭취하여 위장, 간, 췌장을 포함한 내장기 전반적으로 노폐물이 쌓이면서 인슐린저항성이 나타나는 유형에 속한다. 대체로 복부비만율이 높고, 과식이나 야식을 즐기는 경우에 많이 발생한다. 대부분 운동량도 적어서 대사가 많이 떨어져 있는 경우가 많다. 이런 경우에는 혈당뿐 아니라 고지혈증이나 콜레스테롤 수치도 함께 높게 나오는 경우가 많다. 누적형 당뇨의 유형에서는 치료를 통해 체내의 숙변과 내장지방 등의 노폐물들을 배출시키는 것이 무엇보다 중요하다.

3. 쇠약형 당뇨

기력이 약해지면서 당뇨병이 발생하게 되는 경우이다. 다른 질병이나 만성적인 허약 상태로 인해서 당을 조절하는 능력이 떨어지면서 혈당이 올라가는 것이다. 전반적인 인체의 기능이 떨어지기 때문에, 몸에 힘이 없다거나 어지러움, 눈가나 입가가 떨리는 증세, 소화가 잘 안 되고 배가 차다거나, 혹은 성기능이 저하되는 증상을 동반한다. 오래된 만성당뇨 환자에게 많이 나타나는 유형이다. 이 쇠약형 당뇨는 당뇨 유형 중에 가장 관리가 잘 안 되는 유형이다. 기력이 없고 힘이 떨어져 있는데, 식사량이 많아지면 혈당이 올라갈까봐 제대로 먹지도 못하고 늘 피로감에 빠져 있는 경우가 많다. 이 경우 무리해서 운동을 할 경우 오히려 혈당이 더 올라가는 상황이 발생된다. 몸에 기력이 모자란 상태에서 억지로 강한 운동을 할 경우에 나타나는 현상이다. 쇠약형 당뇨에서는 음식과 한약을 통해 기력을 보강하면서 당뇨치료가 이뤄져야 한다.

4. 스트레스형 당뇨

한국에서 유독 많다. 음식이나 운동 등 다른 문제가 전혀 없는데도, 극심한 스트레스를 받은 후 혈당이 올라가 당뇨병에 걸리는 경우이다. 가슴이 답답하거나 두근거린다던지, 식은땀이 나거나, 갱년기 증상처럼 이유없이 얼굴쪽으로 열이 훅하고 오른다던지, 숙면은 취하기 어렵고 심한 경우 불면증을 동반하기도 한다. 일반적으로 말하는 '화병'과 비슷한 증상이라고 생각하면 된다. 이 경우, 스트레스 상황에 따라서 혈당이 쉽사리 요동치는 경우도 많다. 스트레스형 당뇨병 환자의 대부분은 스트레스와 울체된 부분을 해결하는 침치료와 한약치료, 심리치료가 동반된다. 치료를 통해서 이미 몸에 쌓여 있는 스트레스를 줄이면, 이후에 스트레스를 받아도 훨씬 편하게 상황을 넘기거나 대처할 수 있다.

이렇듯 당뇨병을 제대로 치료하기 위해서는, 자신의 당뇨병이 어떤 원인에 의해서 생겼는지, 어떤 유형에 속하는지를 정확히 알아보고, 이에 맞는 치료를 하는 것이 무엇보다도 중요하다. 그 유형에 따라 관리와 치료법이 매우 다르며, 때때로 정반대가 되는 경우도 있기 때문이다.

선한의원에서는 오랜 기간 연구해온 임상자료를 바탕으로 당뇨의 네 가지 유형을 분류하고, 각각에 맞는 관리 방법과 치료법을 사용하고 있다. 자체 개발한 정화단(正和丹)과 정화탕(正和湯)을 통해, 각각의 원인 문제를 치료하고, 유형과 몸의 상태에 따라 선당환(善糖丸), 청선차(淸善茶), 청신환(淸身丸) 등을 단계에 맞춰 사용하여 장부의 기능 강화와 합병증 예방, 혈당의 안정화를 함께 이뤄낸다. 이를 통해 궁극적으로는 혈당강하제나 한약 없이도 안정적인 혈당과 건강한 당대사를 유지하는 몸을 만들어낸다.

당뇨는 죽을 때까지 약으로 관리해야 하는 병으로 인식하고 늘 걱정 속에 살아가는 분들이 많다. 하지만 기본적인 자신의 원인과 유형을 파악하고, 그에 알맞은 생활습관과 관리, 치료를 해내면, 약에 대한 의존 없이 합병증과 혈당의 공포에서 벗어날 수 있다는 것을 명심하자.

비염

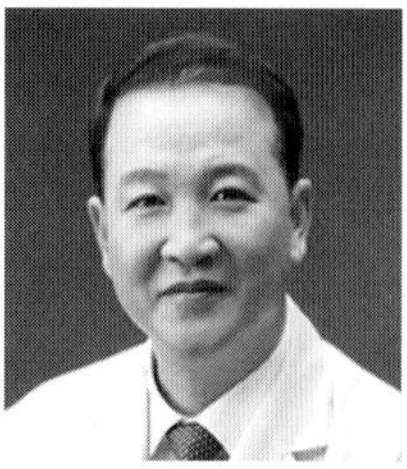

라경찬
라경찬한의원 원장
www.hujun.net

■ 코는 코의 기능이 있고, 입은 입의 기능이 있다

하늘과 땅 사이에 인간은 태어나고 살아간다. 하늘은 가볍고 높아 양(陽)이라고 하고, 땅은 무겁고 낮아 음(陰)이라고 한다. 음과 양이 만나 조화를 이루듯 천지가 조화를 이루어 인간이 태어난다. 인간은 세상에 태어난 후로도 끊임없이 천기의 자양분을 받아 먹고 살아간다. 하늘로부터는 무형의 공기(氣)를, 땅으로부터는 유형의 음식(血)을 공급받는다.

코는 하늘로부터 기를 받아들이는 문이고, 입은 땅으로부터 혈을 받아들이는 문이다. 사람의 코를 막는 행위나 코가 막히는 것은 하늘과 통하는 문을 차단하는 것과 같다고 볼 수 있다. 육신과 영혼이 합쳐져서 인간이 존재한다고 볼 때 육신은 땅에 가깝고 영혼은 하늘에 가까운 법이다. 입과 코는 사람의 몸에서 각각 만들어진 의미가 있다. 입이 막히면 굶어죽게 되지만 코가 막히면 입으로 대신 숨을 쉬게 되는데, 코로든 입으로든 숨만 쉬면 되지 않느냐는 생각을 할 수 있지만 입으로 들이마시는 공기는 어떤 여과장치도 거치지 않은 오염된 물을 마시는 것과 같다. 코는 코의 일이 있고 입은 입의 일이 있는 것이다. 입으로 숨을 쉰다면 공기의 온도와 습도를 적절히 조절하지 못해서 기관지와 허파는 항상 차고 메마른 환경에 노출되고, 병균에 대해서도 무방비 상태가 된다.

따라서 코에 병이 생기면 반드시 치료를 해야 한다. 이처럼 코의 질환을 이해하려면 코가 만들어진 의미와 입이 만들어진 의미부터 분별해야 한다. 대표적인 코의 기능에는 숨쉬기와 냄새 맡기 외에도 콧속으로 흡입되는 찬 공기를 체온 수준까지 높여주는 역할을 하는 온도 조절 기능, 외부 공기를 들이마시면서 비갑개의 점막을 통하여 많은 양의 수분을 배출하여 습도를 조절해주는 습도 조절 기능, 들어온 공기를 정화해 허파로 보내는 공기정화 기능이 있다. 그런데 코에 문제가 생기면서 이런 기능들에도 장애가 오게 되고 나아가 정상적인 생활을 할 수 없게 만든다.

코의 질환 중 비염은 흔한 질환이면서도 치료는 어려워 환자들을 고통스럽게 만든다. 비염이란 비루(콧물), 재채기, 가려움증 및 코막힘 중 한 가지 이상의 증상을 동반하는 비점막의 염증성 질환을 의미한다. 한의학적으로 보았을 때 비염의 원인은 호흡기(폐장)에 열이 많고 면역이 부족하여 감기나 알레르기에서 저항하는 힘이 부족하여 발생하는 것으로 본다. 이런 비염을 일으키는 원인에는 여러 가지가 있다.

공기오염에 의한 공해물질로 인해 비염이 생길 수 있으며 이런 유해물질은 우리 주변에 항상 존재하는 것으로, 우리 몸의 면역력이 약해져 있을 때 코를 통하여 들어오는 오염된 공기는 폐와 위의 에너지 레벨을 떨어뜨려 약해지도록 만들며 결국에는 비점막의 정상적인 기능을 떨어뜨려 알레르기성 비염을 만든다. 그리고 잘못된 생활습관도 비염의 원인이 된다.

복잡한 사회 구조로 인한 스트레스, 수면 중 엎드린 자세, 장시간 컴퓨터 사용, 턱 괴기, 한쪽으로만 씹는 편작 습관은 척추와 악관절에 불안정을 가중시켜 호르몬의 분비를 교란시키고 결과적으로 면역력저하 요인이 되어 알레르기 행진을 초래한다. 유전자변형식품 및 인스턴트식품, 화학조미료와 방부제가 첨가된 식품 등 안 좋은 식습관 패턴도 장내 독소와 노폐물을 발생시켜 비염 증상을 부추긴다. 가족력 또한 비염의 한 원인으로 작용할 수 있다. 부모가 알레르기 체질이거나 임신 중 음식이나 약물을 부주의한 경우 아이에게 알레르기 체질이 생기기 쉬우므로, 섭생에서 처음부터 바로잡아 연결고리를 끊어 주어야 한다.

▶ 소아기 비염은 학습 능률도 떨어뜨린다.

소아 비염을 오랫동안 방치하면 다른 합병증을 야기할 수 있으므로 빠른 치료가 필요하다. 코막힘 증상이 심할 경우 자다가 깨는 횟수가 많아져서 숙면을 취하지 못하게 되고 결국 낮에는 집중력 저하로 이어져 학습 능력이 떨어지는 결과를 낳는다. 그리고 숙면을 취하지 못하면 수면 중에 분비되어야 할 성장 호르몬이 제대로 분비되지 않아 성장에 문제를 초래하며, 코의 호흡이 원활하게 이루어지지 않으면 뇌기능이 저하될 수밖에 없고 기억력도 떨어지게 된다. 또한 영양공급에도 문제가 생겨 키와 체중이 정상적으로 성장하지 못하게 된다. 특히 10살 미만 어린이의 코막힘은 소아 코골이와 수면무호흡 증상을 초래해 아이들의 인성이나 행동발달장애, 성장장애로까지 이어질 수 있다. 소아 비염이 의심되면 다른 합병증으로 이어지지 않도록 서둘러 치료를 해주어야 한다.

■ 급성비염과 만성비염

두개골에는 동굴 같은 비어 있는 구조물이 상악동, 사골동, 부비동, 접형동 4군데이다. 부비동은 원래 비어 있어야 하는데 여기에 콧물이나 다른 이물질이 있게 되면 두통이 생기고 머리가 무겁기 때문에 집중력이 감퇴된다. 이러한 비염의 치료는 실조된 호흡기능과 면역기능을 어떻게 회복시키는가가 중점이라 할 수 있는데 습도 조절이나 외치 요법, 알레르기 요인 제거 등의 방법으로 점막의 활성화와 증상의 개선도 중요하지만 체질과 면역체계를 고려한 더 근본적이고 복합적인 치료가 필요하다.

이런 점에서 한의학적인 접근이 상당히 유효하다. 한의학에서는 비염을 분체나 비류(鼻流)라고 부르는데, 폐기(肺氣), 비장(脾臟)의 후천적인 기, 신장(腎臟)의 선천적인 양기(陽氣)가 허약해져서 저항력이 떨어진 상태에서 나타나는 특이적인 현상으로 이해한다. 그러므로 단순히 코에만 국한시키지 않은 종합적 치료로 좋은 효과를 보고 있다. 만일 호흡기나 소화기의 기능이 약하여 식은땀이 나고 기운이 없는 사람은 기를 돕고 폐의 기능을 강화하는 약들을 응용한다. 한편 식은땀을 잘 흘리지만 변비 증세도 있으면서 얼굴도 붉고 마르는 증상도 겸해 있다면, 열을 없애고 기가 가장 처음 발생하는 근원지를 도와주는 요법을 적용하는 것이 치료의 핵심이 된다.

급성비염의 주원인은 바이러스에 의한 감염이다. 일반적으로 코감기를 가리키는 말인데 이차적인 세균감염으로 인해 악화될 수 있다. 기침, 가래, 콧물 등이 있게 되며 그렇다 하더라도 '감기쯤이야' 하고 버티는 경우가 많은데, 시일이 오래 가면 만성으로 악화될 수 있으니 유의해야 한다. 한방에서는 이를 비연(鼻淵)이라고 하는데, 코에서 샘물이 솟아 흐르듯이 콧물이 계속 흐른다는 데서 붙여진 명칭이다. 여기에서 증상이 심해지면 뇌루(腦漏)라고 하는데, 머리가 무겁고 기억력이 감퇴되고 정신적 피로가 따르며 악취나 혼탁한 점액이 흘러나오게 된다. 대개 비점액 섬모 수송기능이 정상인에 비하여 저하되고, 그 기능 저하의 원인으로 점조한 비즙(鼻汁)의 성상(性狀)이 있기 때문이다.

만성비염의 원인으로는 먼지, 연기, 담배, 급격한 온도 변화, 대기오염, 만성적인 자극을 들 수 있지만 대부분은 '상기도 감염' 즉, 감기가 제대로 치료되지 않고 지속되어 고착화된 경우가 많다. 한방적인 관점에서는 내부의 소화기, 호흡기, 비뇨기, 생식기, 내분비기 등이 허약하여 면역기능이 떨어져 발생하는 것으로 보는데 이는 기혈순환의 장애가 비염을 유발하는 주원인으로 생각하는 것이며 '통하지 않으면 아프다(不通則痛)'라는 한방적 명제에 충실한 해석이라고 하겠다.

만성비염으로 가지 않으려면 평소 생활에서 예방을 위한 실천이 필요하다. 비염의 원인물질이나 환경에 노출되지 않도록 하는 게 중요하다. 먼지가 많은 곳, 공기가 탁한 곳, 습하고 냉한 곳은 피하고 집먼지진드기, 꽃가루, 곰팡이 등의 물질 역시 피해야 한다. 또한 생활공간을 항상 청결하게 하는 건 필수이다. 청결은 물론이거니와 적절한 환기와 적정 온도, 습도를 유지하여 주거 공간의 열 분포가 상한하열(上寒下熱)의 구조를 이룰 수 있도록 해야 한다. 술과 담배도 코의 건강에는 치명적이므로 삼가고 충분한 휴식과 안정을 취하며 적절한 운동을 꾸준히 해줄 필요가 있다.

■ 10명 중 1명은 앓는 알레르기성 비염

국민건강보험공단에서 발간한 『2010 건강보험 분석 통계집』에 따르면 2009년 한 해 동안 알레르기 비염, 아토피 피부염, 천식 등으로 진료받은 인원이 무려 830만 명에 달했다. 2002년의 557만 명과 비교할 때 자그마치 273만 명이나 증가한 것이다. 특히 아토피 환자는 이 기간에 오히려 감소한 반면에 알레르기 비염 환자는 7년 동안 302만 명에서 556만 명으로 84.1%나 증가했다.

알레르기성 비염은 우리나라 인구에서 10명 중 1명꼴로 가지고 있는 것으로 알려져 있을 만큼 많은 사람들이 시달리고 있는 질환이다. 원인은 대부분 흡입항원에 의한 것으로, 코로 숨 쉴 때 따라들어오는 여러 가지 물질들이 콧속 점막을 자극하여 과민반응을 일으키는 것이다. 그 외에 특정 식품에 반응하여 알레르기가 일어날 수도 있고 부모나 친척 등에 의한 유전으로 알레르기 비염이 발생할 수도 있는데 실제 그 확률은 70%에 육박한다.

알레르기에 의한 대표적인 4대 질환은 알레르기성 비염, 알레르기성 피부염(아토피성 피부염), 알레르기성 결막염, 알레르기성 천식이다. 곰팡이류가 알레르기성 비염에만 주요 원인이라고 단정할 수는 없다. 양방에서는 비염을 일으키는 원인으로 곰팡이, 집먼지진드기 등을 꼽고 있다. 그럴 경우, 덥고 습도가 높은 여름철에 비염이 많이 발생해야 하지만 그렇지 않은 걸로 볼 때 알레르기성 비염의 주원인이라고 볼 수 없다.

알레르기성 비염은 알레르기성 결막염과 동반되는 경우가 많고 콧물, 코막힘, 재채기 등이 주된 증상이다. 비알레르기성 비염은 코 안의 건조감, 작열감, 가려움으로 시작하여 재채기, 맑은 콧물, 코막힘, 코막힌 소리(폐쇄성 비성) 등이 생긴다. 때때로 오한과 두통을 동반하며 그로 인한 수면장애를 유발하기도 한다.

한의학에서는 알레르기 비염을 비체(鼻涕)·비구(鼻鼽)라 하며 폐(肺, 호흡계), 비(脾, 소화계), 신(腎, 내분비계)이 허해 면역기능이 떨어져서 기혈순환에 장애가 있어 발생하는 것으로 본다. 최근에는 환경오염과 공해, 인스턴트 음식 등이 원인으로 작용하기도 한다. 그런데 비염의 양방치료는 몸이 차가워진 것을 따뜻하게 해주는 것에 지나지 않지만 한방치료는 더 근본적인 치료에 중심을 두고 있다.

■ 부비동에 염증이 생겨서 온 축농증 부비동염

사람 얼굴의 뼈 해부도를 보면 눈과 코 사이에 동굴처럼 생긴 빈 공간을 볼 수 있는데, 부비동(副鼻洞)이라고 한다. 부비동이 있음으로 해서 두개골 내부에서 머리에 가해지는 충격이 감소되고, 재채기나 코를 풀 때처럼 비강 내에 갑작스레 압력이 가해지는 경우 이를 완충해주는 역할을 하기도 한다. 또한 노래를 부르거나 말을 할 때 울림통 역할을 해주고, 인체 내로 들어오는 공기를 적절히 조절해주는 등의 역할을 해준다.

부비동이 환기와 배설이 잘 되지 않아서 염증이 발생하고 농성 분비물이 고이면서 염증이 심해지는 상태를 축농증 또는 부비동염이라고 한다. 그런데 축농증은 비단 코만의 문제가 아니다. 코가 막히면 코로 호흡하기가 곤란하여 입으로 숨을 쉬게 되어 더럽혀진 공기를 직접 들이마시게 되어 입안이 건조해지고 다른 질병의 감염이 용이해지며 코를 고는 원인이 된다. 또한 후각도 둔해지며 두통이 일어난다. 그리고 쉽게 피로해지고 일의 능률도 오르지 않으므로 신경이 극도로 예민해진다.

축농증의 흔한 증상으로는 딱딱하고 누런 콧물이 나오고, 두통, 안면 충만감, 충혈, 피로감과 발열 등을 호소하기도 하며, 기침은 낮에도 하지만 콧물이 뒤로 넘어가서 밤에 많이 하여 2~3주 이상 지속되는 만성기침을 유발하기도 한다. 하지만 잘 낫지 않는 축농증도 한방에서는 수술 없이 쉽게 치료할 수 있으니 수술을 권유받았다고 해서 무조건 수술부터 감행하고 보는 우를 범하지 않기를 바란다.

■ 재발 없는 완치 개념의 비염 치료제 '쾌비고'

코의 가장 대표적인 기능은 바깥에서 흡입된 찬 공기를 데워주는 역할이다. 이것은 찬(寒) 기운이 더운(熱) 공기를 싼다는 뜻에서 '한포열(寒包熱)'이라고 한다. 코의 기능이 유능하게 발달하게 된 데에는 인류가 여러 지역으로 퍼져나가면서 춥고 메마른 지역에 적응하기 위하여 공기 조절 장치의 일종으로 코가 발달되었다는 이론이 있다. 『동의보감』에서는 코가 가지고 있는 이런 병리적 특성을 '외한이 내열을 속박한다'는 표현으로 정의하고 있다. 즉, 찬공기가 콧속으로 들어오게 되면 코가 공기를 데울 수 있는 한계를 넘어서게 되면서 이상이 생긴다고 보는 것이다.

▶ 일주일에 한 번씩 붙였다 떼기만 해도 낫는 비염 치료 패치 '쾌비고'

쾌비고는 반묘, 백지, 세신 등의 약재를 꿀에 섞어 만든 고약형 패치로서, 일주일에 한 번씩 전중혈(膻中穴: 양 유두의 정중앙에 위치)에 약 2mm 정도의 패치를 붙였다 떼는 것이 치료의 전부일 정도로 간단하고 편리한 발포요법이다. 전중혈은 몸 중앙에 흐르는 임맥(任脈) 중에서 비염과 축농증에 가장 효과가 좋은 혈자리로서, 차고 건조해져서 위축된 비강 점막을 원래의 팽팽하고 촉촉한 점막으로 만들어주는 기능이 있다.

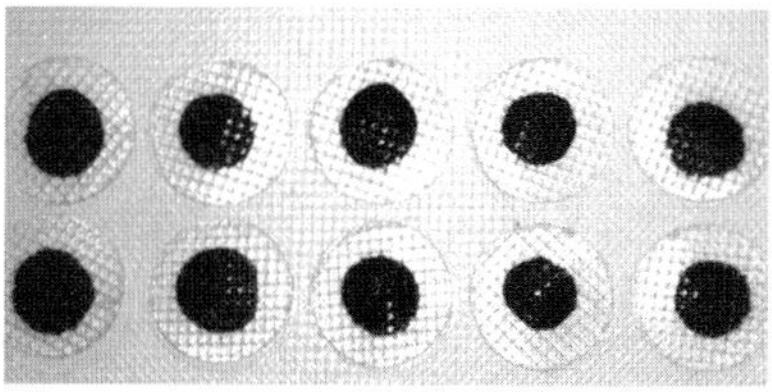

쾌비고 패치

저녁에 잘 때 패치를 붙였다가 다음날 아침에 떼는 것으로 첫 번째 치료가 끝이 난다. 치료는 일주일에 한 번, 치료 횟수는 평균 7~10회 정도면 치료 효과를 보이고 증상의 경중에 따라 완치까지는 조금 더 길어질 수도 있다. 고약이 해당 부위에 수포를 발생시킴으로 해서 코와 몸속의 찬 기운을 몰아내는 뜸치료의 효과를 그대로 얻을 수 있으면서도 열감과 통증, 흉터 등 뜸의 부작용은 남기지 않는 것이 특징이다. 쾌비고는 피부의 장벽인 표피만 헐게 하여 약물을 빠르고 강력하게 흡수시켜 약효가 장시간 지속된다. 쾌비고에 사용된 11가지 약물들의 약리작용을 통하여 신체의 기능을 조정하고 기의 흐름을 잘 통하게 하여 비강 점막을 따뜻하고 촉촉하게 만들어준다. 이런 탁월한 효능으로 인해 재발 없는 완치 개념의 비염 치료가 가능해진 것이다. 쾌비고 외에 약물요법과 침구요법을 병행하여 쾌비고의 효능을 극대화하는 동시에 비염의 치료 기간을 단축시키고 있다.

평소에는 무리 없이 공기를 데워 허파로 넘겨주다가 추운 겨울에 오랫동안 찬공기에 노출되거나 호흡기가 약해졌을 때 코가 견딜 수 없게 된다. 처음에는 찬공기를 해결하기 위해 비강 속의 혈액공급이 왕성해진다. 혈액공급이 많아지면 자연히 점막 속의 모세혈관이 팽창한다. 그러나 시간이 지나면서 점점 더 많은 혈액이 필요하고 점막은 부어오르면서 코도 막히게 된다. 비염은 전 국민의 20~30% 정도가 이 질병에 노출되어 있을 정도로 흔하고, 소아에게선 축농증이나 만성비염이 많이 나타나지만 성인의 경우에는 알레르기성 비염과 비후성 비염(비강 속에 혹이 생기는 비염)이 많다. 한방에서의 비염 치료는 더 훨씬 명쾌하게 치료가 이루어지고 있으며 대부분 수술 요법 없이 완치되는 결과를 보여주고 있다.

모발이식

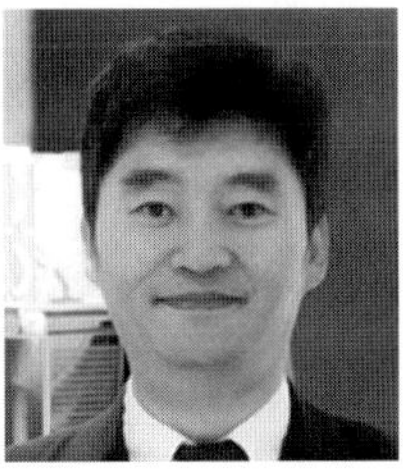

노윤우
맥스웰피부과 원장
www.maxwellhair.co.kr

■ 급증하는 탈모 인구와 탈모치료에 대한 한국의학의 발전

사람의 모발 개수는 약 십만 개 정도로 하루에 약 0.35mm 정도 성장하면서 생장기, 퇴행기, 휴지기를 거쳐 소멸하게 된다. 정상인의 경우 하루에 약 50~100개 정도의 머리카락이 빠지고 그만큼의 머리카락이 새로 난다. 하루에 빠지는 머리카락 수가 많이 늘어나거나 모발이 가늘어지면서 점점 퇴화되듯이 없어지면 '탈모'라고 한다.

사람들은 탈모에 대해서 거부감을 가지고 있다. 탈모는 그만큼 그 사람의 인상 혹은 이미지에 감점 요인이 되기 때문이다. 머리카락의 숱과 헤어스타일은 그 사람의 이미지를 달라보이게 할 뿐더러 더 젊어보이게도 하고 나이 들어보이게도 한다. 생활환경과 식습관의 변화, 늘어나는 스트레스, 유전 등등의 원인으로 탈모 인구는 계속 증가하여 인구 5명 중 1명이 탈모로 고민하고 있다고 한다. 국민건강보험공단의 조사에 의하면, 2011년에 이미 우리나라 탈모 인구가 1,000만 명을 넘어섰다. 특히 20~30대의 탈모 환자가 전체 탈모 환자의 48.8%나 차지할 만큼 젊은층의 탈모 현상이 급증하고 있다.

그런데 탈모를 해결하는 데에 있어서 여전히 많은 사람들이 잘못된 방법으로 접근하고 있다. 여론조사기관인 'web surveyor'사의 조사를 예로 들자면, 여성들이 남자친구에게서 탈모 증상을 발견하게 되었을 때 취할 행동으로 '적극적으로 의학적으로 검증된 치료법을 권장하겠다'는 답변이 27%, '소극적으로 말해보거나 스스로 탈모치료를 해결하도록 둔다'는 답변이 51%, '병원 치료는 불필요하다'는 답변이 8%, '민간요법을 알아보겠다'는 답변이 26%로 나타났다. 겨우 27%만이 병원의 전문적인 치료를 받게 하겠다는 것이다.

탈모치료가 어려운 것처럼 인식되고 있는 건 이처럼 사람들이 전문가의 정확한 치료보다는 불확실한 관리와 시중에 떠도는 잘못된 정보에 의존하고 있기 때문이다. 탈모를 제대로 치료하겠다는 의지만 확실하다면 탈모를 해결하는 게 생각만큼 어려운 일은 아니다. 탈모는 배가 아픈 복통만큼이나 원인이 다양하다. 복통이 있어서 병원을 가면 특별한 치료가 필요 없는 경우도 있지만 수술이 필요하거나 장기간 약물치료가 필요한 상태도 있다. 탈모도 마찬가지다. 머리가 빠진다고 모두 치료를 해야 하는 것은 아니고 어떤 경우는 일시적인 현상으로 그냥 두고 지켜보면 회복이 되는 경우도 있고, 꾸준한 약물치료가 필요한 경우도 있으며 때로는 수술적인 치료가 필요한 경우도 있다. 탈모 증상이 있으면 혼자 해결하려 하지 말고 먼저 자신의 상태를 정확히 진단하는 것이 중요하다. 진단에 따라서 치료를 받으면 대부분의 탈모 증상은 치료될 수 있다. 탈모는 더 이상 난치나 불치의 영역이 아니다.

탈모 증상을 일으키는 질환은 남성형 탈모증, 여성형 탈모증, 휴지기 탈모증, 그리고 원형탈모증이 있다. 그 외에도 여러 가지 탈모 증상을 일으키는 질환이 있지만 위에 예로 든 네 가지 질환이 탈모 증상을 일으키는 원인의 90% 이상을 차지하고 있다.

남성형 탈모증은 우리가 흔히 대머리라고 알고 있는 유전적인 탈모 증상으로 이 질환은 한 번 시작되면 나이가 들면서도 계속해서 진행하는 특징이 있어서 치료가 어려운 것으로 알려져 있었지만 지금은 탈모의 진행을 막을 수 있는 약물이 사용되면서 치료가 어렵지 않다. 너무 많이 진행되지만 않았으면 진행을 막고 초기 진행된 부분은 회복시킬 수도 있다. 치료는 약물치료, 메조테라피, 모발이식 등을 시행한다.

여성형 탈모증은 남성형 탈모증과 마찬가지로 유전적인 탈모 증상을 말하는데, 흔히 여성들은 탈모에 대한 유전인자가 유전되지 않는 것으로 알고 있지만 사실은 여성들도 탈모는 유전이 된다. 여성들이 탈모 유전인자를 받아서 탈모 증상이 진행이 되면 남성들에게 보이는 대머리 형태로 진행되는 것이 아니라 정수리 모발이 얇아지면서 속알머리가 없는 것처럼 진행을 하게 되는데 이 증상도 나이가 들수록 점점 진행을 하게 된다. 여성형 탈모도 약물치료나 메조테라피, 그리고 모발이식 등을 통해서 치료될 수 있다.

휴지기 탈모증은 일시적인 스트레스나 다이어트 등으로 인해서 머리가 많이 빠지는 증상으로 많은 경우 원인이 되는 상황이 해결되면 자연적으로 회복이 된다. 그러나 증상이 3개월 이상 지속되거나 하루에 빠지는 모발의 양이 200개 이상이면 병원을 찾아서 정확한 진단을 받는 것이 필요하다. 원형탈모증은 일종의 피부병 같은 질환으로 국소적으로 털이 빠지는 증상을 보이는데, 범위가 넓지 않으면 스테로이드 국소 주사나 바르는 약으로 쉽게 치료가 되지만 범위가 넓거나 자주 재발을 하는 경우에는 전문병원을 찾아서 적절한 치료를 해야 한다.

■ 여러 증상 복합된 탈모가 가장 문제

이상의 탈모 증상들은 한 가지만 나타나는 것이 아니고 여러 증상들이 복합적으로 나타나는 경우도 있다. 남성형 탈모가 진행되면서 일시적으로 휴지기 탈모 증상이 함께 진행되는 경우도 있고, 또 원형탈모증이 같이 진행되는 경우도 있다. 따라서 탈모 증상을 이렇게 치료하면 된다 하는 식으로 일률적인 치료 방법으로 설명하기는 어렵고 환자의 상태에 따라서 적절한 치료가 다를 수밖에 없다. 그런데 인터넷에서 탈모에 대한 정보를 검색해보면 탈모 증상에 대한 구분 없이 그냥 전체 탈모 증상에 대해서 설명을 하다 보니 맞는 정보도 있지만 틀린 정보도 있고, 일부분은 맞지만 일부는 틀린 정보도 있다. 이런 인터넷 정보를 보고 탈모 증상을 해결하려고 하다보면 필요 없는 치료를 하는 경우도 있고, 치료 시기가 늦어져서 간단히 치료될 증상을 어렵게 수술까지 해야 하는 정도로 진행이 되는 경우도 있다. 이런 식의 탈모에 관한 인터넷 정보를 나는 '장님이 코끼리 만지기식 정보라'고 설명한다. 코끼리 모양을 모르는 장님이 코끼리를 만지고 나서 코끼리에 대한 설명을 하면 코끼리 배를 만진 장님과 코끼리 코나 다리를 만진 장님이 말하는 코끼리의 모양은 정확한 코끼리의 모양과는 다를 수밖에 없다. 따라서 탈모 증상을 느끼면 혼자 해결하려 하지 말고 전문의를 찾아서 먼저 정확한 진단을 받는 것이 필요하다. 진단에 따라서 그냥 두고 지켜보면 회복이 되는 경우도 있고, 간단한 약물치료만으로 회복이 되는 경우도 있고 주사를 맞거나 수술이 필요한 경우도 있지만 많은 경우 진단에 맞게 치료하면 탈모 증상은 치료가 될 수 있다.

탈모치료는 크게 보면 약물이나 주사를 이용하는 치료가 있고 수술적인 치료가 있다. 약물이나 주사는 질환에 따라서 사용하는 약물이 다르고 다양한데 대표적으로 사용되는 약물은 피나스테리드/두타스테리드, 미녹시딜제제, 그리고 스테로이드이다. 그리고 수술적인 치료는 주로 남성형 탈모 증상이나 흉터나 여성들의 헤어라인를 교정을 목적으로 하는 경우에 주로 하게 된다.

피나스테리드/두타스테리드는 수천 년 동안 해결하지 못했던 유전적인 탈모, 즉 대머리를 치료할 수 있게 해준 약물이다. 유전적인 탈모의 치료를 어렵게 했던 진행하는 탈모 증상을 멈추게 할 수 있는 약물이다. 이 약물만으로 남성형 탈모의 진행을 90% 멈추게 할 수 있다. 진행을 멈추게 할 뿐만 아니라 60~70%에서는 어느 정도까지 회복시켜줄 수도 있다. 그런데 이 약물은 일부에서 남성들의 성욕을 저하시키는 부작용이 있어서 사용하기를 꺼려하는 사람들이 많다. 그러나 이 약물을 사용하고 심각하게 성욕이 떨어지거나 성적 능력에 문제가 생기는 경우는 많지 않다. 약의 부작용에 대해서 지나치게 걱정하지 말고 정확한 설명을 듣고 치료하면 문제가 생기는 경우는 거의 없다. 그러나 이 약물은 남성형 탈모 증상에만 효과가 있다. 다른 원인의 탈모에는 아무 효과도 없다.

미녹시딜제제는 원래 혈압약으로 사용하던 약인데, 이 약으로 혈압을 치료하던 환자들이 털이 잘 자라는 현상을 보고 탈모치료제로 사용되는 약이다. 그러나 이 약을 복용하면 혈압이 정상인 경우 혈압이 떨어져서 위험할 수 있으므로 복용약으로 사용하지는 않고 바르는 형태로 사용한다. 미녹시딜은 모발의 성장을 빠르게 하는 작용이 있어서 거의 모든 형태의 탈모 증상에 사용될 수 있다.

스테로이드는 원형탈모 증상이 있는 경우에 사용되는 약물이다. 원형탈모증은 국소적으로 피부 모발 면역 시스템에 문제가 생기는 증상으로 스테로이드는 이런 면역 시스템을 바로잡는 데 사용이 된다. 원형탈모증이 아닌 다른 원인의 탈모 증상에는 효과가 없다. 원형탈모증에서 스테로이드는 국소적으로 병변에 주사를 하거나 바르는 약으로 사용하는데, 경우에 따라서는 복용약이나 주사 형태로 사용하기도 한다.

■ 모발이식은 어려운 치료나 미용 목적 많아

모발이식 수술은 회복이 어렵게 진행된 남성형 탈모, 진행이 많이 되고 밀도가 떨어져 있는 여성형 탈모 또는 흉터로 인한 탈모나 그 외 여러 가지 원인에 의한 반흔성 탈모 증상의 치료에 사용되는 치료법이다. 요즘에는 이런 탈모 증상의 치료 외에도 여성들이 이마 모양을 예쁘게 하기 위해서 헤어라인을 교정하거나 눈썹이나 속눈썹을 예쁘게 하기 위한 미용 목적의 모발이식 수술도 많이 한다. 모발이식 수술은 상태가 좋은 부위의 모발을 모발이 적어서 교정이 필요한 부위에 이식을 하는 치료 방법이다. 따라서 이식을 위해서는 떼어내는 부분이 있고 심는 부위가 있게 되는데 떼어내는 부위를 공여부라고 하고 심는 부위를 수여부라고 한다. 공여부를 떼어내는 방법에 따라서 절개방법, 펀치방법으로 나누기도 한다. 펀치방법은 흔히 비절개방법이라고 알려져 있는 방법인데, 최근 대한모발이식학회에서는 비절개방법이 절개를 하지 않는 수술로 잘못 인식될 수 있는 오해의 소지가 있다고 하여 펀치방법이라는 용어를 사용하도록 용어 정리를 하였다.

절개방법은 공여부를 떼어낼 때 좁고 길게 띠 모양으로 피부를 떼어서 이식을 하는 방법으로 길게 흉터를 남기는 단점이 있지만 수술이 간단하고 머리를 깎지 않아서 남은 모발로 수술 부위를 가릴 수 있어서 일상생활로 복귀가 빠르고 결과가 안정적이라는 장점이 있다.

펀치방법은 둥근 모양의 칼인 펀치로 조그맣게 피부를 여러 개로 오려내는 수술방법으로 하나의 큰 수술 흉터 대신에 작은 여러 개의 흉터를 남기게 되어 수술 후에 흉터가 덜 보이는 장점이 있지만 머리를 깎고 해야 해서 수술 후에 수술한 표시가 가려지지 않는다는 단점이 있다. 머리를 깎지 않고 펀치를 하는 방법으로 할 수 있는데 이런 경우 시간이 많이 걸리고 비용이 비싸지는 단점이 있다.

■ 맥스웰피부과는 연간 수술 500회 이상의 모발이식 전문 피부과이다

모발이식 수술은 어려운 수술은 아니지만 모발이 자연스럽게 보이도록 하는데는 많은 경험과 노하우가 필요한 수술이다. 수술 과정이 의사 혼자만 진행하는 것이 아니고 공여부를 채취하면 하나하나 모낭으로 나누는 과정을 간호사가 하게 되는데 이런 역할을 하는 간호사의 숙련도도 중요하다. 맥스웰피부과는 경험이 풍부한 의사들과 간호사들이 최선의 결과를 위한 노력을 하고 수술하는 동안이나 수술 후에 통증이나 붓기를 최소화하는 과정으로 환자들이 편안하게 수술 받고 자연스런 결과가 나오도록 하고 있어서 수술의 만족도가 높다.

미용적인 목적인 헤어라인이나 눈썹, 속눈썹을 이식하는 경우 이식 후에도 자연스럽게 모발이 나고 생착률이 좋게 하기 위해서 저출력 레이저, 줄기세포 추출 성장인자 등을 사용하고 있고, 탈모가 있어서 수술을 한 경우 이런 노력들 외에도 앞으로 탈모가 진행되지 않게 수술 후에도 지속적인 모니터를 통해서 한 번 수술로 평생을 풍성한 모발로 유지될 수 있도록 하고 있다.

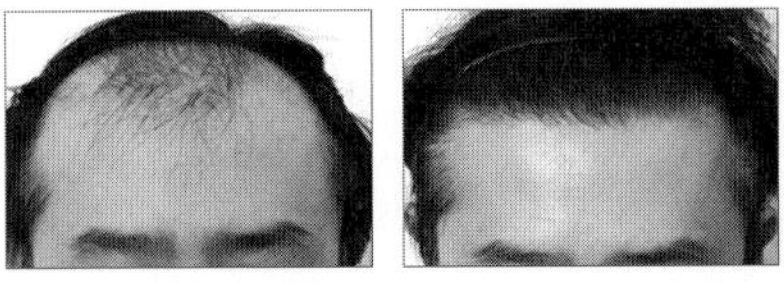

3500모를 이식한 남성의 8개월 후

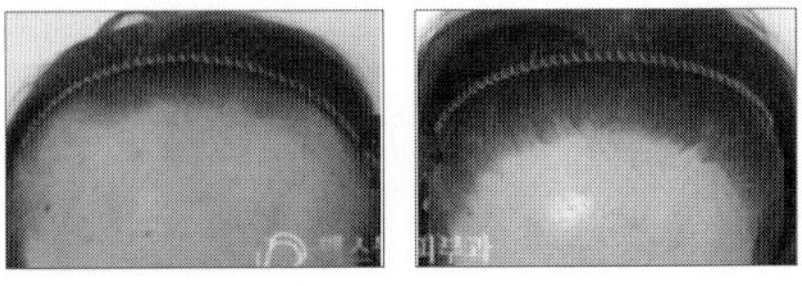

헤어라인에 3000모를 이식한 여성의 7개월 후

▶ 모발이식의 장점

① 관리가 자유롭다. 이식해서 자란 모발은 원래 본인의 모발과 똑같아서 특별한 관리를 하지 않아도 된다.

② 평생 빠지지 않는다. 이식에 사용하는 모낭세포는 주로 옆머리와 뒷머리에서 가져오므로 탈모의 영향을 받지 않는다. 따라서 이식한 모발은 특별한 관리를 하지 않아도 평생 유지된다.

③ 자연스럽다. 자기 모발이 자라나는 것이므로 기존의 모발과 느낌이 동일하고 생착 후에는 티가 나지 않는다.

독소와 해독

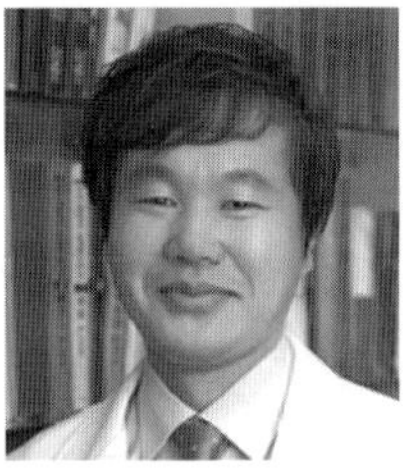

강신용
내몸사랑한의원 원장
www.healingin.co.kr

■ 현대인의 수명과 건강한 삶, 체내 독소 관리에 달려 있다

현대인의 삶에서 맑은 공기와 깨끗한 물만 마시고 살 수 있는 환경은 꿈이 되어버렸다. 공해로 오염된 물과 공기, 약물의 오남용, 잘못된 호흡과 식습관, 스트레스 등 살아가는 것 자체가 독소의 축적을 피할 수 없는 생활을 하고 있는 것이 현대인이다. 현대의학에서는 세포의 생명력과 신체 면역력을 저해하는 모든 요소를 '독소'라고 규정한다. 이러한 독은 노화뿐 아니라 크고 작은 질병에서부터 암을 포괄하는 현대병, 성인병, 만성질환 등의 원인이 된다.

발달된 의학과 풍부한 단백질 공급은 인간의 평균 수명을 대폭 늘렸다. 하지만 역설적으로 산업화의 발달에 따른 환경오염과 늘어난 수명만큼 늘어나는 스트레스는 몸 안에 독소를 쌓이게 해 그로 인해 만성질환에 시달리는 인생을 살게 된 것이다. 많은 사람들의 관심은 '오래 살되 아프지 않고 건강하게 사는 삶'을 원한다. 답은 간단하다. 이렇게 몸 안에 쌓인 독소를 배출하는 것이 건강한 삶을 사는 지름길이며 모두가 소원하는 삶이기도 하다.

우리 몸은 스스로 자정능력이 있어 자가면역계가 작동하면 웬만한 병은 저절로 낫는다. 따라서 건강한 상태라면 유해한 독소가 체내로 들어오거나 체내에서 생성되어도 자연히 독소를 배출할 수 있는 기능이 작동한다. 그런데도 독소가 쌓이는 이유는 배출하는 것보다 더 많은 양의 독소를 몸 안에서 만들어지거나 흡수하기 때문이다. 몸 안에 독소가 쌓일수록 독소를 배출하는 기능들은 점점 무력해진다. 자정능력이 떨어지면서 악순환이 되는 것이다.

독소의 인체 유입 중 가장 큰 요인은 음식 섭취이다. 외식을 비롯하여 패스트푸드와 인스턴트음식, 배달음식 등은 말할 것도 없지만 가정에서 사용하는 식품들 또한 농약과 온갖 종류의 식품첨가물에서 자유롭지 못하다. 과거에는 먹을 게 풍부하지 못한 데다가 충분한 영양섭취가 되지 않아서 건강을 해쳤다면, 요즘은 음식을 과잉 섭취하는 반면에 필수 영양소 섭취는 제대로 되지 않아서 영양 불균형으로 인한 문제가 생길 수 있다. 이러한 문제들로 인해 인체의 면역기능이 저하되어 우울증이나 정서불안, 불면증 등의 정신적인 질환은 물론이고 다양한 질환(알레르기, 비만, 냉기, 어깨결림, 요통, 피로, 면역력의 저하, 관절통, 아토피, 각종 암, 성인병 등)들에 시달리게 된다.

몸에 좋다고 알려진 비타민, 미네랄, 건강식품 등을 아무리 섭취해도 신체의 기능이 회복하지 않는 것은, 몸에 독소가 많은 상태에선 독이 체내에서 활동하는 모든 효소와 미토콘드리아의 활동을 저해하여 대사활동을 약화시키기 때문이다.

■ 체내 독소는 신체기능을 저하시킨다

산소를 운반하는 헤모글로빈은 글로빈이라는 단백질에 철이 붙어 있는 형태이다. 그런데 철 대신에 수은이 붙으면 산소 운반능력이 떨어지면서 수은 중독 현상이 일어난다. 납이 몸에 축적되면 신경계통을 손상시켜 신경과 근육을 마비시키면서 뇌성마비를 일으킨다. 망가니즈는 뇌와 간에 축적되어 성장을 막고 생식기능을 저하시킨다. 카드뮴은 폐암을 유발하고 칼슘대사를 방해하며 뼈를 무르게 만드는 카드뮴 중독 증상인 이타이이타이병을 유발한다. 독소는 혈류를 통해 전신에 운반된다. 내장이나 혈관에 쌓이기도 하고 내장지방에 쌓이기도 한다. 장내 독소는 박테리아와 곰팡이들로 인해 발생하는데, 독소가 끼게 되면 피를 탁하게 만들고 탁한 피는 만병의 근원이 된다.

축적되는 독소의 양이 많아지면 피를 나쁘게 하고 간을 나쁘게 하고 장을 나쁘게 하고, 그 외에 몸의 모든 부분에 악영향을 주기 때문이다. 몸에 쌓인 독소의 종류와 양과 기간에 따라 제각각 미치는 영향도 다르다. 결혼한 남녀에게 불임의 이유가 되기도 하고, 성장기 아이들에게는 비만이나 당뇨와 같은 질병을 불러오기도 하고, 젊은 여성들에겐 조기폐경이나 극심한 생리통을 가져오기도 한다. 이러한 독소 축적이 무서운 이유의 또 하나는 2세에게도 영향을 미친다는 점이다. 임신 전에 수은이 체내로 유입된 상태에서 임신을 하게 되면 그 수은이 태반을 통과해 태아의 몸으로도 들어가서 신경증상이나 장기 조직 형성과정에서 문제를 일으킬 수 있다.

▶ 독소 축적 진행 단계

6단계

암, 치매, 중풍, 파킨슨, 심장질환, 자가면역질환 등 난치성 질환으로 진행된다.

5단계

당뇨, 고혈압, 고지혈증, 콜레스테롤 혈증, 지방간, 간수치 상승, 아토피, 천식, 우울증, 공황장애, ADHD 등 검사상 이상소견들이 나타난다.

3~4단계

자주 붓는다. 소변이 시원치 않다.
소화불량, 구취, 수족냉증, 과민성 대장, 만성부종, 만성 위질환, 장질환, 안구건조, 여성 질환(생리통, 자궁근종 등), 만성변비, 만성설사, 만성비염알러지, 축농증, 성장부진, 만성통증, 불면증, 급격한 체중증가

1~2단계

만성피로, 뒷목과 어깨결림, 두통, 어지럼증, 잦은 감기, 많이 자도 피곤하다. 몸이 무겁다.
아랫배가 차고 나온다.

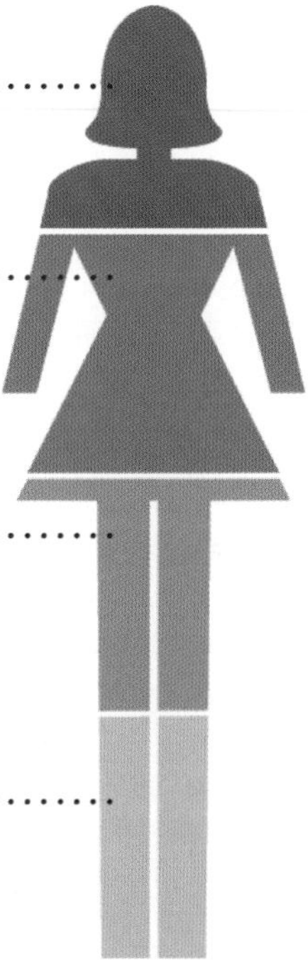

혈액과 더불어 체내를 순환하게 되는 독소가 가장 축적되기 쉬운 곳이 뇌세포이다. 뇌의 신경세포는 유해금속이 축적되기 쉽다. 그 다음으로 지방조직에 많이 축적된다. 그래서 유해금속과 붙어버린 지방은 불완전연소지방이 된다. 유해금속이 부착된 지방은 아무리 다이어트를 해도 성공하지 못한다.

몸이 특별한 이유 없이 늘 무겁고, 관절이 아프고, 몸이 붓거나 어깨의 근육 뭉침이 있고, 만성피로가 지속된다면 체내 독소 축적량이 많아졌을 가능성이 높다. 그러므로 '나른하다', '피곤하다', '피부의 트러블이 생긴다', '노상 감기를 달고 산다' 등의 초기 증상이 나타날 때엔 해독을 할 필요가 있다.

■ 해독(디톡스)은 방법이 가장 중요하다

해독의 진정한 의미는 몸 안에 쌓인 독소를 배출하는 것이다. 독소를 제거하는 데에는 순서와 방법이 중요하다. 첫 번째, 선행되어야 할 것으로 독소가 될 만한 식품 자체를 제한하는 데에 있다. 두 번째, 장관(腸管)으로 유입된 독소를 배출시키는 일이다. 해독에 제일 먼저 대처하는 것은 장(위장, 소장, 대장)이다. 모든 음식물들은 위장을 거쳐 소장과 대장을 지나며 영양분을 흡수한 후 일직선으로 항문을 경유해 대변과 소변으로 배출된다. 독소를 신속히 체외로 배출시키는 직송로인 셈이다. 우리 몸에 들어온 유해독소의 75%가 대변으로 배출되고 소변이 20%, 땀이 3%, 모발이 1%이다. 따라서 변비가 이틀 정도만 되어도 유해독소가 장에서 몸으로 흡수되어 버린다. 그러므로 변이 장 내에서 머무는 시간을 줄여야 한다. 그리고 그 외의 독소들이 만들어지는 환경을 최대한 억제하는 것이 좋다.

우리 몸에는 약 100조 개의 세균이 살고 있다. 건강한 사람의 경우 몸에 유익한 '유익균'이 30%, 병들게 하는 해로운 '유해균'이 5~10%, '중간균(해바라기균)'이 60~65%를 차지한다. 이 비율이 깨져서 유해균이 늘어났을 때 우리 몸은 병들게 된다. 특히 중간균을 해바라기균이라고 별칭하는 것은 이 균이 가지는 특성 때문이다. 이 해바라기균은 유익균이 강하면 유익균 편을 들고, 유해균이 강하면 유해균 편을 든다.

그러므로 독소를 만들지 않으려면 유익균을 늘리고 유해균을 줄이는 식사, 즉 유산균을 비롯하여 필수지방산, 식이섬유, 올리고당 등을 충분히 섭취하여 장속 유익균의 비율을 높여야 한다. 이런 해독요법은 미국, 유럽 등의 선진국에서도 각광을 받고 있다. '박테리오테라피'라고 하여 유익한 세균을 인체에 투입해 해로운 균의 침입을 방해하는 요법이다. 하지만 이미 장관으로부터 흡수되어버린 독소는 어찌해야 하나? 바로 세 번째, 간에서 독소를 해독하게 된다. 간이야말로 인체가 가지고 있는 해독의 최고의 방어기관이다. 장으로부터 체내로 흡수된 독소나 노폐물은 모두 간으로 보내져 무독화된다. 과식, 과음, 흡연 등 의도적인 독소 흡입으로 힘겨워하는 간의 건강에 새삼 신경써야 하는 것은 건강에 가장 중요한 일이다. 독소들을 배출시키는 통로가 되는 임파계, 간장, 신장, 폐, 피부 등의 장기나 조직의 기능을 활성화시키게 되면 더 빠르고 원활하게 해독이 이루어진다. 그렇다면 이러한 장기들을 활성화시키기 위해서 무엇이 필요할까? 바로 에너지이다.

그러기 위해선 호흡이 중요하고, 장을 차게 하지 말고, 충분한 숙면, 대사를 항진하는 비타민과 미네랄, 항산화제 등의 충분한 섭취와 유산소운동 등이 필요하다. 이와 함께 좋은 물을 많이 마시는 것도 매우 중요하다. 체세포는 물과 더불어 대사를 진행하기 때문에 몸 안의 물 부족은 제독과 배독의 활동에 큰 영향을 끼친다. 물을 많이 마실수록 땀과 오줌의 배출을 활발하게 해서 해독의 스피드가 가속화된다.

■ 해독의 종착점은 독소를 체외로 배출시키는 것

독소를 막아내는 우리 몸의 기관 중에 대표적인 것은 간과 신장이다. 혈액 속에 들어온 독소는 간에서 분해해주는 역할을 한다. 따라서 간이 손상되면 해독기능도 저하되어 건강도 안 좋아진다. 간의 해독기능이 원활해야 면역력이 상승하고, 혈액이 맑아지면서 혈액순환이 잘 된다. 우리가 마시는 물도 온 몸을 돌면서 독소와 각종 노폐물들을 가져와 신장을 거치면서 대부분 걸러진다.

몸에서 독소를 몸 밖으로 배출하는 방법은 세 가지이다.

제일 먼저 대소변으로 배출된다. 체내 독소와 노폐물 배출에는 대단히 유효하지만 아쉽게도 중금속을 배출하기에 부적격이다. 중금속 류의 물질은 몸 안에서 흡수되거나 분해되지 않고 그대로 혈액에 남아 있을 뿐만 아니라 신장의 여과막을 통과하기 어렵다. 그러므로 독소 배출은 신장만 가지고선 한계가 있다. 두 번째와 세 번째 배출기관은 '땀샘(한선)'과 '피지선'이다. 현재 일부 해독법에는 간장의 해독이나 신장의 독소배출만이 강조되고 있는 실정이지만 땀샘과 피지선의 역할도 중요하다. 우리가 운동을 하면서 혹은 사우나에서 땀을 흘리는 이유가 이러한 몸의 독소와 노폐물들을 배출하는 데 도움을 주기 때문이다.

체내 독소의 배출은 본래 신장의 역할이 가장 중요하다. 땀샘을 통해서도 배출하지만 본래 땀샘의 기능은 체온조절의 성격이 강하기 때문이다. 땀샘은 한선(汗腺)이라고도 하는데 땀을 만들어내는 관상조직이자 외분비선이다. 독을 배제하는 우리 몸의 해독 메커니즘은 매우 복잡하다. 몸 밖으로 배출하는 기능은 위에서 말한 세 가지뿐만이 아니라 해독작업 자체는 몸 전신을 사용하고 있다고 보아도 무방하다. 주요 역할을 담당하는 것은 '임파계', '간장', '신장', '폐', '장', '피부' 등의 장기나 조직이다.

인체의 6대 해독기관

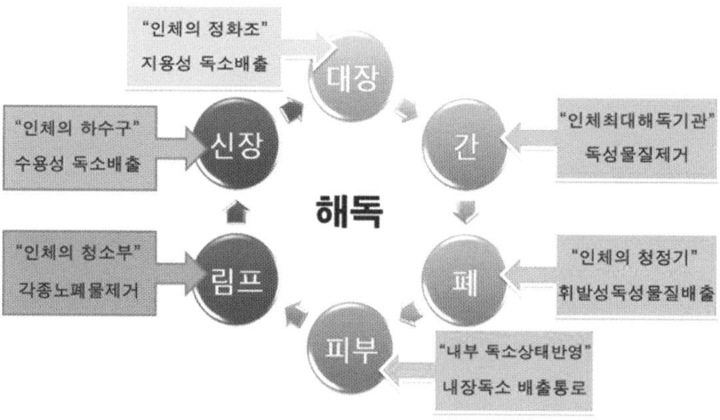

1. 해독을 도와주는 영양소들

(다음 영양소들은 영양 보급 이외에도 체내에서 독을 빼주는 역할을 한다.)

① 킬레이트 계열의 물질 : 킬레이트란 그리스어로 '게의 발'이란 뜻이다. 유해한 수은이나 납과 같은 유해금속을 족집게처럼 결합해 체외로 배설물과

함께 배출한다고 해서 이런 이름이 붙었다. 이러한 물질로는 '알파 리포산'과 같은 유황화합물과 'L-메티오닌'과 같은 함유 아미노산 등이 있다. 알파 리포산은 우리에게는 생소하지만 미국에서는 해독 배출의 제왕으로 알려져 있다.

② 해독력을 높여주는 계열의 물질 : 체내의 해독력을 높여주려면 미네랄 균형이 중요하다. 미네랄 균형이 조절되면 인간이 지닌 내장기관의 본래 해독력이 회복되어 유해금속이 축적되기 어려운 몸이 된다. 아연, 셀렌이 대표적 물질이다. 칼슘, 철, 마그네슘 등도 부족하기 쉬운 미네랄이므로 균형 있게 섭취하면 좋다.

③ 장내 청소 계열의 물질 : 장에 모여진 독소와 유해물질을 체외로 배출하는 쾌변은 독소 배출에 최고의 방법이다. 이런 쾌변을 유도하는 변비해소에 도움을 주는 유효성분은 식이섬유와 유산균이다. 특히 식이섬유는 독소를 흡수해 체외로 배출해주기에 제6의 영양소로 불릴 정도다. 또한 장의 활발한 연동운동을 촉진시켜주기 때문에 다이어트에도 매우 좋다.

④ 지방 연소 계열의 물질 : 지방이 쌓이면 체내 독소량도 그만큼 늘어난다. L- 카르니틴 등의 물질은 잉여지방을 연소시키는 한편 콜레스테롤과 중금속 등의 유해물질을 흡착하여 밖으로 배출시킴으로써 체내 독소를 줄여주는 역할을 한다.

2. 해독과 건강을 위한 복식호흡법

호흡은 생명유지에 있어서 가장 중요한 기능이다. 산소를 들이마시고 이산화탄소를 내보내는 가스 교환을 통하여 생물들이 유기물을 분해하여 생활에 필요한 에너지를 만드는 작용을 말한다. 즉, 호흡 또한 중요한 해독에 해당하는 것이다. 올바른 호흡은 중추신경계에 영양을 유입시키고 몸의 밸런스와 감정을 조절해준다. 코가 아닌 아랫배를 이용한 복식호흡은 행복 호르몬인 세로토닌의 분비를 증가시켜 뇌를 활성화시키기 때문에 우울증이나 스트레스 등을 감소시킨다. 숨을 들이키는 들숨에선 교감신경이, 숨을 내쉬는 날숨에선 부교감신경이 자극을 받는다. 따라서 숨을 천천히 길게 내쉬는 날숨에 의식을 집중하는 복식호흡을 통해 부교감신경을 더욱 활성화시킬 수 있다. 부교감신경을 지속적으로 자극하게 되면 혈압이 안정되고 몸의 순환이 좋아지며 면역력이 증가되는 등 전체적으로 몸의 기능이 좋아진다. 호흡법으로 건강을 지키고 해독 효과를 보려면 하루에 적어도 30회 이상의 복식호흡을 해줘야 한다.

■ 독소를 배출하면 자가치유력이 회복된다

히포크라테스는 '인체의 강한 면역력은 최고의 의사이자 (자신을 위해 싸워 주는) 최고의 전사'라고 표현했다. 독소는 혈액을 오염시키고 혈액은 세포를 병들게 한다. 오염된 세포는 오장육부의 조직을 파괴하여 만성질환으로 이어진다. 이런 악순환을 초래하지 않으려면 몸이 가진 '자가치유력'을 회복시켜야 한다. 그러기 위해서 해독이 필요한 것이다. 몸에 독소가 축적되어 있으면 한약을 먹는다거나 좋은 섭생을 한들 몸이 잘 받아들이지 못한다. 다이어트의 경우도 마찬가지이다. 체내 독소가 많이 쌓인 사람은 혈액순환을 비롯하여 전체적으로 기능이 다 떨어져 있기 때문에 운동과 한약 처방의 효과가 제대로 나타나지 않는다.

한의학에서도 사람의 자가치유력에 대해서 면역력을 '위기(衛氣)'라 하여, 이 위기가 사람 몸에서 돌면서 외부 사기(邪氣)의 침입을 막아준다고 적고 있다. 『동의보감』에서는 '기생어곡(氣生於穀)'이라고 하여 '기(氣)는 곡식에서 나온다'고 하였다. 먹는 것이 중요하다는 것이다. 즉, 사람이 잘 먹지 못하거나 나쁜 섭생을 하면 바이러스와 세균의 감염이 쉬워지는 상태, 즉 면역력이 떨어진다고 본 것이다. 어떤 질병들은 의학을 통해 치료 또는 개선되기도 하지만, 그런 과정이 근본적인 치료가 아닌 일시적인 억제인 경우도 있고, 약의 부작용으로 다른 합병증이 발생하는 경우도 있다. 고혈압 때문에 약을 먹는 건 치료 차원이 아니라서 평생 먹어야 한다. 그러나 해독요법과 운동, 식이요법을 통해 고혈압을 정상혈압으로 만들어 약을 아예 끊는 사례들을 숱하게 보게 된다. 건강한 삶에 있어서 자가치유력을 회복시키는 것만큼의 좋은 답이 없다.

■ 기혈수(氣血水)의 흐름이 좋아지는, 내몸사랑한의원의 해독요법

한의학에서는 기(氣), 혈(血), 수(水)를 신체의 흐름을 구성하는 3대 요소로 본다. 기(氣)는 눈에는 보이지 않는 생명에너지를 가리키고, 혈(血)은 혈액과 그 속에 내포한 영양소로 순환기능의 작용을 가리킨다. 수(水)는 타액, 위액, 분비액, 눈물, 땀, 소변 등의 체액으로서 서양의학에서 말하는 임파액도 들어간다. 수분대사와 배설, 면역에 작용하는 '기혈수(氣血水)'의 흐름이 좋아야 심신의 균형이 이루어질 수 있다. 반면에 기혈수의 흐름이 정체된 장소에선 정상적이지 않은 증상이나 병이 생긴다.

내몸사랑한의원에서는 4대째 이어온 풍부한 임상 경험과 독특한 비방들을 통하여 안전하고 검증된 치료로 인체의 근본을 다스리는 해독요법을 사용하고 있다. 독창적인 해독프로그램인 〈청혈해독요법〉은 오염된 혈액과 세포를 맑게 하고 활성효소를 늘려준다. 즉, 대사효소의 최대화를 통해 몸에 노폐물을 배출하게 만드는 것이다. 따라서 세포분열의 촉진화는 물론 내장지방의 감소까지도 기대할 수 있다. '내몸수(水), 내몸장(腸), 내몸혈(血), 내몸심(心), 내몸식(食)'으로 이루어진 '청혈해독프로그램'은 혈액 속에 있는 혈독까지 배출해주기 때문에 면역력 회복에 탁월한 효과가 있다. '내몸수(水)'는 신장의 독소를 소변으로 배출시키고, '내몸장(腸)'은 장 속의 환경 및 독소를 대변으로 배출하도록 하고, '내몸혈(血)'은 혈액 속의 독소를 제거하고, '내몸심(心)'은 스트레스, 화병, 우울증이나 심신의 안정에 도움을 주고, '내몸식(食)'은 다섯 가지의 곡식을 발아, 발효한 것으로 활성효소, 비타민, 미네랄, 식이섬유를 풍부하게 공급하여 준다.

청혈해독요법의 주요 과정은, 첫째, 몸 안의 오염물질들을 비우고 둘째, 소화기관에 휴식을 주고 셋째, 영양요소들로 채우고 넷째, 건강한 몸으로 되살리는 것이다.

이 과정을 거치게 되면 혈액을 포함하여 장부의 독소들이 제거되면서 몸이 깨끗하고 가벼워진다. 체내독소가 빠져나가는 과정에서 간혹 현기증과 어지러움이 나타날 수 있지만 면역체계가 정상으로 돌아오면서 나타나는 명현반응이므로 걱정하지 않아도 된다. 이렇게 깨끗하게 비워진 몸에 좋은 영양으로 다시 채우는 것이 해독의 최종 목표이다. 해독은 단지 몸을 깨끗하게 하는 데에만 그치지 않는다. 그 동안의 나쁜 식습관을 버리고 자신의 몸을 위해 참고 절제하는 과정을 통해 자신의 삶을 돌아보게 되기 때문이다. 몸의 건강을 위해 해독을 실천하는 건 적극적인 자기 반성이다. 자신이 먹어온 것들의 성분을 점검하고, 나쁜 것들은 제거하여서 원래의 몸으로 회복시키겠다는 노력이므로 이는 자신의 성찰로도 이어진다.

해독은 멈추고 쉬었다 가는 것이다. 자신이 먹은 걸 돌아보면서 몸 안에 독소로 남아 있는 것들을 비워내는 것이다. 정신 또한 해독의 시간이 필요하다. 해독프로그램을 거친 대부분의 사람들은 자신의 정신까지 가벼워졌다고 말한다. 이런 깨달음을 얻은 사람들은 해독프로그램이 끝난 이후에도 자신의 건강을 비교적 잘 유지시켜 나간다. 그리고 무엇을 하면 자신에게 해로운지를 자주 상기함으로써 전과 같은 나쁜 식습관으로 회귀되지 않으려는 노력들을 한다. 해독을 실천하고 그 효과를 스스로 확인해 보는 일은 그래서 매우 중요하다.

▶ 해독 후의 다양한 신체 변화들

① 만성피로, 불면증이 사라진다.
② 만성적인 어깨와 목 결림 현상이 사라진다.
③ 살이 빠지며 복부비만이 개선된다.
④ 소화가 잘 되며 신트림이 사라진다.
⑤ 아이들의 경우 신체기능이 정상화되면서 키가 자란다.
⑥ 아토피, 알레르기성 비염, 천식이 완화된다.
⑦ 생리혈이 맑아지면서 분비물이 줄고 생리통이 사라진다.
⑧ 소변의 색이 맑아지고 시원하게 나온다.
⑨ 머리가 맑아져 집중력이 좋아진다.
⑩ 대변이 바나나 모양처럼 나오면서 색과 냄새가 좋아진다.
⑪ 스트레스에 강해지며 감정의 기복이 줄어든다.
⑫ 안색이 밝아진다.
⑬ 더위와 추위에 강해지고 감기에 잘 안 걸린다.

아토피·사마귀·난치성 피부질환

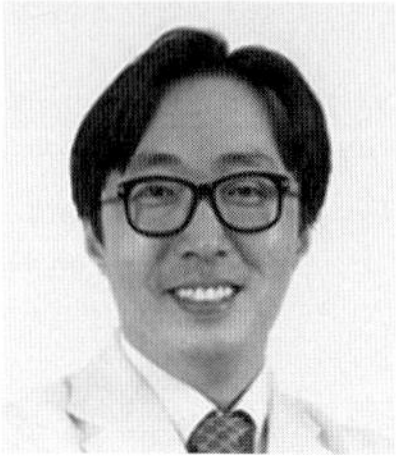

박치영
생기한의원 원장
www.saengki.com

■ 아토피성 피부염은 얼마든지 치료될 수 있다

아토피는 십수 년 전까지만 해도 드문 질환이었다. 그런데 지금은 '국민병'이라는 수식까지 붙을 정도로 해마다 늘어나고 있다. 건강보험공단의 2014 상반기 건강보험 주요 통계를 보면, 2013년에 아토피 피부염으로 진료받은 사람이 97만9,674명이나 되었다. 이중 9세 이하가 45만5,754명으로 전체 46.5%나 차지했다. 병원 진료를 받지 않은 환자 수까지 포함하면 실제 아토피 환자수는 이보다 훨씬 많을 것이다.

아토피 환자가 급증하는 반면에 뚜렷한 원인과 명쾌한 치료법이 나오지 않아 오늘날까지도 '난치성 피부질환'의 대명사로 불리고 있다. 어떤 병이든 원인과 기전을 명쾌하게 이해하면 그 치료법을 찾을 수 있을 것이다. 하지만 아토피의 원인과 기전은 너무나 다양하고 또한 복잡하게 얽혀 있다. 환경오염, 불규칙한 식습관과 서양식 식생활, 다양한 스트레스, 주거 환경의 변화, 집먼지진드기와 바이러스 및 세균에 의한 직접적인 손상, 약물과 보습제의 오남용 등등 여러 요인들이 단독적으로 작용하는 것이 아니라 복잡하게 얽혀서 우리 인체의 면역 시스템을 혼란에 빠뜨리게 되는 것이다. 이처럼 아토피는 한 번 빠지면 헤어나오기 어려운 난치성 피부질환인 것이다.

아토피의 대표적인 증상으로는 가려움, 홍반(홍조, 홍종), 각질, 태선화, 진물, 색소침착, 백색피부묘기증 등이 있다. 아토피의 증상 중 환자들이 가장 괴로움을 호소하는 증상이 바로 가려움증과 진물이다. 이러한 가려움증과 진물은 피부 내부에 존재하는 염증 반응의 결과물들이다. 피부 내부의 염증을 해결하지 않으면서 당장의 가려움증과 진물을 해결하기 위해서 항히스타민제나 스테로이드제 등 대증요법 약물들을 자주 사용하게 되면 오히려 장기적으로 중증의 아토피로 악화될 수 있으므로 신중하게 사용해야 한다. 현대의학에서 아토피 치료에 주로 사용하는 스테로이드 연고나 항히스타민제는 일시적으로 증상이 올라오지 않도록 막거나 염증을 일으키는 면역체계를 차단해주지만 근본적인 치료제가 아닐 뿐더러 부작용이 적지 않기 때문이다.

특히 소아들의 경우에는 성인들보다 더욱 세심하고 신중하게 접근해야 한다. 소아기는 면역 시스템이 성인에 비해서 불완전하여 인체에 미치는 영향과 부작용 또한 더욱 심각하기 때문이다. 태선화, 색소침착, 백색피부묘기증은 중증의 아토피를 의미하는 증상이다. 국소적인 부위라도 태선화와 색소침착의 반응이 존재한다면 이는 본인의 자각증상과는 달리 중증의 아토피로 진단해야 한다. 당장은 가려움증이나 진물반응이 나타나지 않고 자각증상이 없더라도 인체의 면역상태가 나빠지면 언제든지 증상이 악화될 수 있기 때문이다. 비록 피부 표면으로 드러나지 않지만 내부적으로는 악화되고 있기 때문에 치료를 방치하거나 미뤄선 안 된다.

■ 생기한의원의 아토피 치료는 체질개선과 면역체계 강화에 있다

아토피 치료는 혼란과 혼돈에 빠진 인체의 면역체계를 정확하게 이해하는 것부터 시작된다. 한의학에서 체질개선이라는 표현을 사용하는 것은 인체의 혼란된 면역체계를 뒤흔들어 정상적인 면역 시스템으로 바꾸겠다는 의미를 내포하고 있다. 한 번 혼란에 빠진 인체의 면역 시스템은 정상적으로 작동하기 위해서 오랜 시간과 노력이 필요하므로 이를 이해하고 치료에 임해야 한다. 그야말로 아토피 치료는 험난한 산을 정복하는 등산의 과정과 유사한 것이다.

한의학에서는 인체의 내부인 오장(五臟), 즉 간심비폐신(肝心脾肺腎)의 다섯 장기와 육부(六腑)인 담, 소장, 위, 대장, 방광, 삼초에서부터 골격, 근육, 혈관, 신경, 임파선 등이 서로 긴밀하게 영향을 주고받고 있으며 인체 가장 외부에 위치하는 피부와 이어져 하나의 신체를 이루고 있다는 전일적인 인체관을 가지고 있다. 따라서 피부는 내부 장기의 건강 상태를 반영하는 거울과 같다. 특히 폐와 위장은 피부에 직접적인 영향을 미친다. 『동의보감』에 보면 '폐주피모(肺主皮毛)'라는 대목이 나온다. 폐가 피부와 털을 주관한다는 말이다. 또한 피부(皮膚)라는 글자에서 부(膚)라는 한자를 살펴보면 虍와 胃로 이루어져 있다. 胃는 위장을 뜻하는데 이는 피부가 위장과 직접적인 관계가 있음을 의미한다. 피부 환자의 건강상태를 확인하기 위해 복진을 하면 위장 부위가 딱딱하게 굳어 있는 경우가 대부분이다. 아토피가 호전되면서 위장 부위의 딱딱한 부분도 함께 개선되는 것은 물론이다.

아토피 피부염은 단순한 피부질환이 아니라 폐와 호흡기, 그리고 위장을 중심으로 한 전신의 면역 혼돈에서 온 이상(atophos) 현상이다. 이러한 면역 혼돈을 원래의 안정적인 면역 균형의 상태로 되돌리는 것, 그것이 한의학적인 체질개선 치료이고 이를 통해서 아토피가 나을 수 있다. 물론 개개인의 증상이나 연령에 따라서 치료의 기간과 예후는 다양한 스펙트럼을 가진다.

면역이 안정되고 체질이 개선될수록 피부를 비롯한 인체에는 여러 가지 호전반응이 나타난다. 먼저 환부의 진물이 줄어들고 두꺼웠던 환부가 조금씩 얇아지게 된다. 검붉었던 피부색이 정상적인 피부색으로 바뀌고 두터웠던 각질이 얇은 각질로 변화된다. 이러한 반응은 환부의 중심부위에서 먼저 시작된다. 또한 땀이 나지 않던 환부에서 땀이 정상적으로 배출되게 된다. 이를 생기한의원에서는 'Saengki Sign'이라고 부른다. 이러한 Saengki Sign은 아토피뿐만 아니라 다른 난치성 피부질환의 치료에도 똑같이 적용된다. 만약 Saengki Sign과 반대되는 증상 즉 Reverse Saengki Sign이 나타난다면 이는 증상의 악화를 의미한다.

아토피 치료는 험난한 산을 등반하는 등산의 과정과 유사한 것이다. 혼자서는 오르기가 무척 어려운 산이기 때문에 노련한 가이드가 반드시 필요하고 그 가이드를 신뢰해야만 성공 가능성이 높아진다고 할 수 있다. 그러한 가이드는 경험 많고 숙련된 의료인이어야 한다. 또한 본인의 꾸준한 관리와 생활습관의 개선이 반드시 필요하다. 고질적인 생활습관의 개선 없이는 어떠한 훌륭한 치료라도 그 효과를 발휘하기가 힘들기 때문이다.

Saengki Sign

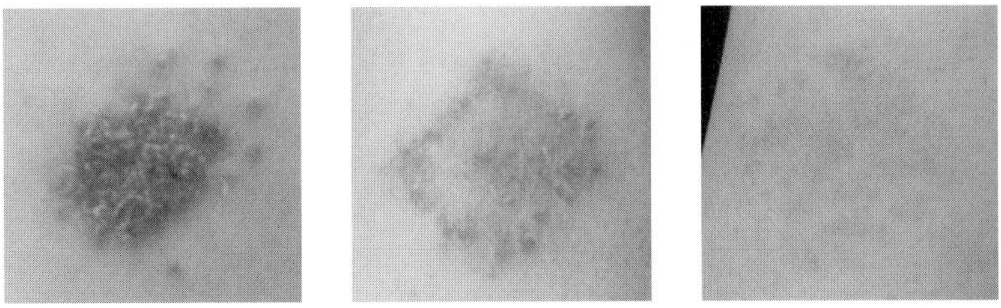

생기한의원에서는 아토피 치료를 위해 'SBT(Self Balancing Therapy)' 요법을 시행하고 있다. 체질개선과 피부재생을 돕는 한약, 독소와 염증을 배출하고 염증을 완화하는 환, 환부에 직접 주입하는 약침, 정체된 기혈의 순환을 원활하게 하는 침, 피부에 온열자극을 통해 피부재생을 돕는 뜸, 자체 개발한 유기농 천연 한방외용제와 다양한 광선치료 등을 통해 인체의 혼란된 면역체계를 개선하고 회복하는 것이다.

■ 늘어나고 있는 바이러스성 피부질환, 사마귀

국민건강보험공단에 의하면 사마귀 환자가 2009년엔 13만 명이었다가 2013년엔 36만2천여 명으로 늘어났다. 연령별로는 10대가 32%로 가장 많았고, 9살 이하 아동과 20대가 뒤를 이었다. 과거엔 아이들에게 사마귀가 생겼을 때 그냥 내버려두면 저절로 낫는 경우가 있었다. 면역체계가 확립되지 않은 상태에서 발생했던 사마귀가 아이들이 성장함에 따라 점차 면역체계가 잡히면서 사마귀 바이러스를 이겨냈기 때문이다.하지만 급격한 산업의 발달로 환경오염, 서구화된 식생활, 스트레스의 증가, 주거환경의 변화 등으로 면역력이 약해진 현대인들은 과거에 비해 사마귀 바이러스를 스스로 이겨내지 못하는 경우가 대부분이다.

사마귀는 몸의 면역력이 바이러스를 이길 수 있을 만큼 충분히 높지 못할 때 바이러스에 감염되어 발생한다. 따라서 면역력 자체를 증강시키지 않은 채 눈에 보이는 병변만 제거하는 건 근본적인 치료라고 할 수 없다. 바이러스가 피부에 잔존해 있다가 언제든지 재발할 수 있기 때문이다.

▶ 사마귀의 종류와 특징

• **물사마귀** : 3~6mm 정도 크기의 돔(dome) 모양으로 가운데가 배꼽처럼 옴폭하게 들어가 있는 형태이다. 좁쌀 모양의 살색 또는 분홍색의 수포성 구진이 피부와 점막, 신체 어느 부위에서나 발생한다. 성인보다는 소아에게, 여아보다는 남아에게 주로 발생하며, 아토피를 동반하거나 아토피 환부를 중심으로 나타난다.

• **수장족저사마귀** : 환부가 딱딱하고 거칠게 튀어나오는 수장족저사마귀는 주로 손바닥 및 발바닥에 발생한다. 큰 사마귀 주변을 작은 사마귀가 둘러싸기도 하며, 이들이 합쳐져서 덩어리를 이루기도 한다. 발바닥에 생긴 경우 체중에 눌려서 병변이 융기되지 않고 심부에 위치하며 보행시 통증을 동반하기도 한다. 티눈으로 오인하는 경우가 많다.

• **편평사마귀** : 2~5mm 정도 크기의 약간 융기된 편평한 다각형의 모양으로 살색 혹은 옅은 갈색을 띤다. 많은 수의 자잘한 구진이 얼굴이나 사지를 비롯하여 몸 어디에나 나타날 수 있다. 인유두종 바이러스 질환 중 하나로 면역계 이상에 의한 것이므로 제거 후에도 재발하는 경우가 많다.

• **심상성사마귀** : 심상성사마귀는 주변과 경계가 명확히 구분되며 표면이 거칠거칠한 각질성 구진 또는 결절의 형태로 나타난다. 회색 혹은 갈색 표면의 심상성사마귀는 일반인들이 알고 있는 가장 흔한 유형의 사마귀이다. 주로 손가락이나 손등, 발가락이나 발등에 나타나며 드물게 입술과 코 주변의 안면부나 기타 몸통 부위에 발생하기도 한다.

• **곤지름(성기사마귀)** : 다른 사마귀들처럼 바이러스에 의해 생기고 전염되며 모양이 비슷하지만 손이나 다른 곳에 나는 사마귀와는 달리 잘 부스러지고 닭벼슬 같이 뾰족뾰족하여 첨규(尖圭) 곤지름 또는 성기사마귀라고 한다.

■ 생기한의원의 사마귀 치료는 면역력 회복에 있다

사마귀는 체질에 맞지 않는 음식섭취, 과로, 과음, 스트레스 등등으로 인해 면역력이 저하된 상태에서 사마귀 바이러스에 노출되어 발생한다. 한의학의 고전인 『황제내경』에는 '正氣存內 邪不可干(바른 기운이 몸 안에 충만하면 나쁜 기운이 들어오지 않는다)'이라는 구절이 있다. 즉, 면역력이 충만하면 나쁜 기운인 사마귀 바이러스가 침범할 수 없다는 의미로도 해석될 수 있다. 사마귀 바이러스에 이미 감염된 상태라면 인체의 면역력을 상승시킴으로써 물리칠 수 있다.

면역의 균형을 되찾아 스스로 병을 치료할 수 있도록 하는 피부질환 치료의 답은 '생기SBT(Self Balancing Therapy)'에 있다. 인체는 스스로를 보호하는 고유한 면역체계가 형성되어 있다. 하지만 과로와 스트레스를 비롯한 여러 원인으로 떨어진 면역력을 높여서 사마귀 바이러스를 극복하는 것이 바로 생기치료인 'Self Balancing Therapy'인 것이다.

사마귀 치료는 치료 효과의 시너지를 높일 수 있는 다양한 방법들로 구성되어 있다. 인체 전반적인 면역력을 높여주면서 사마귀 바이러스로 인해 손상된 피부세포의 면역력과 재생력을 높여주는 한약과 환을 처방하고 그 외 약침, 뜸, 외용제 등의 보조적 치료를 겸함으로써 치료 효과를 배가시키고 있다. 특히 피부질환 치료를 위해 자체 개발한 '약침'은 피부세포에 직접적으로 작용하여 직접적으로 그 효과를 발휘하게 된다. 약침은 순수 한약재에서 추출한 성분이기 때문에 내성이나 습관성, 중독성 없이 안전하게 사용할 수 있다.

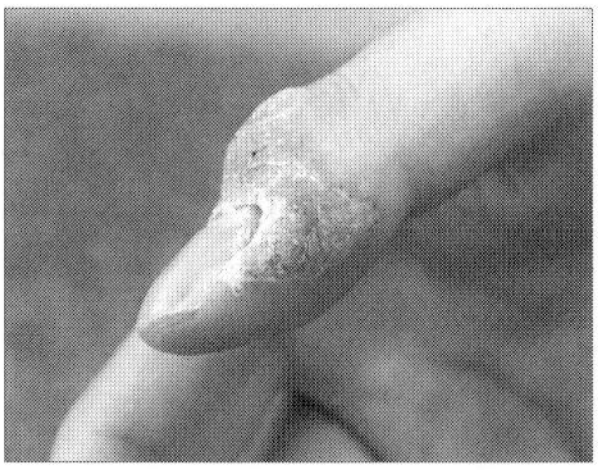
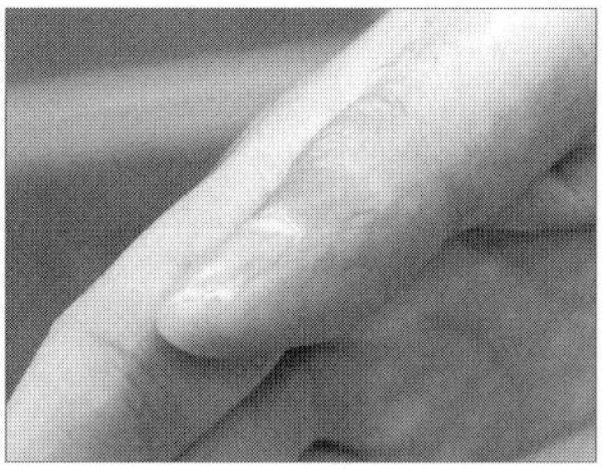

손에 난 사마귀 치료 전후

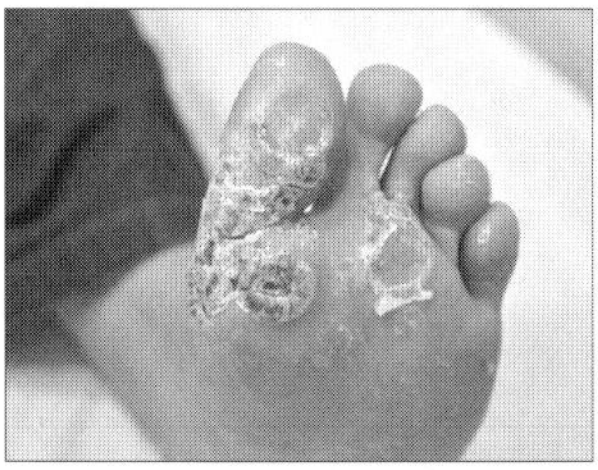
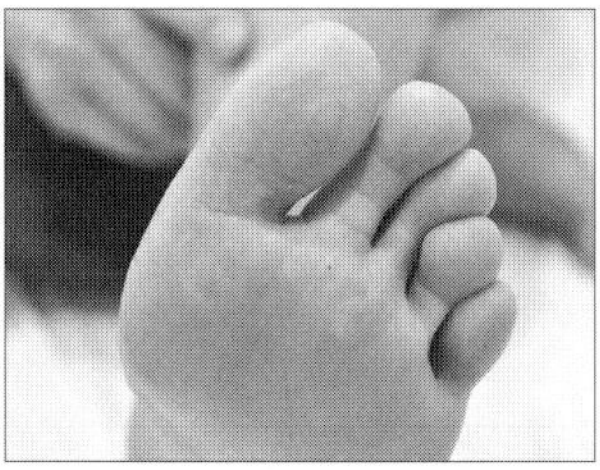

발에 난 사마귀 치료 전후

■ 난치성 피부질환엔 반신욕과 일광욕이 명약이다

아토피와 건선을 비롯한 지루성피부염, 한포진, 화폐상습진, 결절성양진, 화농성한선염 등등 오늘날 각종 난치성 피부질환이 점점 늘어나고 있다. 아직까지도 많은 사람들이 이러한 난치성 피부질환을 과연 한의학적으로 치료할 수 있는지에 대해서 반신반의한다. 게다가 치료를 받는 환자 중에도 희망의 끈을 이어가지 못하고 중간에 치료를 포기하는 안타까운 이들도 있다.

난치성 피부질환을 극복하는 데 도움이 되는 대표적인 방법은 바로 일광욕과 반신욕이다. 반신욕은 피부의 땀구멍과 모공을 통해 인체의 독소와 염증을 직접적으로 배출하게 된다. 난치성 피부질환으로 고생하는 사람들 중 대부분은 초기에 아무리 반신욕을 해도 땀이 잘 나지 않는 경험을 하게 된다. 하지만 증상이 점점 호전되면서 반신욕을 할 때 땀이 잘 나는 경험을 하게 된다. 반신욕을 통해 독소와 염증을 몸 밖으로 배출할수록 난치성 피부질환은 점점 사라지게 되는 것이다.

반신욕은 인체의 혈액순환을 원활하게 하고 피부조직의 보습력을 향상시킨다. 아토피와 건선을 비롯한 난치성 피부질환을 앓고 있는 환자의 경우에는 피부가 뻣뻣하고 건조한 경우가 대부분이다. 반신욕을 반복할수록 피부의 자연보습력이 회복되어 뻣뻣하고 건조한 피부가 윤기 있고 촉촉한 피부로 바뀌게 된다. 적절한 반신욕은 38~40도의 온도에서 20~30분 정도의 시간으로 하는 것이다. 하루에 수차례 반신욕을 반복하면 할수록 치료 효과는 더욱 증가하게 된다.

한의학에서 양기(陽氣)는 생명력을 의미한다. 이 양기의 근본 뿌리가 바로 태양광선인 햇빛이다. 피부에 직접적으로 작용하는 햇빛의 치유력은 상상 이상이다. 피부조직의 재생력을 극대화하고 각종 세균과 바이러스, 진균 등을 소독하고 제거하며 알레르기 반응을 억제하는 역할도 한다. 햇빛에 꾸준히 노출되어 피부 속 멜라닌 색소가 늘어나고 피부가 검어질수록 외부자극에 대한 방어능력이 높아지기 때문이다.

일광욕은 피부에 직접적인 생명력을 공급한다. 하루 30분~1시간 정도의 일광욕은 피부의 재생을 원활하게 하고 피부 면역력을 회복하는 데 큰 도움이 된다. 자외선이 피부노화와 주름을 유발한다는 이유로 과잉기피하는 사람들이 많아서 안타깝다. 햇빛이 강한 한 여름에 갑자기 일광욕을 하면 화상을 입기 때문에 봄부터 서서히 하루에 30분 이내로 일광욕을 하면서 피부의 적응을 높여야 한다. 6~8월에는 햇빛이 강한 12~3시 사이를 피해서 오전과 저녁 무렵 30분 내지 1시간씩 꾸준히 일광욕을 하는 게 좋다. 반신욕과 일광욕을 반복하면서 땀 배출이 많아지고 구릿빛으로 피부가 바뀌다 보면 각종 난치성 피부질환이 설 자리를 잃게 될 것이다.

탈모치료와 예방

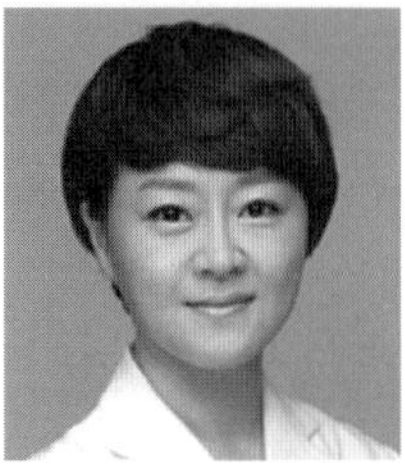

문경숙
발머스한의원 홍대점 원장
www.balmers.co.kr

■ 머리카락은 건강의 지표이다

모발의 역할은 외부로부터의 공격에서 충격을 완화해주는 쿠션과 같은 역할을 하며, 직사광선과 같은 뜨거운 햇빛으로부터 두피를 보호하고, 더위와 추위로부터 머리를 보호하는 것이다. 또한 모발은 신체에서 필요로 하지 않는 수은, 비소, 아연 등의 중금속을 모발 내의 모모세포에서 흡수하여 체외로 배출하는 기능도 가지고 있다. 그리고 그런 유능한 기능 외에도 헤어스타일로 남성성과 여성성을 부각시켜주는 동시에 개성과 아름다움을 표현하는 중요한 역할을 한다. 풍성하고 윤기가 흐르는 검은 머리카락은 건강함을 뜻한다.

현대인들이 외모에 대해 갖는 고민 중 하나가 탈모이다. 남성뿐만 아니라 여성들도 심한 탈모 증상으로 인해 고민을 한다. 외출을 할 때엔 반드시 모자를 쓰거나 부분가발을 착용하는 이들이 점점 많아지고 있다. 그렇다면 탈모는 정말 불가항력인 걸까? 탈모 때문에 찾아오는 사람에게 대부분의 탈모는 충분히 치료와 예방이 가능하다고 말하면 "정말이요?"를 몇 번이나 묻는다. 탈모치료에 좋다는 건 다 먹어보고 탈모관리를 오래 받아도 개선되지 않았다고 하소연을 하는 사람들이 많다. 그만큼 탈모치료가 쉽지 않기 때문이다.

대개의 탈모는 탈모 자체의 문제만이 아니기 때문에 치료 방법보다 중요한 건 정확한 원인을 찾아내는 일이다. 즉 머리카락은 그 '사연'을 고스란히 머리카락에 담아내고 있다. 탈모에는 탈모에 이르게 된 원인이 반드시 존재하게 마련이다. 그러므로 탈모의 원인에 맞는 치료를 해주면 탈모는 자연스럽게 해결된다.

한의학에서 머리카락은 혈여(血餘), 즉 몸에 쓰이고 남은 피라고 표현하고 있다. 그런 점에서 혈액공급이 원활하면 머리카락에 윤기가 흐르게 되고, 영양이 고르지 않거나 스트레스를 많이 받거나 신장기능이 약해지거나 등등의 이유로 몸의 기능이 원활하지 않으면 탈모가 일어나는 것이다. 특히 스트레스는 탈모의 가장 큰 원인이기도 하다. 현대인은 몸이든 정신이든 항상 과중한 업무와 스트레스에 놓여 있다. 이런 과부하는 머리에 화(火)가 쏠리는 현상으로 이어져서 머리에 지나치게 열기가 많아지면 사막화가 되면서 머리카락이 잘 자랄 수 없는 환경을 만들게 되는 것이다. 탈모치료를 주로 하는 한의사로서 다행인 점은, 탈모에 관한 이런 한의학적 관점을 증명하는 의학적 연구들이 점차 늘어나고 있다는 사실이다.

UCLA의 '스트레스 및 소화기질환 연구' 교수인 밀리온 박사의 연구진은, 최근에 스트레스 발생 경로의 주요 수용체 억제가 탈모치료에 효과가 있다는 사실을 발표하였다. 밀리온 박사는 이 실험을 통하여 우리 몸에서 스트레스 반응시 중요한 작용을 하는 코티코트로핀 분비인자(CRF)가 증가되고, 이 결과 탈모 유발을 초래한다는 사실을 확인하였다고 밝혔다. 캐나다 웨스턴온타리오대학교의 연구진은 미국 과학논문 사이트인 〈유레칼러트〉에 머리카락을 통해 과거 일정 기간 스트레스를 얼마나 받아왔는지 정확히 알 수 있다는 연구 결과를 발표하였다. 스트레스 호르몬이라고 불리는 코르티졸의 양을 머리카락에서 측정하는 방법을 개발함으로써 지난 수개월 간 받은 스트레스 정도를 알아낼 수 있게 되었다는 것이다. 이로서 머리카락이 몸의 스트레스를 그대로 발현한다는 사실은 물론이고 머리카락이 스트레스 정보를 그대로 담고 있다는 사실이 과학적으로 증명된 셈이다.

탈모에는 남성의 경우 유전적인 요인이 가장 크게 작용한다. 그 외에 생활환경적 요인이 복합적으로 작용한다. 예전에 비해 생활 패턴이 점점 복잡해지고 다양해지면서 신경을 써야 할 부분이 많아지고 그로 인해 만성적인 스트레스와 함께 신경·면역, 내분비 호르몬 계통에 복잡한 변화를 일으키고, 그 결과로 두피에 탈모를 촉진하는 환경이 조성되어 탈모를 일으키게 되는 것이다.

혈액순환장애, 영양공급장애로 모근이 산소와 영양을 제때 공급받지 못하게 되고, 호르몬 불균형으로 과분비된 피지가 모공을 막거나 모근을 약화시키며 특히 5-α 리덕타아제에 의하여 Dihydro-testosterone가 과다 생성되면 모발의 노화가 촉진되어 탈모에 이르게 된다. 우리 몸은 외부 온도의 변화에 관계없이 항상 체온을 일정하게 지켜 몸을 정상적인 상태로 유지하려는 경향이 있다. 만약 열을 만들고 순환시키고 배출하는 열 조절 기능에 이상이 생기면 여러 가지 질병이 발생하게 되는데 90% 이상의 탈모가 열 조절 이상에서 온 것이라고 할 수 있다. 이처럼 머리카락은 우리 몸의 건강상태를 나타내는 지표이다. 탈모 증상이 시작된다면 몸의 균형이 깨지기 시작했다는 것이므로 가벼이 여기지 않는 게 좋다. 이때 병원에서 전문적인 치료를 받아 대량 탈모로 이어지는 걸 조기에 예방하는 게 좋다.

■ 체열 이상으로 인한 탈모의 세 가지 패턴

1. 체온 상승에 의한 열성탈모 : 남성 열성탈모, 지루성탈모

선천적(유전적)으로 남성호르몬이 과다 분비되거나 불규칙한 생활습관에 의해 신체 균형이 깨지게 되면 신체의 열이 과다하게 발생된다. 한방에서는 신장을 화기를 조절하는 장부로 보는데, 지나친 열 발생은 신장의 무리를 가져와 신장기능이 저하되고 결국 신장의 열 조절 기능에 문제가 생겨 두피의 열의 상승을 막을 수 없게 된다. 세포 내의 미토콘드리아에서 에너지 대사에 의해 열이 발생될 수 있는데, 세포의 에너지 대사기능이 떨어지게 되면 에너지원인 ATP 합성 과정에 있어서 부수물인 열이 지나치게 발생되는 경우가 있다. 이렇게 발생한 열은 체온을 상승시키고 머리 위로 올라가게 된다. 특히 두피에 열이 모이면 5-α 리덕타아제 효소의 활성화로 인하여 DHT가 과잉 생성된다. DHT는 모발 생장을 가속화시키는 작용을 하는데, 지나친 가속화는 모모세포를 퇴화시키고 모발이 다 자라기 전에 늙어 탈모가 되는 것이다. 두피의 열은 곧 열을 배출하는 모공을 넓혀 모근을 붙잡는 힘을 약화시킨다. 넓어진 모공으로는 피지, 세균 등이 침입하여 지루성피부염 또는 지루성탈모를 일으킬 수 있다.

2. 체온 하락에 의한 탈모 : 여성 탈모, 원형탈모

중심 체온이 낮아지면 저체온이 되어 몸의 기능이 떨어지는데 이는 자율신경계, 호르몬계, 면역계의 안정에 직간접적인 영향을 준다. 체온이 1℃ 낮아지면 면역력이 30%나 감소한다는 연구 결과가 있다. 스트레스에 지속적으로 노출되면 교감신경이 항진되고 혈관이 위축되어 혈액순환장애가 일어나 체온이 저하된다. 이 상태가 지속되면 중심 체온이 낮아지고 장부의 기능과 활동성이 떨어지게 되며, 특히 여성들의 경우 난소, 부신의 기능 저하로 탈모의 원인인 호르몬의 불균형을 초래하게 된다. 혈액순환장애와 호르몬 불균형은 모두 탈모의 주된 원인이다. 또한 스트레스에 의해 교감신경이 항진되면 면역계에도 문제를 일으킬 수 있는데, 과립구와 림프구로 크게 구분되는 백혈구의 비율이 깨지면서 과잉 생성된 과립구가 조직(모근)을 공격하여 괴사시키는 문제가 발생하는데 이것이 원형탈모의 주원인이다.

3. 체온의 상하 분리 현상

열은 위로 올라가는 성질이 있어 머리에 많이 모이려고 한다. 몸은 수승화강(水昇火降)이라는 열 조절 작용을 통해 위(머리)에 있는 열을 내려 아래(손, 발)까지 순환시켜 체온의 조화를 이루게 한다. 이러한 수승화강 작용을 담당하는 장부는 신장이다. 그런데 신장에 문제가 생겨 수승화강이 제대로 이루어지지 않으면 열 조절이 안 되어서 열은 그 성질에 따라 머리에 몰리게 되고, 손과 발은 대체로 열이 떨어지게 된다. 머리에 몰린 열은 탈모의 원인이 된다. 대부분의 현대인은 한열분리증을 겪고 있으며, 한열분리증은 많은 병증과 연관성을 갖고 있다. 결과적으로 신체의 열 조절 실패는 탈모를 비롯한 각종 질병을 일으킨다. 갈수록 스트레스가 증가하는 사회 환경은 체열조절 이상에 의한 탈모 인구를 빠르게 증가시키고 있다.

■ 발머스의 탈모치료법

탈모란 비정상적으로 머리털이 빠지는 현상으로 새로 돋아나는 모발보다 빠지는 모발이 많은 이상 상태가 지속되는 경우를 말한다. 즉 모발의 일반적인 생장주기인 성장기, 휴지기, 퇴행기에 있어 성장기가 짧아지고 휴지기나 퇴행기가 길어지는 상태가 지속되는 걸 가리킨다. 탈모치료를 위해서는 이런 과정 중에 어느 시기에 해당되는지를 잘 관찰해서 그에 맞는 적절한 치료가 이루어져야 한다.

머리털뿐만 아니라 털은 모두 일정한 성장기간이 지나면 성장이 정지되고 휴지기에 들어가서 탈락하여 다시 털이 나는 일을 되풀이한다. 이것을 털의 성장주기라고 한다. 눈썹, 속눈썹, 솜털 등은 6개월 이하인데 머리카락은 성장기가 길고(2~6년) 휴지기가 짧다. 그리고 1개씩 독립된 성장주기를 가지며 성인은 머리카락의 2~5% 이하가 휴지기에 있다. 휴지기에 들어간 머리카락은 색소가 엷으며 윤기가 없고 모근도 가늘며, 머리를 감거나 빗질만으로도 쉽게 빠진다. 또 발열성 질병, 임신, 정신적 스트레스 등에 의하여 탈모가 진행되기도 해 탈모치료가 필요하다. 어떤 상황이든 성장기의 머리카락이 갑자기 휴지기에 들어가 많이 빠지게 되면 서둘러 적절한 탈모치료를 받아서 탈모가 악화되는 걸 초기에 막아야 한다.

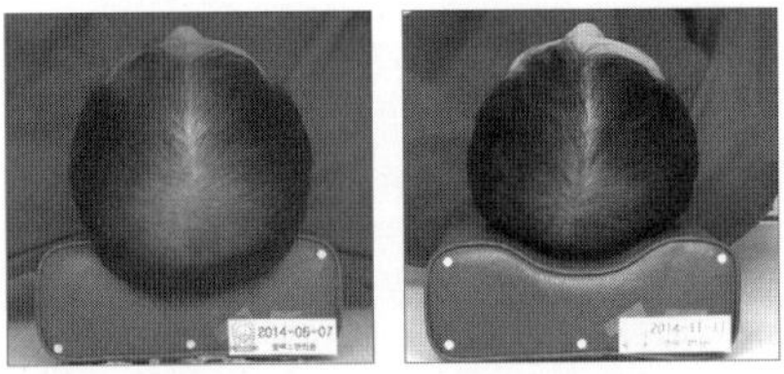

열성탈모 치료 전후(40대 남성/ 치료기간 6개월)

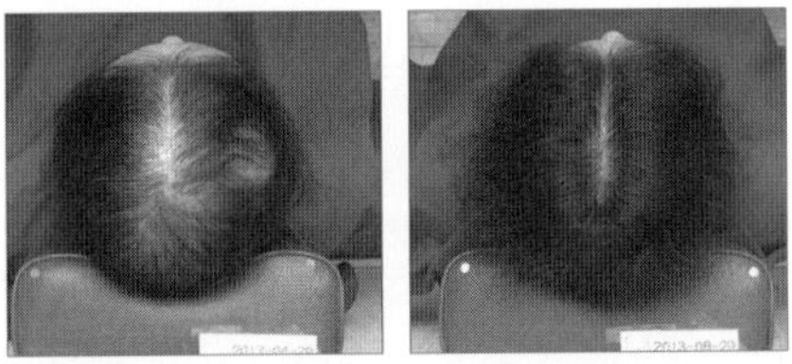

원형탈모 치료 전후(40대 여성/ 치료기간 4개월)

발머스의 탈모치료는 '몸의 균형과 조화를 통한 치료'가 핵심이다. 발머스에서 바라보는 탈모란 몸의 상태가 모발로 드러나는 것으로, 탈모를 단순히 하나의 증상으로 바라보는 것이 아니라 체열조절과 몸의 회복을 통해 탈모가 치료되도록 하는 것이다. 발머스의 탈모치료는 다음과 같은 내용을 중심으로 이루어진다.

1. 체열조화 치료법

약해진 신장의 기능을 회복하여 수승화강 기능을 원활하게 하며, 신체 장부 기능을 조화시켜 중심 체온을 높이고 체질을 개선하여 체온의 안정을 찾도록 도와준다. 또한 고착화된 세포의 열 발생 체질을 개선하고 과도하게 발생한 열을 체외로 배출하여 체열의 안정을 찾을 수 있도록 도와주는 것으로, 발머스한의원의 가장 근간이 되는 탈모치료에 해당한다.

2. 호르몬조화 치료법

백작약, 형개, 감국 등을 사용하여 신체의 호르몬 균형에 있어 중요한 기능을 하는 부신의 기능을 회복하고 신체 전반의 호르몬 균형을 잡아준다. 특히 스트레스 호르몬과 성 호르몬의 분비가 안정되도록 도와 DHT 과다로 인한 모근 조로(早老)화 현상을 막아주고 있다.

3. 자율신경조화 치료법

침으로 자율신경계와 관련된 혈자리에 자침하여 자율신경의 안정을 돕고, 각종 스트레스로 인한 긴장 상태를 조절하여 신체의 기혈소통을 원활히 해줌으로써 몸과 마음이 안정되도록 돕는다.

4. 면역기능조화 치료법

장기간에 걸쳐 이루어진 지나친 스트레스, 과로, 섭생 부족, 운동 부족은 중심 체온 저하로 이어지고 혈액순환장애와 면역기능의 교란을 일으키게 된다. 체열조화 치료와 함께 면역기능의 안정과 정혈작용을 통해 신체 건강의 3대 축이라 할 수 있는 자율신경, 면역, 호르몬 분비에 균형을 찾을 수 있게 도와준다.

5. 두피&모근 관리법

외용제 - 발머스한의원에서 자체 개발한 두피 케어 제품은 13년 전통의 노하우를 담았다. 발머스 M샴푸와 M토닉, 701세럼은 하수오, 산수유, 도인, 복령, 감국, 유근피, 황련, 상백피, 계지, 목통, 택사 등의 한방약제와 미역, 김,

다시마 등의 해조류 등이 첨가된 한방추출 조합기술로 만들어져 모발의 탈락을 줄여주고 모근을 튼튼히 하는 데 도움을 준다.

두피 치료 - 몸의 기혈순환을 돕고 열을 내리며 두피로의 기혈순환을 돕는 침치료, 두피열증 조절에 좋은 약재를 3일간 다려 고(膏)의 형태로 응축시킨 '두피청열고'를 도포하는 두피 쿨링 요법, 강력한 산소압으로 두피에 신선한 산소를 공급하여 각질 정리와 모근 활성을 돕는 산소 필링 요법, 두피의 경혈 기능을 활성화시켜주는 두피 경혈 마사지 요법, 인체 열을 조절하는 경락인 방광경과 독맥의 순환을 원활하게 하여 열을 내리고 순환을 돕는 해독 수기 요법 등이 있다.

마유에센스 MTS 요법 - MTS는 미세다륜침이라고 하고, 한방에서는 '참침' 이라고 불려왔다. 침 표면에 있는 많은 미세침이 두피를 자극하여 두피의 순환력을 높이는 데 탁월한데, 불포화지방산과 다량의 팔미톨레산, 리놀레산이 풍부해서 두피와 모발의 재생능력이 뛰어난 마유와 '리그난'이라는 강력한 항산화제, 항암성분이 풍부해서 모발을 강화하고 두피 염증을 감소시키는 '아마인', 탈모에 뛰어난 효과가 있는 측백나무 씨앗인 '백자인'을 이용한 마유에센스로 두피에 영양을 공급하여 모근 재생성에 도움을 줄 뿐만 아니라 섬유모세포를 자극하여 콜라겐 형성에도 도움을 준다.

6. 생활 치유법

식생활 개선 - 아침 식사를 가급적 거르지 않도록 하고, 과도한 육식은 남성호르몬을 과다 배출시켜 탈모에 영향을 미치므로 자제하도록 한다. 인스턴트식품은 영양적으로나 기(氣)적으로 몸의 균형을 깨뜨려 탈모에도 부정적인 영향을 미치므로 주의할 필요가 있다.

스트레스 치유를 위한 명상 - 깊은 호흡과 이완을 통해 스트레스 해소, 면역 개선, 자율신경 안정 등에 좋은 효과를 나타내며, 몸과 마음, 그리고 정신이 조화를 이룸으로써 자연적인 치유가 일어난다. 이완상태에서 인체는 부조화를 조화로, 불균형을 균형으로 바로잡으려고 하는 자가치유력이 발휘되며 스트레스와 피로를 가장 강력하고 효과적으로 해소되며 신경계, 호르몬계,

면역계의 균형과 조화, 탈모 및 각종 병증의 치유에 도움이 된다.

두피 십선혈 요법 - 경락의 기운이 왕성한 십선혈(손가락 끝부분 지문 부위)을 이용하여 두피를 자극하여 머리의 열을 빼고 혈액순환이 잘 되게 한다. 백회, 신회, 두유 등의 혈자리를 지압하고 손가락과 두피가 살짝 아픈 정도의 세기로 한 번에 3~5분 이상 앞머리부터 뒷머리, 옆머리 등을 골고루 두드려주며, 특히 정수리 부위나 탈모 부위를 집중적으로 두드려주면 좋다.

족탕요법 또는 반신욕 - 소금과 생강을 함께 사용하여 발목 위 10cm 정도까지 물에 잠기는 족탕을 함으로써 하체를 따뜻하게 해주어 혈액순환을 원활하게 하여 중심체온을 높이고, 해독작용을 통해 신체의 사기를 배출하도록 돕는다. 반신욕 역시 하체를 따뜻하게 함으로써 몸 전체의 균형을 바로잡아 혈액순환장애와 냉증을 해소하며 상체 열을 내려준다.

스트레스·화병·불면

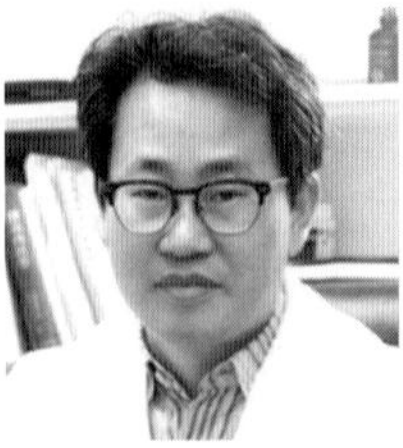

장진택
삼대한의원 원장
www.3samdae.com

■ 현대인의 질병은 스트레스와 화(火)에서 온다

사람이 살아가면서 나이가 적든 많든 고민 없는 사람은 없다. 눈을 뜬 순간부터 사람들은 크고 작은 다양한 고민, 즉 수많은 선택의 순간과 갈등을 겪게 된다. 빠르게 변화하는 국제화, 정보화 시대를 살아가면서 그런 고민과 갈등은 스트레스를 야기한다. 크고 작은 스트레스 상황에 지속해서 놓이다 보면 결국 정서적인 혼란뿐 아니라 질병을 초래하게 된다. 병이 발생하는 원인 중 70%가 스트레스에서 기인한다고 한다.

전반적으로 건강이 좋지 않은 상태에서 스트레스가 미치는 영향은 상상 그 이상이다. 그럼에도 불구하고 아직까지 우리 사회는 스트레스의 범위와 건강에 미치는 악영향에 대해서 관심이 부족하다. 그러다 보니 스트레스 상황에 현명하게 대처하지 못하고 방치하다가 큰 질병을 초래하게 된다. 질병으로 이어졌다 하더라도 질병 자체에만 관심이 집중될 뿐 병을 만들게 된 원인과 배경에는 소홀하다. 스트레스로 인한 결과는 상당히 위험한데도 불구하고 그것이 단지 감정 상태의 하나일 뿐이라는 편견 때문에 현대인은 점점 병들어 가고 있는 셈이다.

사람들은 스트레스 상황에 놓이면 평정심을 잃게 된다. 그래서 판단력을 잃고 안 하던 실수를 저지르거나 안 하던 행동을 하기도 한다. 그러나 이런 증상들은 스트레스가 주는 다른 심각한 영향들에 비하면 매우 가벼운 것이다. 스트레스를 받거나 신경을 많이 쓰게 되면 인체의 상부는 뜨거워져서 신경은 예민해지고 정신은 맑지 못하며 가슴은 답답해지면서 심리적으로 안정을 찾을 수 없고 두통과 어지럼증이 생기게 된다. 그리고 인체의 하부가 차가워져서 기혈의 순환장애를 초래하여 저리기도 하고 통증이 생기게 되며 복부와 하지 쪽에 여러 가지 증상이 나타나게 된다.

일찍이 한의학에서는 사람의 마음상태와 오장(五臟)이 각각 영향을 주고받는다고 보았다. 분노하면 간과 담이 상하고, 기쁨이나 쾌락이 지나치면 심장이 상하고, 생각이 지나치면 비장과 위장이 상하고, 슬픔이 지나치면 폐가 상하고, 공포심과 두려움은 신장을 상하게 한다고 하였다. 이렇듯이 사람이 스트레스와 화의 상태에 반복해서 노출되면 신체의 건강이 균형을 잃을 수밖에 없다. 스트레스는 여러 질병의 원인이 되기도 하지만 반대로 질병 상태에 처하면서 스트레스를 받기도 한다. 일단 스트레스 상황이 되면 신체의 신진대사가 나빠지면서 면역력이 떨어져서 건강을 위협하게 된다. 여성 암환자의 85%가 스트레스가 악화돼 화병을 앓고 있다는 조사 결과도 있다. 사회를 살아가는 누구든 스트레스로부터 완전하게 자유로울 수 있는 사람은 거의 없다고 볼 수 있는 것이다.

스트레스로 인한 병리현상은 오랜 세월을 걸쳐서 우리 몸에 누적되어 나타나지만 그러한 현상을 쉽게 인식하지 못하므로 병이 깊어진 후에야 알게 되고 스트레스에 대한 저항도가 낮아지면서 쉽게 여러 증상들이 나타나게 된다. 몸이 건강할 때는 스트레스가 많아도 몸에서 약하게 느끼지만 몸이 약해질수록 스트레스에 대한 저항도가 낮아져서 스트레스를 쉽게 느낀다.

그런데 자신이 스트레스를 받고 있다는 걸 의식할 수는 있어도 그게 어느 만큼의 자극과 영향을 주고 있는지는 정확히 알 수 없다. 자신이 알지 못하는 범위에서의 스트레스는 상상 이상일 수 있다는 것이 문제이다. 그러니 스트레스가 어떻게 나에게 오는지와 함께 어느 만큼의 스트레스 상태인지를 잘 아는 것이 중요하다.

▶ 스트레스와 화의 상관관계

스트레스는 한의학적으로 인체에서 화(火)를 조장하게 된다. 인체는 화가 발생하면 열을 발생하게 하여 인체를 조(燥)하게 만든다. 따라서 몸에 열이 발생되어 아무 이유 없이 온 몸이 쑤시기도 하며 몸의 염증을 심하게 만들고, 아토피와 유사한 피부질환이 발생하거나 몸이 가렵거나 두드러기가 생기고, 인체의 진액을 마르게 해서 관절을 뻣뻣하게 하고 목이 마르고 칼칼해지면서 염증이 자주 생기고, 입이 마르고 만성적으로 구내염이 생기기도 하고, 코가 건조해지면서 머리카락의 윤기가 줄어들고 눈은 건조해진다. 또한 정신적으로는 화나 열이 발생하면 사람이 조급해지고 불안해지며 가슴이 답답해지고 사소한 것에도 신경질적으로 반응하고 쉽게 흥분하고 마음이 불안해지면서 잠을 쉽게 못 이루고 잠이 들어도 깊은 잠을 못 자고 꿈을 많이 꾸게 된다.

화(火)는 열이 위로 상승하는 성질이 있고 화의 상부에는 바람이 생기므로, 머리 쪽으로 화가 상승하면 두통과 어지럼증이 생기고 귀나 머리에서는 소리가 나게 된다. 나아가 두피에 부스럼이나 탈모가 생기기도 한다. 한의학적으로 보면 화(火)에서 열(熱)로, 다시 열(熱)에서 조(燥)로 변하는 병리 변화 과정을 거치면서 수많은 증상들이 나타나게 되고, 이러한 증상을 적절한 시기에 치료하지 않으면 심각한 질병을 초래할 수 있다.

최근엔 뇌과학 연구를 통해서 스트레스는 신체뿐 아니라 뇌에도 손상을 준다는 것이 밝혀졌다. 일본대학 의학부 뇌신경외과 교수이자 공학박사인 아오야마 나오키와 일본대학 뇌신경외과계 광양자 뇌공학 교수인 사카타니 카오루의 공동연구에 의하면, 스트레스를 지속적으로 받게 되면 뇌세포가 위축되고 이에 대응하기 위해 아드레날린과 코르티솔 같은 특정 호르몬의 분비량도 늘어난다는 것이다.

두 사람은 이 연구를 통해 아드레날린이 혈압을 상승시키고 심장박동을 빠르게 하고 혈액 속 당분의 수치를 높여 당뇨병 유발을 촉진하며, 그 외에 과민성대장증후군과 대장염 등의 소화기질환, 호흡기계질환, 당뇨병 고지혈증 갑상선기능장애 등 내분비계질환, 편두통, 관절염, 신경통, 요통 등 신경계 및 근골격계 질환도 스트레스와 관계가 있다고 설명하였다. 따라서 스트레스가 오래 지속되면 화병, 우울증, 공포증, 공황장애 등의 정신질환으로도 연결된다는 것이다. 도처에 스트레스를 주는 시대를 살고 있는 현대인들이 다양한 질병에 시달리고 있는 건 어쩌면 당연한 결과인지도 모른다.

▶ 스트레스로 인한 화병의 자각 증상

억울하고 분한 감정을 자주 느낀다/ 입이나 목이 자주 마른다/ 눈이 아프고 충혈이 자주 된다/ 두통이나 불면증에 시달린다/ 어지럼증이 자주 있다/ 가슴이 뛰고 두근거린다/ 온 몸에 열이 달아오른다/ 목이나 가슴, 상복부에 뭉친 것 같은 느낌이 든다/ 가슴이 너무 답답하고 조이는 느낌이 든다/ 간혹 한숨을 자주 쉰다/ 입맛이 없고 자주 체하며 소화가 잘 안 된다/ 가슴속에 응어리나 한이 맺혀 있다/ 성격이 급해지고 쉽게 짜증이 난다/ 화가 나는 것을 참지 못하고 표출한다.

■ 불면은 삶의 질을 떨어뜨린다

잠이 보약이라는 말이 있다. 잠을 자는 동안 육체적 정신적으로 과열된 부분은 식혀주고 심신이 휴식을 취했을 때 전신의 피로가 풀려 기상 시에 새로운 활력을 얻어 건강하게 일상생활을 할 수 있는 것이다. 최근 들어 과도한 스트레스로 불면증을 포함한 여러 다양한 형태의 수면장애로 고통을 받는 사람들이 계속 늘어나고 있다. 수면장애에는 불면증, 기면증, 얕은 수면, 악몽, 다몽, 잠이 쉽게 안 드는 입면장애 등 증상이 다양하다. 소아들 중에는 잠이 깨지 않은 상태에서 돌아다니는 몽유증이나 심리적인 불안정으로 큰 소리를 지르거나 호흡이 흐트러지는 야경증도 있다. 관절염, 만성두통, 위장장애, 갑상선질환 등과 같은 질병이 원인이 되어 이차적으로 수면장애를 일으킨 경우에는 원인 질환을 먼저 치료를 해줘야 한다.

수면장애의 치료는 장부의 불균형을 바로잡고 심리적 불안정을 해소해주는 것이다. 가령, 심담의 기능이 허약한 아이와 심약한 여성의 경우는 심담의 기능을 강화하는 치료를 해주고 육체적 정신적 스트레스로 심장과 간장의 화가 상승한 경우에는 화를 내려줄 수 있는 치료를 해주고, 신장기능이 허약하여 진액이 부족으로 발생한 노인들의 경우에는 신장기능을 강화하게 하여 뇌수(腦髓)를 충만하게 해주는 치료를 한다.

▶ 수면장애의 한의학적 관점

간은 피(血)를 저장하고 혼(魂)을 간직하는 장기여서 밤이 되면 피는 간으로 가서 저장이 되고 혼도 따라서 안정이 되는데, 육체적 정신적 피로로 간이 피를 저장하는 기능에 문제가 생기면 잠을 잘 못 이루고(魂離不睡), 근심 걱정이 많고 사소한 생각이 많으면 잠을 잘 못 이루고(思結不睡), 한숨도 못 자는 경우도 있고(失枕), 기혈이 허약하여 몸이 무거우면서 자꾸 눕고 싶어지고 졸리는 현상이 생긴다(身重嗜臥). 한의학에서는 수면장애를 와불안(臥不安), 혼침다수(昏沈多睡), 허번불수(虛煩不睡), 혼리불수(魂離不睡), 사결불수(思結不睡), 실침(失枕), 신중기와(身重嗜臥) 등으로 분류하고 있다. 즉, 심담의 기능이 허약하여 쉽게 놀라고 무서움을 타는 분들은 잠자리에 들어도 불안하여 잠을 잘 이루지 못하고 자주 꿈을 꾸고(臥不安), 만성피로에 시달리는 분들은 잠에서 깨어나도 정신이 몽롱하고 자꾸 졸리고(昏沈多睡), 심장의 화로 인하여 가슴이 답답하여 잠을 못 이루게(虛煩不睡) 된다고 하였다.

몸이 5% 나빠졌는지, 9% 나빠졌는지, 17% 나빠졌는지 하는 망가진 정도에 따라 증상이 다양하게 나타나므로 오장육부의 상태를 잘 파악하여 부분만 치료하는 것이 아니라 전체를 바로잡는 치료를 해주어야 한다. 대체로 몸의 20~40%가 나빠지면 증상이 나타나고, 60~70% 정도 나빠지면 병이 된다. 증상이 나타나기 전에 관리(복구)를 해주어야 하고, 증상이 나타나게 되면 빨리 치료를 해주어야 하고, 병이 되기 전에 치료를 해주어야 만성적인 고질병이 되는 걸 예방할 수 있다. 또한 몸만 망가지는 것이 아니라 정신적인 면도 같이 망가지므로 함께 치료를 해주어야 한다.

건강과 질병의 5단계

1단계: 건강한 단계
0 ~ 20%

2단계: 가벼운 증상 단계
20 ~ 40%

3단계: 증상이 심해진 단계
40 ~ 60%

4단계: 병이 든 단계
60 ~ 80%

5단계: 병이 심해져 죽어가는 단계
80 ~ 100%

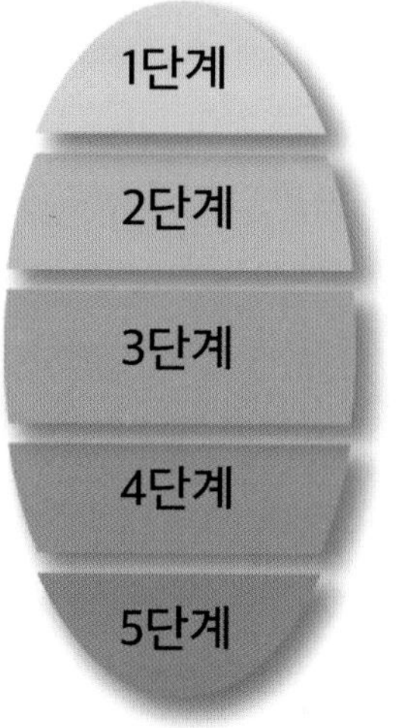

삼대한의원에서는 육체와 정신을 동시에 치료하고 증상이 나타난 부분 치료만 하는 것이 아니라 오장육부를 바로잡고 전체를 치료하여 몸 전체를 정상적으로 회복시켜주는 근본적인 치료를 하고 있으며, 특히 스트레스로 인한 다양한 정신적 육체적 증상을 효과적으로 치료하고 있다.

인체는 수승화강(水昇火降)의 생리기전이 잘 유지되어야 건강한 삶을 살아갈 수 있는데, 지속적으로 스트레스를 받거나 신경을 많이 쓰게 되면 화(火)가 발생하여 상열하한(上熱下寒)의 병리현상을 일으켜서 여러 가지 증상이 나타나게 된다. 이러한 증상을 원인에 맞게 적절하게 치료해줌으로써 또 다른 심각한 질병으로 발전하는 걸 예방할 수 있다. 따라서 과로나 스트레스로 짜증이 나고 화가 나서 간장의 화가 발생했는지, 스스로 노심초사하여 심화가 발생했는지, 기혈 부족으로 신장의 기능이 허약하여 신장의 허화가 발생했는지를 파악하여 적절한 치료를 해주어야 한다.

몸은 유기적으로 연결되어 있다. 부분만 치료한다고 해결될 일이 아니다. 삼대한의원에서는 스트레스로 인해 발생하는 여러 질환을 치료하기 위해 스트레스의 원인 및 정도를 진찰하여 기혈 순환을 돕고 과열되어 있는 심신을 식혀줄 수 있는 침치료와 스트레스로 인한 장부의 불균형을 바로잡아 주는 한약(해울탕, 해울환), 한약을 정제해서 만든 약침액을 경혈에 극소량을 주입하여 치료하는 약침요법을 실시한다. 심해지기 전에 치료를 통해 스트레스에 대한 저항도를 높여주면 스트레스로 인한 다양한 증상들이 서서히 없어지게 된다.

스트레스의 심각성은 성인에 한정된 것이 아니다. 소아와 청소년들에게도 심각한 후유증을 유발할 수 있다. 요즘 학생들은 성적과 입시, 부모의 불화나 이혼, 사회 환경에 대한 두려움, 불만족한 현실 등등의 이유로 성인들 못지않은 스트레스를 받고 있다. 그럼에도 적절한 해소 방안이 마련되지 않기 때문에 아이들의 몸과 마음의 균형이 깨져 학습장애, 틱, 과잉행동장애와 같은 이상현상으로 이어지게 된다. 이런 아이들에겐 스트레스를 주는 근본 원인을 찾아내 해소시켜줌과 더불어 몸의 기능을 회복시켜주는 치료를 해주어야 한다. 삼대한의원에서는 장애를 나타내는 원인에 따라 심장의 기운을 맑게 해주고, 간장의 화기를 내려주며, 정신을 안정시켜주기 위해 침, 약침, 환약 등 복합적인 치료를 하고 있다.

■ 삼대한의원의 치료, '해울탕' '해울환' '청화해울단'

삼대한의원의 스트레스 전문 치료약인 '해울탕(解鬱湯)', '청화해울단(清火解鬱丹)'과 '해울환(解鬱丸)'은 스트레스로 인해 발생되는 우울증, 화병, 만성두통, 소화장애, 불면, 다몽(多夢), 어지럼증, 가슴답답함, 가슴두근거림, 집중력장애, 공황장애, 틱(TIC), 과잉행동장애(ADHD), 신경쇠약 등의 스트레스 관련 질환을 치료하는 데 효과적인 약으로 산조인, 원지, 황련 등의 20여 가지의 약재로 개발한 것으로, 그 동안 많은 환자들이 해울탕, 청화해울단, 해울환의 탁월한 효과 덕분에 건강한 일상을 되찾았다. 해울탕, 청화해울단, 해울환은 심장의 화를 맑히고 간장의 울결된 기운을 풀어주는 뛰어난 효과가 있고 남녀노소 누구에게나 고른 약효를 가지면서 자연스럽게 스트레스를 완화시켜주고 있다.

신경을 많이 쓰는 전문직 종사자, 수험생, 집중력이 약한 사람, 자주 짜증이 나는 사람, 우울증, 화병, 불면증, 신경쇠약, 가슴이 답답하거나 두근거리는 사람, 갱년기장애, 신경질적이고 짜증을 자주 내는 아동 등에게 탁월한 효과가 있다.

알레르기 체질·두드러기·비염

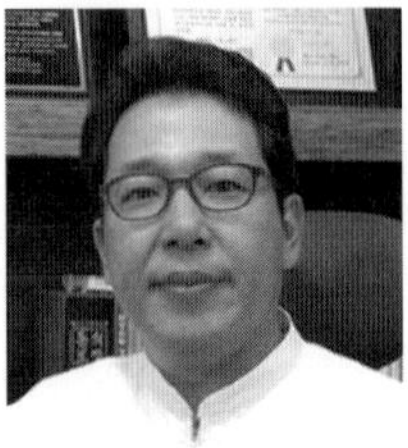

양태규
두기한의원 원장
www.kidsallergy.co.kr

■ 같은 환경에서도 다르게 반응하는 알레르기 체질

알레르기는 면역체계가 불안정할 때 특정물질에 대한 과민반응으로 발생한다. 보통 알레르기 질환은 인체 점막에 증상이 나타나는데 알레르기 결막염, 비염, 천식, 아토피 피부염, 두드러기 같은 질환들이 다 여기에 해당된다. 그런데 왜 어떤 사람은 나쁜 환경에 민감하게 반응을 보이고 어떤 사람은 그다지 문제가 되지 않는 걸까? 이럴 때 자주 등장하는 말이 '체질'이다. 사람마다 그 사람의 신체조건과 건강상태가 다르므로 환경에 따른 반응도 각각 다르게 나타난다. 이런 생리적인 차이를 우리는 체질이라고 부른다. 한의학, 특히 사상체질의학에서는 각 장기의 기능 강약의 차이에 따라 사람의 체질을 크게 태양인, 소양인, 태음인, 소음인으로 분류하고 있다. 같은 체질이라는 용어를 사용하기는 하지만 한의학적인 사상체질은 알레르기 체질과는 다르다. 그런데 사상체질 중에서도 어느 특정 체질에서 알레르기가 더 잘 생기고 증상이 심해지는 경향이 있으므로 전혀 별개는 아니다.

한의학을 공부한 사람으로서, 사람마다 체질이 있고 그 체질에 따라 환경에 대한 신체와 정신의 발현이 다르게 나타난다는 사실을 인정하면서도 체질 감별법에는 미흡한 점이 있어서 늘 아쉬웠었다. 특히 만성두드러기와 비염, 만성기침 같은 고질적인 알레르기 질환을 치료하다 보니 내원환자들 중에서 20~30%는 기존의 처방으로는 해결이 잘 되지 않는 경우가 있었다. 이런 환자들에게 접근할 수 있는 방법으로 체질의학을 대안으로 채택하게 되었고, 다행히 요즘은 체질맥진을 통해 정확한 사상체질 감별이 가능하게 되어 치료율이 한결 높아졌다.

분명한 건 아직까지는 이 세상에서 알레르기를 완전히 조절할 수 있는 만병통치약은 없다는 점이다. 알레르기는 유전적인 요인이 크게 작용하지만 요즘 늘어나는 알레르기 질환을 설명하기에는 뭔가 부족하다. 이렇게 알레르기 환자가 늘어나는 이유로 항생제 발달로 인한 바이러스나 세균성 질환의 감소, 너무도 청결한 환경, 예방접종, 문명의 발달에 기인한 환경오염 등이 지목되고 있으나 과도한 육식의 섭취나 인스턴트식품의 범람도 매우 중요한 요인 중의 하나도 거론되고 있다.

알레르기 질환이 증가하는 원인을 분석한 이론 중에 '위생 가설'이라는 것이 있다. 환경이 개선되고 위생적인 음식이나 예방접종 등으로 인해서 어릴 때부터 세균감염의 기회가 줄어들고 이로 인해 인체 면역학적 자극이 줄어들게 되면서 알레르기 질환이 잘 생기는 쪽으로 면역체계가 변화하였다는 것이다. 즉, 사람의 몸은 자연친화적 환경에서 미생물의 자극을 받으면서 면역력이 강해질 수 있었는데 점점 이런 자극이 적어지면서 면역기능에 문제가 생기고 알레르기와 같은 증상으로 발현되었다는 것이다. 여러 가지 차원에서 공감이 가는 이론이다.

알레르기 질환은 어찌 보면 뚜렷한 치료약이 없다는 점에서 환자 자신이 조심할 수밖에 없다고 의사들은 말한다. 하지만 알레르기 검사를 받아보아도 뚜렷한 원인물질을 밝힐 수 없는 만성알레르기 피부질환의 치료에는 이런 회피요법이 전혀 도움이 되지 않는다. 그중에서도 원인도 없이 밤마다 두드러기에 시달리는 만성특발성두드러기 환자들에게는 그야말로 난감한 치료법이 아닐 수 없다.

■ 성적을 떨어뜨리고 성격까지 변하게 하는 아이들의 알레르기 피부질환

특정 조건에 대한 심한 알레르기를 갖고 있는 아이라면 본인은 물론이고 보호자가 알레르기의 원인(항원)을 잘 파악하고 있어야 한다. 음식물에 의한 반응인지 다른 외부 요인에 의한 반응인지를 알아두었다가 반응을 일으키는 요인을 가능한 피해줘야 하기 때문이다.

두드러기가 자주 일어나는 아이들은 성격 형성에도 영향을 미칠 수 있다. 자신의 의지와 상관없이 밤마다 극심한 가려움에 시달리고 주변에서 그 문제를 해결해주지 못할 때 아이가 느끼는 스트레스는 상상 이상이다. 두드러기를 호소할 때 부모의 반응도 아이의 정서에 영향을 미친다. 두드러기가 얼마나 아이를 힘들게 하고 있는지 부모가 충분히 이해하고 이런 증상을 개선해주기 위해 애쓰고 있다는 걸 보여줘야 한다. 한밤중에 갑자기 아이가 가려움증을 호소하며 온 몸을 긁어댈 때 "참고 자!" 하는 건 아이에게는 이중의 상처가 된다. 아이스팩이나 냉습포를 구비해 놓았다가 가려운 부위를 시원하게 해주는 응급처치를 해주면서 아이를 다독여줄 필요가 있다.

알레르기 체질은 유전적 소인이 크다. 부모가 비염이나 천식, 아토피 피부염 같은 질환을 가지고 있으면 자녀가 이런 질환을 앓을 가능성이 크다. 아이가 알레르기 체질을 가지고 있다면 평소 알레르기 질환과 이에 따른 2차적인 피부감염을 예방하기 위해서라도 일상생활 관리가 더욱 필요하다. 평소에 비염 경향이 있거나 기관지가 좋지 않으면서 눈 주위에 다크서클이 진한 경우, 피부가 건조하거나 피부트러블이 잦은 경우, 특정 음식이나 약물에 몸이 예민하게 반응하거나 장이 약해서 설사를 잘 하는 경우라면 알레르기 체질을 가지고 있을 가능성이 높다.

알레르기를 잘 일으키는 체질을 서양의학에서는 lgE(면역글로블린 E)라는 면역글로블린 수치로 설명하고 있다. 병원에서 알레르기 검사를 받게 되면 여러 항원에 대한 반응 검사를 시행한 뒤 IgE 수치를 알려주는 곳이 많다. 간단하게 설명해서 IgE는 항원과 결합하여 면역반응을 일으키도록 돕는데 T 세포의 도움을 받아 항원을 제거하는 것이 면역글로블린의 역할이다. 따라서 알레르기를 일으키는 항원이 몸에 많이 들어오면 들어올수록 몸은 그 항원을 제거하기 위해 IgE를 더 많이 만들어내게 된다. 즉, 알레르기 반응이 일어나면 일어날수록 IgE는 내 몸을 지키기 위해 또 항원을 없애기 위해 더 많이 나오게 되는 것이다. 그러므로 대부분의 알레르기 환자들은 이 IgE라는 수치가 보통 정상인보다 높게 나온다.

알레르기 체질인 아이, 즉 IgE 수치가 높은 아이가 어떤 원인으로 인해서 면역체계가 불안정해지거나 민감해져서 음식이나 기타 유발요인에 의해 몸이 과민반응을 일으키면 혈관의 투과성이 증가되어서 피부가 부풀어 오르고 가려움증이 생기게 되는 알레르기 질환이 바로 두드러기이다. 두드러기는 여러 가지 인자에 의해서 증상이 유발 되거나 심해질 수 있다.

■ 두드러기의 유형과 진단

두드러기는 성인의 경우 15~20% 정도에서 일생 동안 1회 이상 발생하는 비교적 흔한 질환이지만 증상이 6주 이상 지속되는 만성두드러기는 유병률이 전 인구의 0.1% 정도로 알려져 있다. 만성두드러기는 음식물 알레르기와도 연관이 있으며 체질개선을 요하는 난치성질환으로 분류된다.

1. 두드러기의 대표적인 유형

① 원인을 알 수 없는 특발성(자발성)두드러기

② 물리적인 두드러기 : 한랭두드러기, 지연성압박두드러기, 열접촉두드러기, 햇빛두드러기, 피부묘기증

③ 기타 : 수인성두드러기, 콜린성두드러기, 운동유발성 아나필락시스

2. 두드러기의 진단

급성두드러기는 그 즈음에 어떤 질환을 앓았거나 약물을 복용했거나 특정 음식을 먹어서 나타나는 경우가 많다. 하지만 만성두드러기는 계절적 요인, 환경적 요인, 음식물, 약물, 물리적 인자와의 관계가 있기는 하지만 근본적으로 알레르기 체질을 가진 사람들이 어떤 이유로든 면역기능이 불안정해지면 생길 수 있으므로 원인을 알 수 없는 경우가 대부분이다. 병원에서 만성두드러기 환자들에게 알레르기 검사, 혈액검사, 뇨검사, 혈침속도, ANA, 갑상선

검사 등을 하게 되는데 이런 검사들에서 특정원인을 찾아낼 수 없을 때에 흔히 '만성특발성두드러기'로 진단하게 된다.

만성두드러기의 진단은 이학적 검사보다는 설문조사로 자세한 병력청취를 통해서 두드러기 유형을 감별하는 것이 매우 중요하다. 한의학적 치료를 위해서는 환자의 현재의 몸 상태를 망문문절(望聞問切)이라는 4가지 진단법을 통해 과항진된 열로 인한 것인지, 체력 저하나 기타 원인으로 면역계가 교란되어 생긴 것인지를 파악한 뒤 최종적으로 맥으로 체질감별을 한 후에 적절한 한약을 처방하게 된다.

■ 아동과 청소년들에게 많이 나타나는 만성두드러기 유형

1. 찬바람과 차가운 자극으로 나타나는 한랭성두드러기

한랭성두드러기는 만성두드러기의 일종으로 피부에 얼음, 찬물, 찬바람 등 찬 성질이 닿게 되면 노출 부위에 두드러기가 생기는 질환이다. 내원하는 한랭성두드러기 환자들 중 상당수는 수영장에 갔다 오거나 찬물로 세수 또는 샤워를 한 경우에 두드러기가 생겨서 내원하는 경우가 많다. 이런 환자들은 여름철에 에어컨이나 선풍기 바람만 쐬어도 두드러기가 나기 때문에 항상 긴팔 옷을 가지고 다닌다. 날이 추워지면 증상이 더 심해져서 겨울철만 되면 항히스타민제를 복용해야 하는 사람들도 있다. 이처럼 물리적인 자극에 의해서 생기는 한랭성두드러기는 간단한 유발검사만으로도 쉽게 확인할 수 있기 때문에 굳이 병원에서 따로 알레르기 검사를 받지 않아도 된다. 연령층이 어리거나 젊은 경우 치료 예후가 좋다. 다만 가족력이 있는 가족성 한랭성두드러기의 경우는 치료가 잘 되지 않는다. 환자의 체질과 가족력 등을 판단하여 처방함으로써 차가운 자극에 과민해진 몸 상태를 원래의 건강한 상태로 회복시켜주는 것이 치료의 핵심이다.

2. 장기간 가려움증에 시달리는 만성특발성(자발성)두드러기

음식이나 약을 잘못 먹어서 생기는 급성두드러기는 약국에서 양약을 사먹는 것만으로도 수일 내로 호전된다. 문제는 이런 급성두드러기가 만성두드러

기로 이행되면서 난치성이 되는 것이다. 만성두드러기 중에서 가장 흔한 유형이 특발성(자발성)두드러기인데, 의학적으로 '특발성'이라는 단어는 발병 이유를 정확하게 모를 때 붙게 된다. 심한 가려움증을 동반하는 팽진이 6주 이상 반복적으로 지속되면서도 음식, 약물, 감염, 물리적인 자극 등을 원인으로 내세울 수 없을 때 만성특발성두드러기라고 진단한다. 정확한 기전은 밝혀지지 않았지만 일부 환자에게서 환자 자신의 혈청을 피에 주입했을 때 팽진이 유발되는 것으로 보아 자가항체가 중요한 역할을 할 것으로 추정되고 있다.

특발성두드러기는 아무 이유 없이 때(주로 밤)가 되면 저절로 두드러기가 올라오고 가라앉기를 반복한다. 대부분 병원 검사에서 특별한 이상 소견을 발견할 수 없는 특발성두드러기 환자들이 가장 많다. 임상에서 보면 알레르기 체질을 가진 사람이 어떤 이유로 인해서 면역기능이 불안정해지면 체질적인 변화가 생기면서 이런 만성두드러기가 생기게 되는 경우가 많다. 내원하는 환자들의 연령대를 보면 10~40대가 50대 이상보다 많다. 평소에 식생활에 문제가 있거나 잦은 음주, 과로, 스트레스를 많이 받는 경우에 특히 두드러기 증상이 잘 생기는 경향을 보인다. 전형적인 콜린성두드러기만 그런 것이 아니라 만성특발성두드러기 환자들에서도 열과 관련되어 증상이 악화되는 경우가 많다.

3. 콜린성두드러기

콜린성두드러기는 뜨거운 자극에 노출되거나 갑작스러운 정서적 자극을 받았거나 운동이나 다른 이유로 심부체온이 높아질 때 생기는 두드러기이다. 즉 운동이나 목욕 등으로 열이 발생하거나 정신적 스트레스를 겪은 뒤 심부체온이 1℃ 이상 높아질 때 나타난다. 만성두드러기 환자의 5~7%를 차지하며 젊은 연령층에 잘 생기는데 원인이 확실하게 밝혀지진 않았지만 대개 체온이 올라갈 때 땀을 내어 체온을 조절하는 신체 반응과 관계가 있다고 알려져 있다. 보통 체온이 올라가면 부교감신경은 아세틸콜린을 내보내고, 이를 땀샘에 있는 수용체가 받아 땀을 나게 해서 체온을 낮추는데 이 아세틸콜린을 비만세포가 받으면 콜린성두드러기가 나타나는 것으로 추정하고 있다. 콜린성두드러기는 1~2㎜ 정도의 작은 팽진이 여러 개 나타나고 그 주위에 1~2㎝ 정도의 홍반성 발진이 나타나는 것이 특징이다. 주로 몸통에 많이 생기고 손바닥이나 발바닥에는 잘 생기지 않는다. 두드러기와 함께 심한 가려움증과 따가운 증세가 함께 나타나며, 발한·복통·현기증이 따를 수도 있다. 증상은 몇 분간 지속되다가 보통 한 시간 내에 가라앉는다. 콜린성두드러기를 막기 위해서는 과도한 운동, 목욕 등 두드러기가 발생할 수 있는 상황을 피해야 한다.

한의원에 진료를 받으러 오는 콜린성두드러기 환자 대부분이 10~30대의 젊은 남성 환자들이다. 공통점은 대부분 열이 많은 체질이라는 사실이다. 3개월 정도 한약을 먹고 체질개선이 되면 콜린성두드러기는 의외로 쉽게 호전된다. 콜린성두드러기를 예방하려면 지나친 운동, 뜨거운 사우나와 고온에서의 목욕 등 체온을 갑자기 상승시키는 요인들을 피해야 한다. 스트레스나 분노, 흥분 등의 감정도 콜린성두드러기를 유발하는 흔한 요인이 되므로 정서적 자극이나 심리적 불안을 줄이는 것이 좋다.

■ 두드러기에 대한 한의학적 관점과 치료

일반적으로 두드러기에 많이 처방하는 항히스타민제는 약을 복용하는 동안 팽진 양상이나 가려움증을 완화시킬 수는 있지만 두드러기를 완치시키지는 못한다. 그러다 보니 양약을 수년간 복용하는 사례도 빈번하다. 보통 일회성의 급성두드러기인 경우는 피부과나 내과에서 항히스타민제를 처방받아 복용하는 것이 낫다. 하지만 양약치료로도 호전되지 않고 특별한 원인도 없이 자꾸 재발하는 만성두드러기라면 한방치료가 더 좋다. 체질개선을 해야 근본적인 치료가 되어 두드러기 증상이 사라지기 때문이다.

콜린성두드러기는, 한방에서는 열독(熱毒) 또는 양독(陽毒)으로 보고 치료를 하게 되는데 특이하게도 소양인에게서 많이 나타난다. 물론 알레르기는 모든 체질에서 다 생길 수 있지만 이처럼 특정 알레르기가 잘 생기는 체질이 따로 있다. 사상체질의학의 관점에서 보면 태음인과 소양인에서 알레르기 질환이 더 잘 생긴다. 태음인은 폐기능이 대체로 약하기 때문에 알레르기 질환을 앓고 있는 환자들이 많고 소양인은 알레르기 증상의 정도가 아주 심한 사람들의 빈도가 압도적으로 높다. 예를 들어 알레르기 비염의 경우 두 체질 간에 증상 차이가 나타나는데 태음인은 콧물과 재채기가 잘 나타나는 반면에 소양인은 코가 막히거나 간지러운 양상으로 증상이 잘 나타난다.

▶ 두기한의원의 두드러기 치료

① 한약 투여

한약은 인체 내의 열을 조절해주고 과민해진 몸 상태와 위장관 점막을 진정시키는 작용을 한다. 일정 기간 한약을 복용해서 두드러기가 잘 조절되면 약을 끊어도 증상이 재발하지 않는 걸 알 수 있다. 증상이 심하면 한약으로 두드러기가 어느 정도 조절이 될 때까지 항히스타민제를 같이 투약해도 된다. 다만 스테로이드와 같은 면역억제제를 복용하는 경우에는 의사와 상의해서 약을 점진적으로 줄이도록 해야 한다.

② 식이요법

알레르기 질환을 치료하다 보면 대부분 음식과의 연관성이 매우 깊다. 특히 아토피나 두드러기 같은 알레르기 피부질환의 경우 어떤 음식을 먹느냐에 따라서 증상이 악화되기도 하고 치료 예후에도 중요한 역할을 하는 것을 알 수 있다. 과도한 육식보다는 채식 위주로, 굽거나 튀기기보다는 삶거나 데쳐서 요리하는 것이 좋다. 식품첨가물이 많이 든 인스턴트식품, 튀김류, 꽃게 새우 같은 갑각류, 특정 해산물, 잦은 음주는 두드러기 증상을 악화시킬 수 있으므로 이런 종류의 음식물을 많이 섭취하게 되면 치료 도중 체질개선을 방해하는 작용을 하므로 주의해야 한다. 이처럼 한약 투여와 더불어 꾸준히 식이요법을 하다 보면 부지불식간에 알레르기 질환이 우리 몸을 떠났다는 것을 실감할 수 있게 된다. 단, 두드러기 치료에 있어서 식이요법에 대한 논란은 아직도 진행중이므로 식이요법만이 유일한 해결책이라고 말하기엔 무리가 따른다. 어떤 연구에서는 방부제나 식용색소, 식품첨가물을 제한하거나 히스타민이 많이 든 음식을 제한하는 식이를 시행했을 경우에도 자연 경과 이상의 호전이 없었다는 보고도 있다. 하지만 최소한의 식이요법을 하는 것이 증상 완화에 도움이 되는 것은 분명하다.

③ 발한요법

적절한 운동이나 반신욕을 통해 땀을 흘리면 몸속에 있는 열을 배출시켜 줌으로써 특정 두드러기 치료에 도움이 된다. 특히 콜린성두드러기의 경우에 더 효과적이다. 가려움증이 너무 심하면 냉찜질을 하는 것도 도움이 된다.

치료를 위해 한약을 먹는 중에도 증상이 너무 심하다면 경우에 따라서 항히스타민제 치료를 병행하는 것이 도움이 된다. 작용 기전은 서로 다르기 때문에 치료 결과에 영향을 주지 않는다. 만성두드러기 환자의 경우 짧게는 3개월, 길게는 6개월 정도 지나면 확실히 증상에 변화가 일어나는 걸 자각하게 되고 양약을 먹지 않아도 두드러기가 올라오지 않는 걸 경험하게 된다. 즉, 두드러기를 일으키지 않는 체질로 개선되는 데에 보통 3~6개월 걸린다고 보면 된다.

원래 알레르기 질환은 체질적인 문제로 인해 항상 재발 가능성이 있기 때문에 완치라는 표현을 잘 쓰지 않는다. 대신 의학적으로는 관해(寬解)라는 표현을 쓰는데 완전관해와 완치는 비슷한 의미이다. 만성두드러기도 치료 후에 재발 가능성이 전혀 없지는 않으나 충분한 기간 치료를 받으면 체질개선을 통해서 증상의 완전관해를 이룰 수 있다. 이처럼 만성두드러기 치료에 있어서 인체의 한열(寒熱)을 조절하는 한의학적인 치료법은 과민해진 인체의 질서를 바로잡는 데 매우 좋은 치료 방법이다.

■ 잘 낫지 않는 비염

두드러기만큼이나 증상이 반복되면서 잘 낫지 않는 게 비염이다. 대체로 알레르기 체질을 타고난 경우 알레르기 비염을 앓을 확률이 높다. 체질적인 문제를 제외하고 환경적으로 환경호르몬이나 미세먼지가 많은 곳에서 오랫동안 일을 하는 경우에도 비염이 생길 수 있다. 비염은 가끔 코감기와 구분이 안 될 때가 있다. 코감기가 보통 1주일 내외로 콧물, 코막힘, 재채기가 하루 종일 심하게 나타난다면, 비염은 증상이 몇 주씩 지속되고 하루에도 증상이 심했다 가벼웠다를 반복한다. 대체로 기상 직후에 증상이 가장 심하고 낮에는 덜하다. 환절기에 아침마다 재채기와 콧물로 괴로워하는 증상이 해마다 반복된다면 단순한 코감기가 아니라 비염이 있다고 보면 된다. 비염으로 인해 코가 막혀서 두통, 수면장애, 산만함, 집중력 저하와 같은 증상이 동반되는 경우가 많다.

비염의 대표적인 증상은 콧물, 코막힘, 재채기인데 사람에 따라서 콧물이 심한 경우도 있고 콧물은 별로 없는데 코막힘이나 재채기가 심한 경우가 있다. 전자는 태음인, 후자는 소양인에서 잘 나타나는 증상들이다. 코 증상이 심한 경우에 안구나 귓속이 심하게 가렵거나 눈곱이 자주 끼는 경우도 있고 냄새를 못 맡게 되는 후각탈출 증상이 동반되는 경우도 있다. 코가 막히면 냄새를 잘 못 맡아서 맛을 못 느끼게 되고 입에서 구취가 나기도 한다. 아이들의 경우엔 잦은 호흡기 감염으로 잔병치레가 잦아지고 지속적인 구강호흡으로 하악골 발달에 영향을 줘서 얼굴기형(아데노이드형 얼굴)을 유발할 수 있다. 이처럼 비염이 오래 되면 주 증상들도 괴롭지만 시간이 지날수록 수반되는 증상들이 심해지므로 치료를 늦추지 않는 게 좋다.

▶ 비염의 한의학적 치료와 예방

알레르기 질환에 있어서 가장 선행되어야 할 사항은 치료보다 자기 몸이 원인물질에 덜 민감해지도록 신체 면역기능을 안정화시켜주는 것이다. 한의학에서는 코와 폐, 대장, 피부를 하나의 계통으로 인식하고 서로 밀접한 연관을 가지고 있다고 보았다. 실제 비염 치료에 폐의 기운을 조절하는 약을 쓰기도 하고 열을 떨어뜨리거나 위장관을 고려하는 처방을 사용하기도 한다. 비염의 한의학적 치료 효과는 탁월하다. 체질개선을 우선으로 하는 한약은 체내의 항상성을 유지시키고 과민해진 몸 상태를 바로잡아주는 데에 매우 효과적이기 때문이다. 한의학에서는 같은 질환이라도 환자의 체질이나 증상의 차이에 따라 동일한 병명에 다른 처방을 써서 치료를 하는 경우가 많은데 치료에 있어서 이런 특이한 점 때문에 획일적인 서양의학적인 치료보다는 근본적인 치료라는 측면에서 효과가 우수하다.

여성클리닉의 명의들

- 유방 검진·가슴성형_이상달
- 요실금·회음성형_성영모
- 습관성유산·산후풍·난임_윤성찬
- 수족냉증·혈액순환장애_구헌종
- 생리통·생리불순·다낭성난소증후군_박웅
- 갱년기증후군·항노화_곽상호

유방 검진·가슴성형

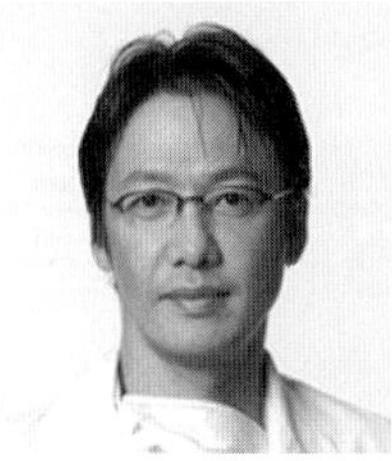

이상달
엠디병원 병원장
www.mdhospital.co.kr

■ 가슴성형은 선택이지만 유방 검진은 필수이다.

가슴은 여성성을 강조해주는 신체 부위인 동시에 옷을 입었을 때 그 사람의 몸매 라인을 살려주는 역할을 하기도 한다. 그래서 아름다운 가슴은 당사자에게 심리적인 면에서나 대인관계에 있어서 자신감을 갖게 한다. 그러나 얼마나 아름다운 가슴을 가졌는지에 앞서 정기적으로 반드시 확인해야 하는 게 '유방 검진'이다.

한국유방암학회의 발표에 의하면, 우리나라 유방암 발병률이 2008년엔 10만 명당 38.9명이었는데 2012년엔 10만 명 당 52.1명 꼴로 크게 늘어났다. 특히 44세 이하 여성들의 유방암 발병률이 미국에 비해 높았다. 국내 여성들의 유방암 환자들의 연령대는 점차 낮아지고 발병률도 높아지고 있다는 걸 알 수 있다. 유방 검진을 정기적으로 받아야 하는 이유이다. 우리나라의 경우 발병률이 높은 반면에 의료기술의 발달로 인해 유방암 사망률이 10만 명 당 6.1명으로 일본과 미국에 비해 많이 낮은 편이다. 엠디병원에서는 여성들의 아름답고 건강한 가슴을 위해 〈가슴성형센터〉와 〈유방검진센터〉를 운영하며 가슴성형으로 내원하는 모든 여성들에게 유방암 검진을 시행해주고 있다.

유방암이 다른 종류의 암과 다른 건 암의 제거나 치료 이후에도 환자의 고통이 계속될 수 있다는 사실 때문이다. 조기 검진에 의해 유방암 1, 2기에 암을 발견하게 되면 종양과 그 주변의 정상 조직을 약간만 제거하면 된다. 하지만 암의 진행이 많이 이루어졌을 때에는 해당하는 쪽의 유방을 모두 들어내는 수술을 해야 한다. 이때 겨드랑이 림프절과 가슴 근육에 있는 림프절, 경우에 따라서는 흉벽 근육의 일부까지도 모두 제거해야 한다. 심한 경우엔 다른 부위로 전이되면서 사망에 이를 수도 있다.

이런 최악의 사태를 예방하는 가장 좋은 방법은 조기 검진밖에 없다. 예전에는 유방의 혹을 제거한 후 일정 기간이 지나야 가슴성형을 할 수 있었지만 지금은 특수조직검사 장비인 '맘모톰'을 이용해 가슴성형과 동시에 흉터 없이 혹을 제거할 수 있게 되었다. 그리고 가슴을 절제한 후의 '가슴재건술'이 발달하여 얼마든지 이전보다 더 아름다운 가슴을 가질 수 있게 되었다.

■ 유방외과 전문의료진으로 이루어진 국내 유일의 가슴전문병원이다.

엠디병원은 병원 내의 유방검진센터를 통해 가슴성형수술 전에 먼저 유방검진을 받을 수 있도록 전문적이고 체계적인 안전조치를 시행하고 있다. 또한 오로지 가슴성형만 전문적으로 하고 모든 시스템을 가슴성형을 위한 조건으로 맞추어 놓고 있다. 그만큼 미적으로나 기능적으로 완성도가 높은 가슴성형을 할 수 있다. 유방검진센터와 함께 이루어지는 엠디병원만의 가슴전문성형 시스템, 유방 전문의로 이루어진 의료진의 숙련된 노하우는 가슴성형과 유방질환의 예방, 치료, 관리를 위한 최적의 환경을 제공하고 있다.

가슴성형은 아름다움을 추구하는 일반적인 성형의 관점뿐만 아니라 수술 전후에 유방질환까지 고려한 수술이 이루어져야 하며, 체형에 무리가 가지 않는 범위 내에서의 안전성까지 전제되어야 한다. 단지 사이즈만을 조절하는 것이 아니라 크기, 모양, 촉감, 대칭, 흉터, 수유 여부, 유방암 검진 등을 고려해야 하는 고난이도의 수술이다. 즉 인공미가 아닌 자연스러운 아름다움을 구현하는 동시에 환자의 건강과 안전까지 생각해야 한다.

그러기 위해선 여러 보형물의 특성과 각각의 장단점을 정확히 파악하여 그 사람의 신체 조직과 가장 적합하도록 하고 있다. 이때 유두의 위치와 골격의 비대칭 여부, 가슴 크기의 차이 등등 전체적인 해부학적 구조의 정확한 분석과 수유 기능의 보존, 추후 유방암 검진까지 고려하면서 종합과학으로서의 수술을 추구하고 있다.

특히 통증을 최소화하는 '늑간신경차단술'은 흉부의 통증을 대뇌로 전달하는 감각신경인 늑간신경을 차단하는 고난이도 수술 방법으로, 본래 심장이나 폐수술시 극심한 통증을 방지하기 위해 시행하던 수술법이다. 엠디병원에서는 환자의 통증을 최소화하기 위해 2003년부터 국내 최초로 가슴성형에 적용하고 있다. 2006년엔 이 수술법의 효과에 대하여 「유방확대술 시행시 늑간신경차단술이 통증 완화에 미치는 영향」이란 제목의 논문을 『유방암학회지』에 발표하기도 하였다. 이 수술은 난이도가 높아서 2015년 현재 숙련된 의사들에 한해서만 제한적으로 시행되고 있다.

가슴성형 후 재수술에 이르게 되는 가장 많은 원인은 수술 후 가슴이 단단해지는 구형구축 현상이다. 엠디병원은 보형물의 체내 반응 차이에 맞춰 피박이 단단해지는 원인이 되는 '근섬유아세포 증식'을 억제하는 스페셜 시술을 개발, 자연스러운 모양과 촉감을 만들어준다. 아름답고 건강한 가슴을 위해 연구를 거듭해온 엠디병원 의료진은, 백서 모델을 이용한 실험을 통해 가슴성형 후 발생하는 대표적인 부작용인 구형구축을 예방하기 위한 방법을 고안, 2015년 미국 미용성형외과학회지 『Aesthetic Plastic Surgery』에 논문을 발표하여 호평을 받은 바 있다. 이처럼 의료진과 직원들이 환자 중심의 치료를 해온 결과, 2015 KCA한국소비자평가의 '의료소비자 만족도 평가조사'에서 1등급 인증을 받았다.

■ 건강과 안전을 우선으로 하는 엠디병원의 가슴성형

1. 흉터가 안 보이고 유선 조직을 건드리지 않는 가슴확대술

가슴확대술은 가슴 조직 아래에 보형물을 삽입함으로써 유방을 크게 하는 시술로, 어떤 종류의 보형물을 어느 곳을 절개해서 어느 정도 크기로 삽입하느냐가 가장 중요하다. 가슴이 너무 커도 몸매의 불균형을 초래할 수 있기 때문에 가슴확대술을 받으려는 환자의 키와 몸무게, 흉곽 넓이, 기존의 원래 가슴 볼륨 정도 등을 고려해서 결정해야 한다.

가슴확대술에 가장 많이 사용하는 보형물은 코히시브겔이고, 외피에 따라 텍스처형과 스무드형으로 나뉜다. 또한 텍스처형은 모양에 따라 둥근형과 물방울형으로 나뉜다. 어떤 보형물이 더 좋다고 말할 순 없고 환자의 체질이나 신체적 특징에 따라 더 적합한 보형물을 권하고 있다. 어떤 보형물을 선택하더라도 가장 아름답고 이상적인 모양의 '물방울형 가슴'을 만들어주고 있다. 보형물 삽입시 절개는 가슴 근육을 기준으로 근육 아래 삽입하는 근육하 삽입과 근육 위에 삽입하는 유선하 삽입이 있다. 그리고 이 두 가지 방법을 절충한 복층식 가슴확대술인 듀얼플레인이 있다.

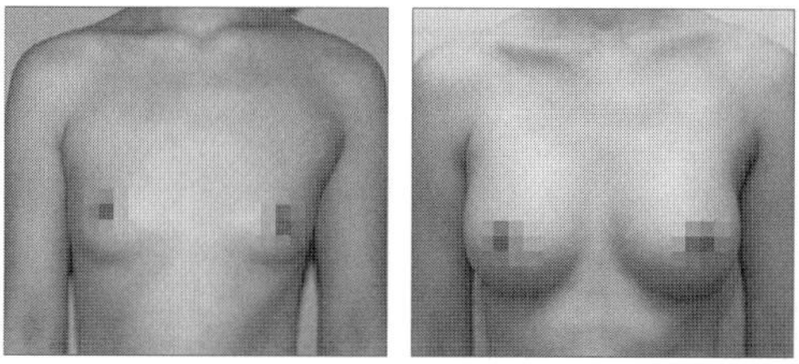

가슴확대술 전후

수술을 할 때에는 가장 먼저 늑간신경차단술을 시행하여 통증을 인지하는 감각신경을 차단함으로써 수술 후의 통증을 미리 줄여주게 된다. 수술 중에 보형물을 삽입한 후 수술 침대를 수직으로 세워서 환자의 수술 후 모습과 대칭 여부, 그리고 사이즈가 잘 맞을지를 다각적으로 평가하게 된다.

2. 가슴확대술보다 난이도가 훨씬 높은 가슴재수술

다른 병원에서 가슴성형을 받은 후 재수술로 내원한 환자를 대상으로 원인을 조사한 결과 구형구축으로 인한 촉감 저하가 가장 많았고 그 다음이 양쪽 비대칭, 과다 또는 과소박리로 인한 모양 이상, 가슴처짐 현상, 보형물 손상 등이었다. 구형구축이란, 삽입된 보형물 주변에 질긴 섬유질의 두꺼운 막이 생기며 유방이 딱딱해지는 현상으로 심한 정도에 따라 1~4도로 나뉘는데, 단단한 정도가 심하고 통증까지 동반하는 3~4도의 경우 수술이 필요하다. 이때엔 이전의 보형물을 제거하고 유방 내에 형성된 피막을 제거하거나 절개하는 방법 등을 통해 모양과 촉감 등을 개선시켜야 한다.

가슴재수술은 확대술보다 고난이도의 수술이다. 재수술은 첫 수술의 실패 원인을 분석하여 유두의 위치와 골격의 비대칭, 가슴 크기의 차이, 환자의 신체적인 특징 및 체질 등을 분석하여 문제점을 제거하는 동시에 재발되지 않도록 해야 하기 때문이다. 수술 후 일정 기간은 가슴 상태의 변화가 계속되기 때문에 재수술은 기존 수술로부터 6개월 이상 지난 후에 하는 것이 바람직하다.

3. 너무 큰 가슴 때문에 고통받는 여성을 위한 가슴축소술

일반적으로 250~300cc 정도를 가장 이상적인 가슴 크기로 보고, 400~600cc는 약간 비대한 가슴으로, 600~1000cc 이상은 심한 비대증으로 보고 있다. 가슴의 크기가 너무 크면 몸의 앞쪽에 실리는 무게의 불균형으로 인해 목이나 어깨, 허리에 통증이 생기는가 하면 시간이 지날수록 척추에 변형이 올 수도 있다. 뿐만 아니라 가슴 밑선으로 땀이 차서 습진이나 악취가 발생하고 활동성이 떨어져 비만 체형이 될 수 있다. 나아가 심리적으로 위축되어 사회활동에 소극적이 되고 우울증에 걸리기도 한다. 실제로 거대유방증 여성의 30%는 우울증에 빠지고 목디스크로 인해 손저림 증상 등이 생긴다는 보고가 있다. 가슴축소술은 미용적 개선뿐 아니라 이러한 모든 불편을 해결해줄 수 있는 기능적 재활수술이기도 하다. 엠디병원에서는 적외선 체열측정을 통해 수술 후 목이나 어깨의 통증이 현저히 개선되었다는 사실을 확인할 수 있었으며, 이런 내용의 논문을 2015년 6월에 『Journal of Breast Disease』에 발표한 바 있다.

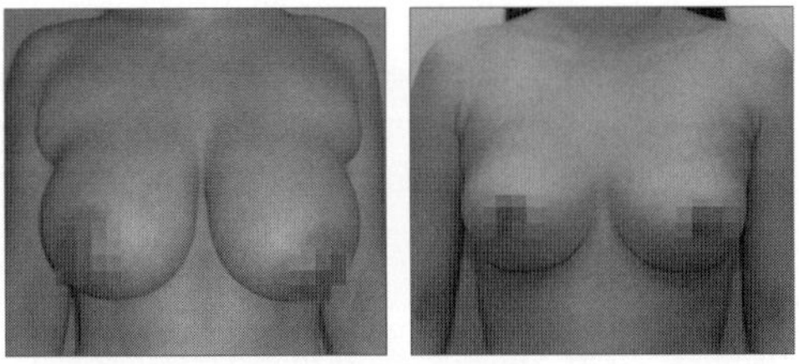

가슴축소술 전후

간혹 지방흡입만으로 가슴축소술을 진행하기도 하는데, 겉의 피부조직과 유선조직은 그대로 둔 채 내부지방만을 제거하는 것이기 때문에 시술 후 가슴이 더욱 처지고 쭈글쭈글해질 수 있으니 피해야 한다. 가슴축소술은 필요 없는 유방조직을 제거한 후 더 나은 모양을 만들고 탄력을 높여주는 동시에 수유 기능을 유지할 수 있게 하는 고난이도 수술이다. 반드시 수술 경험이 풍부한 의료진에게 수술을 받는 것이 바람직하다.

4. 처진 마음까지 올려주는 유방거상술

가슴이 처지는 원인은 급격한 체중 감소, 임신과 출산, 모유 수유, 노화 등이다. 젊은 여성들 중에는 강도 높은 다이어트의 반복으로 지방 성분이 소실되고 피부 탄력이 저하되어 가슴이 처지기도 한다. 다이어트 후 가슴이 작아지고 처지게 되었다면 '복층식 확대술' 이나 '부분 거상 후 확대술'이 효과적이다. 처진 가슴 교정수술은 체형에 따라 시술방법 또한 달라지는데, 가슴이 크지 않으면서 탄력이 떨어진 경우에는 보형물 삽입을 통한 가슴확대술만으로도 충분히 효과가 있고, 가슴의 볼륨은 있으나 처진 가슴을 올려야 하는 경우에는 유방거상술로 개선할 수 있다. 가슴이 작고 탄력이 떨어져 처진 경우에는 확대술과 거상술을 병행하면 좋은데, 특히 출산 후에 가슴이 작아지고 탄력이 떨어져 처지는 가슴에는 '확대술+거상술'이 효과적이다.

5. 유방 절제 전보다 더 아름답게 만들어주는 가슴재건성형

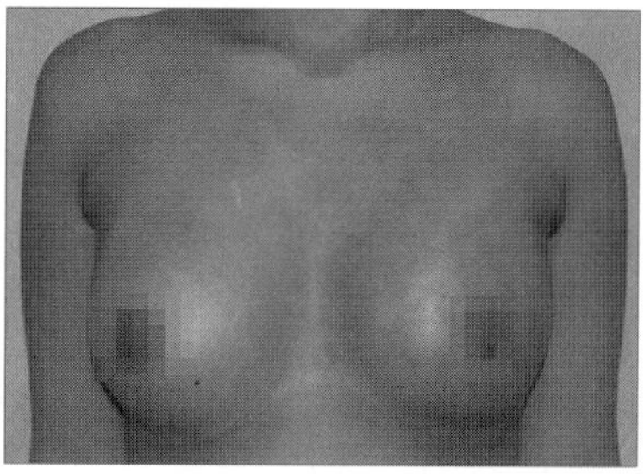
유방 절제 후 재건수술을 한 가슴

유방이 갖는 정신적 의미는 자기 체형에 대한 이해뿐만 아니라 성적인 측면, 여성으로서의 상징, 매력 포인트로서의 중요성, 출산 후 아기에게 모유를 공급한다는 영양 요소로의 역할도 한다. 또한 몸의 라인을 형성하는 데에 중요한 한 축이 되기도 한다. 그래서 유방암으로 인한 절제를 어쩔 수 없이 받아들이며 살던 과거와 달리 요즘은 유방의 절제 범위도 최소화하고 있고, 유방 제거 후의 재건술도 적극적으로 이루어지고 있다.

유방재건술에는 보형물삽입술과 자가조직이식술이 있다. 자가조직이식은 이식 실패의 위험이 높고 비용이 비싸며 회복기간이 길다. 또한 재건할 수 있는 부피에 제한이 있고 공여부에 흉터가 많이 남는 등의 단점이 있다. 보형물 삽입법은 조직 확장을 위해 한 번 더 수술해야 한다는 번거로움이 있다. 하지만 위험성이 적고 수술이 간편하며 비용이 적게 드는 수술 방법이다. 엠디병원에선 개인별 맞춤 유방재건 3단계 시스템을 통하여 수술 전보다 더 아름다운 가슴을 만들어줌으로써 가슴을 잃은 상실감을 회복시켜 주고 있다.

6. 그 외

수유장애, 염증 및 악취, 자신감 상실 등의 원인이 되는 함몰유두에는 교정술을, 정상적인 유방 한 쌍 이외에 겨드랑이에 유방 모양의 덩어리 또는 다른 유두 모양이 잔존하는 경우에는 부유방제거술을, 남성의 흉부에 유방조직이 생기는 여성형 유방에는 절제술 또는 지방흡입술을, 유두가 크고 탄력이 떨어진 경우 유두축소술을, 유두를 둘러싼 유륜이 넓거나 진한 경우에는 유륜축소술이나 교정술을 시행한다. 드문 케이스로 선천적으로 흉부의 발달장애를 보이는 폴란드증후군의 경우가 있는데 이때에는 재건술 등을 해준다.

요실금·회음성형

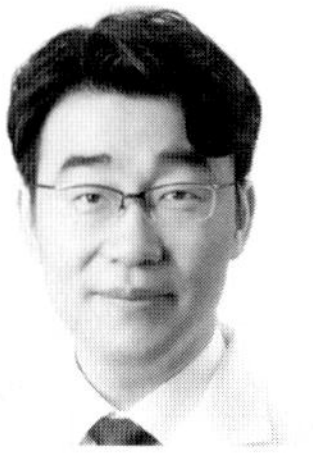

성영모
강남여성병원 병원장
www.sanmohouse.com

■ 요실금 앞에서 약해지는 여성들

요실금학회에 의하면 우리나라 30대 이후 여성의 40% 정도가 요실금 증상을 갖고 있다. 최근에는 20~30대에서의 요실금 환자가 증가하는 추세이다. 그럼에도 불구하고 요실금에 대처하는 여성들의 태도는 여전히 소극적이다. 자신에게 요실금이 있다는 사실을 쉬쉬하며 병원 진료조차 받질 않는다. 대체로 보수적이지 않은 미국 여성들조차도 요실금이 있다는 사실을 창피하게 여겨 요실금 여성의 4분의 1 정도만 적극적으로 치료를 받고 있다고 한다. 일상생활에서 활동하는 데에 상당한 불편이 따르고 삶의 질을 저하시킨다는 점에서 일찍이 미국에서는 요실금을 '사회적 암'으로까지 규정하고 있으며 정부는 연간 수백억 달러를 요실금 치료에 지원하고 있다.

요실금은 때와 장소를 가리지 않기 때문에 등산이나 운동을 꺼리게 되고 심지어 크게 웃거나 기침을 하는 것조차 주저하게 된다. 요실금 증상을 갖고 있는 여성들 중에는 코미디 프로그램을 보면서 마음 놓고 웃지도 못하는 여성들이 많다. 웃으면서 방광에 자극을 주게 되면 자기도 모르게 소변이 나오기 때문이다. 웃겨도 웃지 못하는 상황이 서러워 울고 싶지만 누가 알까봐 울지도 못한다. 그야말로 웃을 수도 없고 울 수도 없는 것이다.

요실금은 의지와 상관없이 속옷이 젖게 된다는 불편하고 난처한 상황을 초래하기 때문에 심리적인 위축으로까지 이어지고 성생활에 있어서도 자신감을 잃게 만든다. 연세가 많은 분일수록 증상이 심한데도 대부분의 집에서는 가장 연장자인 그 집의 어머니 혹은 할머니에게 요실금 증상이 있는지, 있다면 얼마나 심한지조차 잘 모르고 있다. 당사자가 가족에게 알려지는 걸 꺼리고 가족들도 민망하게 여겨 질환을 방치하고 있다.

요실금은 감추거나 부끄럽게 여겨야 할 질환도 아니고 조기에 치료를 시작하면 비수술요법만으로도 얼마든지 호전될 수 있다. 심한 경우라도 수술을 통해 충분히 개선할 수 있다. 요실금을 감기나 다른 보통의 질환들처럼 자연스럽게 이해하면서 치료해야 할 질환으로 받아들이는 인식이 시급하다.

■ 요실금은 왜, 어떻게 오는가

요실금의 대표적인 원인에는 출산, 비만, 식생활, 생활습관, 폐경으로 인한 호르몬 변화 등을 꼽을 수 있다. 요실금의 원인과 증상에 따라 치료 방법이 조금씩 다르다. 요실금을 예방하고 증상을 개선하기 위해서는 케겔운동과 같이 골반 근육의 긴장도를 유지시킬 수 있는 운동을 평소에 해주는 게 좋고, 적당한 체중 유지, 규칙적인 운동이 생활화되어야 한다. 변비도 요실금에 영향을 주므로 규칙적인 식사와 식단 관리를 하여 변비가 생기지 않도록 해줘야 한다. 방광에 자극을 주는 음주와 흡연도 금하는 게 좋다.

요실금의 종류

(1) 복압성요실금

요실금의 80~90%가 복압성요실금으로 대개는 분만 경험이 있는 중년 이상의 여성들에게 흔히 발생하며, 심지어 한 번의 자연분만을 했던 젊은 여성이나 제왕절개로 분만을 했던 여성에게서도 복압성요실금이 생길 수 있다. 복압성요실금의 가장 큰 원인은 출산으로 인한 손상 때문이다. 웃거나 재채기를 할 때, 뜀뛰기를 할 때, 등산 중 내려올 때, 계단을 내려올 때, 무거운 것을 들 때 또는 성관계 중에 소변이 나오는 일도 있다. 심지어 앉아 있다가 일어날 때나 허리를 굽혔을 때도 새는 경우도 있다.

(2) 절박성요실금

전체 요실금의 20% 내외로 중년 여성뿐만 아니라 미혼 여성이나 학생들에게도 흔히 나타나는 요실금이다. 뇌질환이나 척수 손상, 방광 출구 폐색의 경우, 일상에서 스트레스를 많이 받는 경우, 불안 초조 등 긴장을 많이 하게 되는 경우, 만성방광염으로 인한 경우가 가장 많다. 방광 근육이 불안정해서 발생하는 것으로 소변이 찰 때는 방광 근육이 자연스레 늘어나면서 차는 것이 정상이지만 절박성요실금은 방광 근육이 갑자기 불규칙하게 수축하는 것이 주원인이다. 나이가 들면서 방광 근육이 두꺼워지고 탄력을 잃어 소변을 충분히 저장하지 못해 발생하기도 한다. 만약 방광염으로 소변검사를 통해 진단된다면 반드시 항생제 치료를 받아야 한다. 흔한 증상으로 화장실에 가서 옷을 내리기 직전에 소변이 흐르거나, 소변을 보고 싶다는 느낌이 들 때 바로 화장실을 가지 못하면 소변이 흐르게 된다. 이 외에도 흥분하거나 조급해질 때, 무의식중이나 찬물에 손을 대거나 설거지할 때 등 물 흐르는 소리를 듣기만 해도 요의를 느끼게 된다.

(3) 복합성요실금

복압성요실금과 절박성요실금이 혼합된 상태로 연령대가 많아질수록 복합성의 성격을 띤다. 전체 요실금의 약 30% 정도가 해당된다.

▶ 요실금 자가진단법

① 소변이 마렵기 시작하면 참는 게 어렵다.

② 화장실 도착 전에 참지 못하고 소변이 흐른다.

③ 기침이나 재채기를 하거나 웃게 되면 소변이 나온다.

④ 달리거나 줄넘기와 같은 운동을 하면 소변이 나온다.

⑤ 성관계 때 나도 모르게 소변이 나온다.

⑥ 소변 줄기가 약하고 소변 후에도 개운하지가 않다.

⑦ 하루 8회 이상 소변을 보고, 밤에 자다가 2회 이상 소변을 보기 위해 일어나게 된다.

⑧ 무거운 것을 들거나 계단을 오르내릴 때 소변이 샌다.

⑨ 의자나 침대에서 일어날 때 소변이 샌다.

⑩ 찬물에 손을 담그거나 물 흐르는 소리만 들어도 소변을 보고 싶은 생각이 커진다.

TOT 슬링 수술

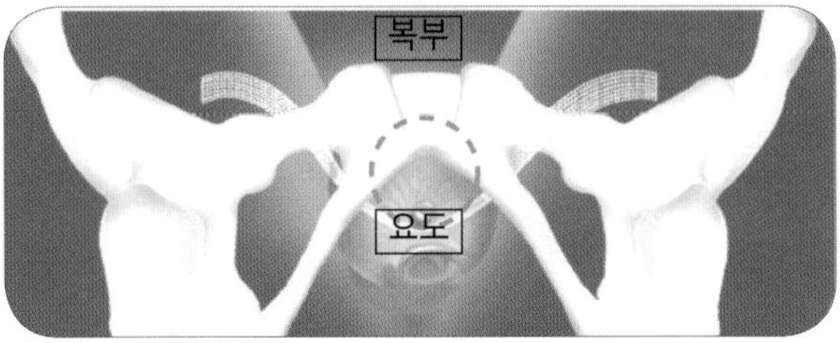

■ 강남여성병원의 요실금 수술 성공률 98%

요실금의 모든 치료가 수술을 의미하는 건 아니다. 요실금이 심하지 않으면 약물과 자기장 치료만으로도 호전되고, 골반저근운동인 케겔운동을 꾸준히 반복하면 예방과 개선 효과가 있다. 그런데 질과 골반 손상이 심한 경우의 요실금에는 수술을 해주어야 한다. 적절한 요실금 치료가 제때 이루어지지 않으면 방광과 요도의 기능이 점점 나빠져서 배뇨장애가 심해지고 급기야는 치료 시기를 놓치게 된다.

현재 이루어지고 있는 요실금 치료법과 수술법의 효과가 얼마나 우수한지 환자들이 잘 모르기 때문에 치료를 망설이는 경우가 많다. 요실금 수술법이 처음 개발되었던 건 100여 년 전이었는데 의학의 발달과 함께 수술법도 꾸준히 발전하여서 지금은 수술 시간도 매우 짧고 다른 어떤 수술보다도 성공률이 높다. 치료를 받지 않거나 수술을 망설일 이유가 전혀 없다.

현재의 TOT(TOT sling method) 수술법은 과거의 TVT나 SPARC가 갖고 있던 문제점과 한계를 극복하였기 때문에 수술 후 배뇨장애나 소변시 불편감, 방광 손상의 위험이 없다. 국소 마취로 이루어지며 수술 시간도 15분 내외로 매우 짧고 입원도 필요하지 않다. 절개 부위도 고작 1㎝ 정도에 불과해 흉터도 거의 없다. 수술 후에 케겔운동을 함께 해주면 효과가 더 커지며 재발 위험도 매우 적다. 특히 2006년부터 의료보험이 적용되어 요실금 본인 부담금도 크게 줄었다.

특히 강남여성병원에는 마취과 전문의가 직접 주사하고 수술 내내 환자 상태를 파악할 수 있도록 안전한 수술환경을 조성하고 있다. 수술 후 바로 요실금 증상이 개선된 걸 느낄 수 있을 정도로 효과가 빠르면서 좋고, 주의해야 할 치료 기간은 1주 내외이며 1달 이내에 3회 정도 치료를 받게 되면 상처도 거의 아물게 된다.

수술 때 테이프를 어느 만큼의 강도로 어느 위치에 배치하느냐는 환자마다 조금씩 다르다. 환자의 연령대, 증상의 강도, 질과 요도의 위치 등등에 따라서 각각에 맞는 섬세한 테이핑을 해주어야 원하는 수술 효과를 가져올 수 있다. 강남여성병원에서는 수많은 수술 경험과 차별화된 노하우로 성공률을 높이고 있다. 요도의 중간 부위에 테이프를 걸어주는 타 병원들과는 달리 중간이 아닌 방광 입구에 걸어줌으로써 배뇨 후 잔뇨감이 없게 하고 있으며, 처진 방광을 위로 올려주는 방광류 수술을 무료로 함께 해줌으로써 방광류 교정도 해주고 있다.

요실금 수술을 받았는데 얼마 안 되어 재발했다거나 별 효과를 보지 못했다면 테이핑이 잘못되었거나 겹쳐서 걸렸기 때문이다. 또한 요실금 수술 재료인 테이프를 자체개발하였고 이를 요실금 수술에 적용하여 재발률을 더욱 낮추는 성과도 올렸다. 이밖에도 테이프가 처지지 않게 피부에 걸어주는 수술기법을 고안하였고, 혈관을 피해 수술을 함으로써 혈종 등의 합병증을 크게 줄였다.

강남여성병원의 경우 2015년 현재 5,000건 이상의 많은 수술 건수를 보유하고 있으며, 수술 환자들의 재발률을 검사한 결과 98%의 높은 성공률을 보여주고 있다. 이런 결과는 70~80%로 알려진 일반적인 성공률과 비교했을 때 매우 높은 수치이다. 이런 공로를 인정받아 '요실금 & 여성성형부문'에서 2014년 제7회 대한민국 글로벌 의료서비스 대상을 받았다. 요실금 때문에 혼자 마음고생을 하면서 불편한 생활을 하고 있는 많은 여성들이 수술을 받고 하루 빨리 자유롭고 편안한 일상을 되찾게 되기를 바란다.

■ 요실금과 함께 받으면 좋은 질성형

여성의 질은 잦은 성관계나 임신, 출산 그리고 나이가 들어감에 따라 탄력을 잃고 늘어지게 된다. 질이 밑으로 처지고 늘어져서 외관상 보기 싫게 되고 자신감을 잃게 되며 성적으로도 만족감이 떨어지게 된다. 보수적인 한국 사회에서는 아직까지 여성 중요 부위에 대한 수술이 부담스럽기 때문에 요실금 수술을 받을 때 질성형을 함께 받는 여성들이 점점 늘어나고 있다. 요실금 수술을 받은 후 얼마간의 회복 기간을 거쳐야 하기 때문에 질성형수술로 또 다시 회복 기간을 필요로 하지 않고, 하루에 한 번만 수술을 받으면 된다는 장점이 있기 때문이다.

여성 음부성형에는 이쁜이수술 외에도 소음순성형, 음핵수술, 처녀막재생술, G-spot(양귀비수술) 등이 있다. 본인의 상황에 따라서 요실금 수술을 받을 때 이 수술들을 함께 받음으로써 삶의 질을 높이고 자신감을 되찾고자 하는 여성들이 늘어나고 있다. 질성형은 각 병원마다 의사의 경력과 노하우에 따라 수술법이나 효과에 있어 차이가 많다. 흔히 이루어지고 있는 질 입구만 좁혀주는 수술은 질 안쪽이 넓어진 그대로여서 수술 효과가 크게 떨어진다. 강남여성병원에서는 기존의 '이쁜이수술'과는 차원이 다른 '트위스터 듀얼 웨이브 질성형술'로 환자들의 만족도를 극대화하고 있다.

금방 원래대로 돌아오던 기존의 질축소수술법과 달리 골반 괄약근까지 교정하는 수술 방법으로 늘어난 질점막은 미세하게 박피해 정리하고 처지고 헐거워진 괄약 근육은 이중으로 묶어주고 있다. 또한 자궁 경부에서부터 질벽에 이르기까지 빨래판 모양의 웨이브를 만들어주어 질내 음압을 최대화해 삽입 시 남성의 성기가 회오리처럼 휘감겨 들어가는 듯한 느낌을 준다.

강남여성병원에서는 처음 내원 때 영상 진단기기를 이용하여 현재의 질 상태를 보여주면서, 질의 압력을 체크하여 본인에게 가장 알맞은 수술을 받을 수 있도록 한다. 특히 질 입구에서부터 안쪽까지 거의 일관되게 골고루 줄여주고 질벽에 빨래판 모양의 주름 효과를 만들어서 남성의 성기 삽입시 더 자극이 되도록 하고 있다.

또한 질 괄약근을 당겨 묶어주고 주변 근막을 고르고 정확히 교정해줌으로써 질 수축력 향상은 물론 직장의 탈출과 방광의 탈출을 예방, 치료해준다. 녹는 봉합사를 사용하기 때문에 나중에 실밥을 제거할 필요가 없고 통증 및 부종이 크지 않아 회복도 빠르다. 질이 늘어지게 되면 성교시 남성은 더 자극을 받는 쪽으로 자세를 변화시켜 성기가 자궁 경부를 지속적으로 자극하게 되고, 그로 인해 만성적인 경부염이 올 수 있는데 수술 후에는 질이 깊어지기 때문에 그런 문제도 해소된다.

질성형을 하게 되면 늘어진 질의 탄력이 복구되어 여성의 성감도 좋아지고 성관계 시의 만족감도 좋아진다. 그런데 질성형을 하기에 앞서 수술을 왜 해야 하는가를 먼저 생각할 필요가 있다. 여성들이 외모를 가꾸고 성형수술을 하는 가장 큰 이유가 자기 만족과 자신감을 갖기 위해서이다. 외모가 예뻐져서 다른 사람에게도 호감을 얻게 되는 건 부수적으로 오는 효과이다. 질성형의 가장 큰 목적도 애인 또는 남편을 만족시키는 데에만 있는 건 아니라는 점이다. 우선은 여성 스스로 만족스럽고 행복한 성생활을 하기 위해서 수술이 고려되어야 한다.

성관계 때 여성이 만족스럽지 못하면 상대에게도 만족감을 주기 어렵다. 따라서 질성형은 여성에게는 자신감을 회복하는 수술인 동시에 상대에 대한 배려이기도 하다. 아내들은 행복한 가정을 꿈꾸면서 남편이 좋아하는 음식을 만들기 위해 요리학원을 다니기도 하고 함께 여행이나 문화생활을 즐기기도 한다. 남편과 오래 건강하고 행복하게 사는 것은 대부분의 아내들이 꿈꾸는 결혼생활이다. 그런데 남자들은 부부관계에서 성관계의 만족도를 가장 중요한 요소 중 하나로 꼽고 있다. 결국 여성의 질성형은 행복한 부부관계를 위한 여성의 적극적인 노력인 셈이다.

습관성유산·산후풍·난임

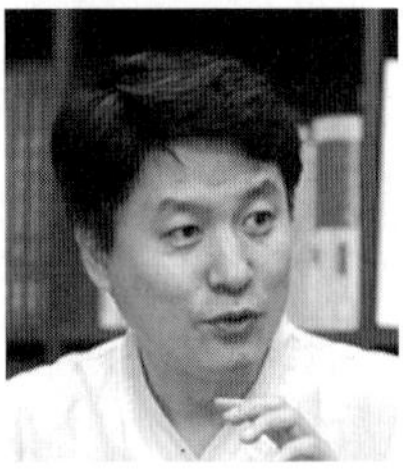

유성찬
유한의원 원장
www.e-haniwon.co.kr

■ 불임과 난임의 한의학적 치료는 안전하고 탁월하다

현재 우리나라엔 불임부부가 1백만 쌍이 넘는다. 이 중에는 임신 자체가 어려운 여성도 있고, 상대방 때문에 임신이 어려운 여성도 있고, 임신은 되지만 유산을 반복해서 출산까지 이어지지 못하는 여성도 있다. 불임은 비단 부부에게만 한정된 문제가 아니다. 유교적 가치관이 아직도 남아 있는 한국 사회에서 출산은 부부의 중요한 의무이자 책임으로 요구되고 있기 때문이다.

이처럼 임신과 출산을 포함한 부인과 치료는 수천 년 내려온 한의학의 역사에서 중요한 위치를 차지하고 있다고 할 수 있다. 그 중에서도 임신과 관련한 한약은 일찍이 삼국시대부터 특히 중요하게 취급되었다. 이때의 한약 처방은 임신이 잘 되고 태아가 잘 자라서 출산을 순조롭게 하는 것이 주였다. 그러기 위해선 자궁을 건강하게 하고 태를 안정시키는 한약, 입덧을 가라앉히고 영양을 잘 섭취하도록 하는 한약, 태아의 선천성 질환을 예방하고 건강하게 도와주는 한약, 순산을 도와주는 한약 등의 연구가 활발하게 이루어질 수밖에 없었다.

조선시대에 이르러 왕가에서 유산을 하거나 출산을 하다가 위험에 빠지는 일이 드물었던 건 이런 부인과 치료에 상당한 비방이 축적되어 있었기 때문이다. 따라서 오랜 역사와 함께 한의학에서의 부인과 치료는 상당히 높은 경지에 이를 수 있었다. 현대에 와서도 한의학은 서양의학 못지않게 새로운 연구에 꾸준히 도전하고 있으며, 엄청난 양의 임상 데이터베이스를 축적하고 있다. 부인과 분야 역시 서양의학과 견주어 손색이 없을 만큼 치료 영역이 심화되었다.

임신이 순조롭지 않다면 막연히 기다리기만 할 게 아니라 적극적으로 병원을 찾아가야 한다. 원인을 정확하게 알아 치료해서 임신의 환경을 만들어주는 게 급선무이기 때문이다. 상황에 따라 인공수정이나 시험관아기 시술이 유일한 해결책이라면 그렇게 하는 게 맞다. 하지만 자궁에 문제가 있다면 치료부터 받아야 한다. 자궁의 상태가 좋지 않다면 임신도 잘 안 되지만 임신이 되더라도 유산이 되기 쉽기 때문이다. 뿐만 아니라 유산과 출산 후의 관리를 제대로 하지 않게 되면 그 다음 번의 임신과 출산도 순조롭지 않은 경우가 매우 많다.

그럼에도 많은 여성들이 의외로 자신의 몸에 대해 잘 모르고, 임신을 위해서는 몸이 먼저 준비를 갖추고 있어야 한다는 사실조차 인식하지 못하고 있다. 그러다 보니 준비가 안 된 상태에서 임신과 유산을 겪게 되고, 그 과정에서 불임의 원인을 제공하거나 산후풍을 얻게 된다. 하지만 치료되지 않는 불임보다는 치료되는 불임이 훨씬 많기 때문에 지레 포기할 필요는 없다. 불임 판정을 받고 수년 동안 임신이 되지 않던 여성이 한의학적 치료를 통해 임신을 한 경우나, 수차례의 반복유산으로 아기를 낳을 수 없었던 여성이 한의학적 치료를 받고 건강하게 아기를 낳은 사례는 무수히 많기 때문이다.

■ 임신을 해도 겁이 나는 습관성유산

임신 사실을 알자마자 근심 걱정이 밀려오는 여성들도 있다. 태아가 출산에까지 이르지 못하고 중간에 유산을 반복하기 때문이다. 자연유산은 하혈이 동반되는 '절박유산'과, 하혈이나 복통 등 유산의 징조가 별로 보이지 않은 채 자궁 내에서 태아의 심장박동이 멈추는 '계류유산'이 대표적이다. 자연유산은 전체 임신의 50%에 달할 만큼 빈도가 높은데, 월경 전이나 월경에 임박해서 출혈을 일으키는 경우 본인이 생리인지 유산인지 구분을 못하고 유산되는 경우가 매우 많다. 자연유산의 15% 정도가 임신을 확인 받은 후에 일어나고 있는데, 최근 들어 늘어나고 있는 고령임신으로 인해 이 수치가 점점 더 높아지고 있다.

국민건강보험공단의 통계에 의하면 우리나라 전체 임신부의 20%가 유산을 경험한 것으로 나오며, 그 중 3명 가운데 1명은 습관성유산이다. 습관성유산이란 3회 또는 그 이상의 자연유산이 반복되는 경우 또는 임신 20주 이전에 연속 2회나 그 이상 자연임신 손실이 반복되는 경우를 말한다. 자연유산은 전에 유산을 경험한 경우 다시 유산될 확률이 더 높아지는 경향이 있어 반복유산이 되기 쉬우며, 반복유산에서 유산의 위험률은 3번의 유산 후 30%, 4번의 유산 후 40~50%로 나타나고 있다. 심한 경우 10회 가까이 자연유산이 반복되는 경우도 있는데 이런 여성은 유산이 초래되는 근본적인 원인을 치료하지 않는 한 임신 상태를 계속 유지할 수 없다. 반드시 한의학적 치료를 통해 자궁과 몸의 건강상태를 회복하고 임신을 시도해야 하며, 임신 후에도 때에 맞추어 유산을 예방하는 한약을 복용해야 하는 이유이다.

습관성유산의 대표적인 원인으로는 자궁과 난소기능의 저하, 자궁의 경도(딱딱한 정도)가 심한 경우, 자궁경부무력증, 고령임신, 출산과 유산후유증으로 자궁내막이 얇아지거나 어혈이 생겨 자궁 내 혈액순환 상태가 나쁜 경우, 스트레스와 신경과민, 자궁발육부전, 자궁후굴, 자궁근종과 같은 기질적인 문제 등을 들 수 있다.

습관성유산이 되면 무조건 여성에게 이상이 있다고 생각할 수 있는데 오히려 남성들의 혼전 성경험과 무절제한 생활, 폭음, 폭식 등으로 남자들의 정자에 문제가 있는 경우도 있으므로 부부가 함께 치료를 받는 것이 가장 효과적이다. 20여 년간 부인과 질환과 난임에 대한 특화진료를 해온 윤한의원에서는 습관성유산 치료 및 유산예방 프로그램을 시행하고 있다.

▶ 손상된 모체를 건강하게 회복시켜주는 윤한의원의 습관성유산 치료

① 정상적인 분만은 밤이 익어 밤송이가 저절로 벌어지며 밤이 나오는 것

과 같은데, 유산은 아직 밤이 채 익지 않았는데 발로 비벼 밤톨을 발라내는 것과 같아서 모체의 손상이 자연분만 때보다 훨씬 더 심각하다. 한의학에서는 유산을 소산(小産) 또는 반산(半産)이라 하면서 정상적인 출산 때보다 10배나 더 잘 조리하라고 강조하고 있다. 출산 후 조리와 마찬가지로 찬바람과 찬물을 피하고 힘든 일은 하지 않으면서 안정을 취해야 한다. 오로 배출을 도와주는 한약과 유산 후 몸을 보해주는 한약을 처방한다.

② 유산 후 재임신은 자궁이 원래 상태로 회복되는 데에 필요한 3~6개월 이후부터가 좋다. 이 기간에 기혈을 보하고 자궁을 튼튼하게 하는 한약을 복용하여 임신 전의 준비를 갖춘다.

③ 임신 중 유산 방지를 위해 임신 초기에 유산 예방 한약을 2주일 먹고, 유산의 위험이 높은 3, 5, 7개월에 대비하여 그 전에 각각 1주일씩 한약을 복용하면 임신부와 태아가 모두 안정기에 도달하게 된다. 이때의 한약 효과는 매우 탁월해서 반복유산의 기왕력이 있는 임신부의 90%가 건강한 출산을 하였다.

④ 유산을 겪은 사람은 다시 유산할 우려가 크므로 임신 중에는 부부관계를 피하고, 술과 담배를 금하며, 무거운 것을 들지 않고 높은 곳에 올라가거나 뛰지 않으며, 과로를 피하는 등 일상생활에서의 주의가 요구된다. 유산에 대한 지나친 두려움을 갖지 않도록 정서적인 안정을 취하는 것도 중요하다.

■ 난임과 불임의 한방치료

한의학에서는 임신의 기본 조건으로 성숙한 난자가 배란되는 것을 의미하는 택지(擇地), 정상적인 정자의 사출을 의미하는 양종(養種), 적합한 시기의 수정을 의미하는 승시(乘時), 자궁내막에 착상하기 좋은 조건을 의미하는 투허(投虛)를 '종자지도(種子之道)'라 하여 매우 중요하게 여기고 있다. 불임은 이 네 가지 요건 중 하나라도 문제가 있을 때, 월경이 고르지 못할 때, 남성 측 원인, 환경과 정서상의 문제 등 복합적인 요인에 의해 나타난다.

불임이란 피임을 하지 않는데도 부부생활이 1년이 지나도록 임신이 되지 않거나 출산 혹은 유산 후라도 다시 아이를 갖기 위한 노력을 시작했음에도 1

년 이상 임신이 되지 않는 경우를 말한다. 또한 35세 이상의 여성이 6개월이 지나도록 임신이 되지 않는 경우와 임신 시도 기간이 1년이 되지 않았더라도 골반염, 자궁내막증, 배란장애(월경불순), 갑상선기능장애, 골반결핵 등 불임을 초래하는 질병을 가진 경우에는 불임으로 분류한다.

일단 불임 판정을 받게 되면 대부분의 부부들은 임신을 위해 여러 방법을 시도해본다. 배란유도제 복용, 인공수정, 체외수정(시험관 시술) 등의 서양의학적 치료를 시도하기도 하고, 불임전문 한의원에서 한의학적 치료를 받기도 하며, 임신에 좋다는 민간생활요법을 실천해 보기도 한다. 모두 의미 있는 방법일 수도 있지만 본인의 불임 원인에 따른 정확한 치료를 받는 것이 가장 시급하다. 임신이 잘 안 되는 불임과 더불어 임신은 되는데 자연유산이 2회 이상 반복되는 '습관성유산' 혹은 '반복유산'이 되는 걸 통틀어 난임이라고 하는데, 자연유산으로 인한 난임에도 한의학적 치료는 탁월한 효과가 있다.

최근에 발표된 임상 논문과 연구에 의하면, 한의학 치료와 시험관 시술을 병행하였을 경우 성공률이 2배 이상 높다는 결과가 있었다. 효과가 좋은 방법을 찾아 각각의 특성에 맞게 적절한 치료를 받아 임신 가능성이 높아질 수 있다면 이와 같은 한양방 공조 치료도 긍정적이다.

▶ 불임 판정을 임신 소식으로 바꿔주는 윤한의원의 불임과 난임 치료

불임치료의 핵심은 여성들의 자궁 상태를 개선하고, 어혈을 풀어주며, 배란과 착상을 치료하는 데 역점을 두고 있다. 치료 기간은 짧으면 1~3개월, 나팔관이 막혀 있거나 난소에 문제가 있을 경우 6개월에서 1년 정도 소요된다. 즉 불임과 난임의 유형에 따라 건강하지 못한 자궁의 상태를 100점에 가깝게 회복시켜줌으로써 임신 성공률을 높여주는 것을 의미한다. 이와 함께 이루어질 치료는 조경(調經)이다. 조경이란, 월경을 고르게 한다는 뜻으로 생리주기와 생리통, 생리량, 생리 색깔, 생리혈의 점도 등을 정상으로 조정해주는 걸 말한다.

최근 들어서는 남성 원인에 의한 불임도 전체 불임의 40%를 차지할 정도로 매우 많아지고 있다. 정자의 수, 정액의 양, 정자의 활동성, 정상 정자의 비율 등에서 한 가지 이상의 문제를 가진 경우가 많다. 현대사회에 접어들면서 육체적 활동이 줄어들고 환경호르몬과 공해, 전자파 등에 노출될 기회가 많아진 결과이다. 따라서 불임 검사를 시행할 때에는 반드시 남편들도 함께 검사를 받아 일찍 원인을 찾고, 문제가 있다면 3개월 정도 한의약 치료를 통해 정자의 상태를 개선하는 치료를 받는 것이 바람직하다. 이처럼 불임치료는 원인에 따라 체질, 체력, 식사, 생활습관, 직업, 환경 등을 종합적으로 조절하여 건강상태를 향상시키는 전신요법이 되어야 한다.

■ 지긋지긋한 산후풍, 산후 100일이 관건이다

분만과정을 거치면서 여성의 몸은 모든 땀구멍이 열리게 되고, 출혈이 많아 음혈이 부족해지면서 사지나 전신의 골격이 느슨해지고 경맥이 영양을 제대로 공급받지 못하게 된다. 그래서 아기를 낳은 뒤에는 자궁, 골반 등 전신의 모든 기관이 회복되어 임신 기간 이전의 상태로 돌아가는 데 소요되는 기간인 산욕기(產褥期)를 필요로 한다. 산욕기는 대개 6~8주를 잡지만 한의학에서는 100일을 권장하고 있다. 그 정도 시일이 지나야 산모의 몸이 제대로 자리를 잡아 일상생활을 하는 데 무리가 없기 때문이다. 예로부터 출산 후 100일 잔치를 하는 것은 아기를 위해서라기보다는 산모가 100일 동안의 몸조리를 끝내면서 그 동안 신세를 진 주변 사람들에 대한 감사함을 표하기 위해서라고 볼 수 있다.

산후풍이란 산후조리 기간에 몸조리를 제대로 하지 못해서 찬 기운이 인체에 침입하거나, 관절과 근육이 이완돼 있는 상태에서 몸에 무리가 되는 일을 했을 때, 그리고 몸속의 어혈이 남아 있을 때 나타나는 증상이다. 손발이 시리다거나 몸에서 찬바람이 나오는 듯한 느낌, 허리/어깨/팔꿈치/손목/손가락/무릎/발목 등의 전신 관절이 아프고 시리며, 외부의 찬바람이 침습하면 전신이 떨리고 힘이 없으며 통증을 느끼게 된다. 이러한 산후풍은 잘 치료하지 않으면 평생을 고생하기도 한다.

산후풍의 치료는 증상과 원인에 따라 출산하면서 발생한 어혈을 제거해주거나 출산하면서 약해진 몸의 기혈을 보충해주고 혈액순환을 개선시켜준다. 그럼으로써 출산에 의해 소모된 기력을 회복해주고 출산 후에 흔히 나타나는 산후 비만도 예방할 수 있다. 임신 전의 몸으로 회복되기 위해선 3개월 정도의 산후조리가 반드시 필요하다. 다행스럽게도 요즈음은 산후조리원을 가거나 전문도우미 또는 가족의 도움을 받아 조리를 하는 것이 당연시되고 있다.

그러나 앞에서 언급했듯 산후조리에 충분한 기간은 100일인데, 100일 내내 주변의 도움을 받을 수 있는 여건을 갖춘 사람은 많지 않다. 그러므로 산후조리를 꼭 해줘야 하는 한 달은 가급적 주변의 도움을 꼭 받고, 그 이후 계속 유지할 수 없다면 100일이 될 때까지는 무리한 일을 피하면서 몸을 보호하는 지혜를 발휘하는 것이 좋다.

▶ 선축어혈(先逐瘀血) 후보기혈(後補氣血), 윤한의원의 산후풍 한약

한약으로 하는 산후조리는 매우 중요하다. 여성이 일생을 살면서 딱 한 번 한약을 먹을 수 있다면, 임신중이나 출산 후에 먹어야 할 만큼 임산부 한약은 매우 중요하다. 가장 효율적인 산후조리약은 두 단계로 나누어 복용하는데, 먼저 출산 직후의 출혈인 '오로(惡露)'를 깨끗이 제거하는 겻이 매우 중요하다. 따라서 출산 초기에는 오로배출약을 먼저 복용한다. 그리고 출산 후 3주일이 되었을 때 산후보약을 복용한다. 바로 산후조리 한약의 대원칙, '선축어혈(先逐瘀血) 후보기혈(後補氣血)'이다. 이렇게 두 단계로 나누어 한약을 복용하면 산모의 몸도 빨리 회복되어 산후풍을 예방할 수 있고, 모유도 좋아져서 아기도 더 건강하게 자랄 수 있다. 혹 산후조리를 잘못하여 산후풍을 예방하지 못했다면 전문한의원에서 산후풍 치료를 통해 고칠 수 있지만 시간과 비용이 더 소요되므로 예방이 최선이다.

수족냉증·혈액순환장애

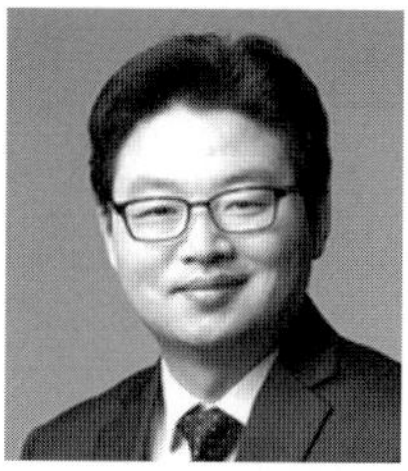

구헌종
로하스한의원 원장
www.lohasacne.com

■ 혈액순환장애로 여름에도 손발이 찬 여성들

수족냉증이 있는 사람들은 여름에도 차가운 바람이 싫고 샤워를 할 때에도 온수가 있어야 한다. 어쩌다 에어컨 바람을 장시간 쐬게 되면 손발이 저리고 심하면 마비증상까지 보인다. 이런 여성들은 설거지를 할 때에도 고무장갑이 필요하고 겨울에 잠을 잘 때에는 온 몸을 이불로 감싸줘야 한다. 그런데 이렇게 한다고 해서 손발이 얼음장처럼 찬 현상을 막을 수는 없다. 손발뿐 아니라 팔꿈치, 무릎, 배, 허리 등이 차고 저릿저릿한 증상이 나타나고 겨울에는 더 심해진다.

출산 경험이 있는 40대 이상의 중년여성에게서 흔히 나타나지만 요즘에는 잘못된 생활습관과 식습관으로 인해 젊은 여성들에게도 빈번하게 나타난다. 수족냉증과 유사하면서도 양상이 더 심한 레이노증후군은 손이나 발, 코, 귀 등으로 가는 동맥이 일시적으로 좁아지거나 막혀서 피가 잘 통하지 않아 일어나는 말초동맥의 혈액순환장애이다. 추위에 노출되면 혈관이 수축되면서 막혀 혈액이 일시적으로 순환되지 않기 때문에 손가락과 발가락이 창백하게 변했다가 곧 파란색으로 바뀌고, 회복단계에 들어서면 다시 붉은색으로 바뀌었다가 원래 피부색으로 되돌아오는 특징이 있다.

이때 적절한 치료를 받지 못하면 말초조직이 괴사하는 경우도 있다. 추위에 노출되는 경우 외에 타이핑을 많이 하거나 손가락 사용이 빈번한 사람들,

류머티즘 질환을 앓고 있거나 고혈압, 부정맥, 편두통 등의 약물사용자 등에게서 흔히 나타난다고 알려져 있다. 일반적으로 수족냉증이 2년 이상 지속되거나 그때마다 피부색이 변하면서 통증까지 동반한다면 레이노증후군을 의심해봐야 한다. 레이노증후군은 환자의 고통이 심하면서도 치료가 어려운 질환이다. 유병률이 우리나라 인구의 약 10%나 되는데 참고 생활하는 경우가 많아서 심하면 피부괴사는 물론 류머티즘 관절염이나 전신이 굳는 경화증으로 발전하기도 한다.

수족냉증과 레이노증후군 모두 남성보다 여성에게 많이 나타난다. 수족냉증은 초경, 임신과 출산, 폐경 등을 전후해 심해지는데 호르몬의 변화가 자율신경계와 혈관의 수축, 확장에 영향을 주기 때문이다. 정서적으로 남성보다 여성이 예민한 것도 요인 중 하나이다. 여성들 중에는 손발이 얼음처럼 차가워 사람들과 악수조차 편하게 못하는 사람들이 적지 않다. 여름에 냉방된 버스와 지하철을 타게 되면 온 몸이 시려서 조금이라도 찬바람이 덜 나오는 자리를 찾아다니게 된다.

수족냉증이 발생하면 쉽게 개선되지 않는다. 그럼에도 많은 여성들은 적극적으로 치료해야 할 질환으로 인식하지 않는다. 그저 "원래 몸이 찬 여자가 있어" 하면서 타고난 체질 탓으로 돌린다. 하지만 수족냉증을 그대로 두면 그것을 야기한 원인이 해소되지 않음으로 해서 점점 더 악화되어 다른 질환들을 야기할 수 있다. 따라서 손발이 차가워진 기간이 2년이 넘었고, 그때마다 피부색이 변하면서 통증이 동반된다면 반드시 전문의의 진단을 받아볼 필요가 있다.

■ 수족냉증의 가장 큰 원인은 어혈 때문이다

몸에는 약 10만km에 이르는 혈관이 있고, 이 혈관을 통해 약 60조 개의 세포에 원활하게 혈액이 공급되어야 몸이 정상적으로 기능할 수 있다. 그런데 혈액이 맑지 않고 혈관이 깨끗하지 않으면 다양한 혈관질환에 걸리게 된다. 한국인의 주요 사망원인을 살펴보면 1위가 혈관질환이다.

즉 뇌혈관질환, 심혈관질환 등이다. 여성들이 많이 갖고 있는 수족냉증과 손발저림의 가장 큰 원인도 혈액순환장애로 인한 것이다. 혈관 내부에 노폐물이 쌓이거나 혈액 자체의 변성에 의해 혈관이 좁아져서 피가 잘 돌지 못하면 손발이 저리고 감각이 일시적으로 둔해지며 뻣뻣해지고, 손발 끝으로 피가 전달되지 않으면서 차가워지는 증상이 나타나게 된다.

이런 혈액순환장애가 생기게 된 원인에는 어혈, 담, 스트레스, 음주, 흡연, 과로 등과 함께 피자, 라면, 햄버거 같은 인스턴트 음식의 영향도 크다. 또한 수족냉증은 혈관염이나 혈관 운동성에 이상을 일으키는 레이노증후군, 버거씨병 또는 당뇨병성 신경병증으로도 올 수 있으며 자율신경 중 교감신경기능의 항진이 있거나 디스크, 척추관협착증 등이 있어도 발생할 수가 있다. 그 외에 평소 걱정이 많고 불안과 잦은 우울증에 시달려도 손발이 차가운 증세가 잘 나타난다. 따라서 수족냉증의 정확한 원인을 파악한 다음 그에 맞는 적절한 치료가 이루어져야 한다.

이처럼 수족냉증의 원인에는 여러 가지가 있지만 한의학에서는 가장 큰 원인을 어혈(瘀血)로 인한 말초 혈액순환장애로 보고 있다. 어혈이란 피가 탁한 상태를 말한다. 우리 몸에서 혈액은 심장의 추진력으로 온 몸 구석구석을 순환하면서 모든 기관과 조직에 산소와 영양분을 운반해주고, 또 몸 전체에서 발생한 탄산가스와 노폐물을 거둬서 폐와 간, 신장에서 처리하게 한다. 그 외에 손상된 부위를 아물게 하는 성분을 갖고 있기도 하고, 병원균과 싸우는 백혈구를 운반하기도 하고, 체온을 조절하는 기능도 있다. 이러한 혈액의 정상적인 기능을 상실한 비생리적인 혈액을 통틀어 어혈이라고 한다. 몸에 어혈이 많으면 마치 보일러 관에 이물질이 잔뜩 껴서 열이 골고루 전달되지 못하는 것처럼 혈액순환이 나빠져서 수족냉증과 손발저림 같은 증상이 나타나는 것이다.

▶ 한의학적인 관점에서의 어혈

① 혈액의 흐름이 원활하지 않아 정체되어 있는 상태

기가 허약하면 혈액의 추진력이 떨어져 운행이 느려지고, 몸이 차가우면 혈액이 차게 되어 응고되기 쉽고 혈관도 수축하여 혈액의 흐름이 나빠진다. 이렇게 혈액의 흐름이 나빠져 장부나 경락에 혈액이 정체되어 쌓여 있는 상태를 의미한다.

② 혈액이 탁하고 노폐물이 많은 상태

혈액에 지방이나 당분, 노폐물이 많아 혈액이 걸쭉하고 점성이 높아진 상태를 의미한다. 당뇨병, 고지혈증, 고뇨산혈증 등이 속한다.

③ 출혈성질환에 의한 어혈

출혈성질환을 한의학에서는 이경지혈(離經之血)이라고 하는데, 혈액이 제 길로 흐르지 않고 혈관 외에 고여 있는 상태를 의미한다. 외상 후에 일어나는 피하출혈, 뇌출혈 등이 여기에 속한다.

이처럼 한의학적인 관점에서 보았을 때 어혈이란, 혈액이 끈적끈적하고 기름기가 많으며 쉽게 응고되어 흐름이 원활하지 못하고 정상적인 혈액의 생리적인 기능을 하지 못하는 상태를 통틀어 말한다. 여성의 경우 어혈에 의한 수족냉증이 있으면 하복부에도 찬 기운이 머물러 냉, 대하, 생리통, 생리불순의 원인이 되기도 하고 나아가 불임의 원인이 될 수 있다.

한의학에서는 어혈을 "구병괴병난병어혈야(久病怪病難病瘀血也 ; 오래된 병, 괴이한 병, 치료가 어려운 병은 어혈 때문이다)"라고 하여 중요하게 취급해 왔다. 어혈로 인한 혈액순환의 문제가 만병의 근원이 되고 있다는 것이다. 이러한 논리는 한의학에서 말하는 "통즉불통 불통즉통(通則不痛 不通則痛)"과도 일치한다. 그런 점에서 수족냉증과 손발저림이 있을 때 어혈 제거는 최우선의 치료책이라고 할 수 있다.

■ 혈액순환 개선을 위한 로하스의 5단계 치료법

건강한 사람들의 체온은 평균적으로 36.5~37.2℃를 유지하지만 질병이 있거나 건강이 안 좋은 사람들은 대체로 체온이 낮다. 평균체온 범위에 있는 사람들은 신체 각 조식세포의 미토콘드리아에서 에너지를 충분히 만들어내기 때문에 면역세포의 활동성도 좋다. 그런데 체온이 떨어지면 신체가 교감신경 상태가 되면서 면역력이 감소한다. 이처럼 체온과 면역력은 밀접한 관계가 있다. 체온이 1℃ 떨어지면 면역력이 30% 감소되고 1℃ 상승하면 면역력이 50% 내외 상승한다는 연구 결과들이 많다.

저체온증을 그대로 방치하면 혈관이 수축하고 혈액순환이 나빠져서 암을 비롯하여 심혈관질환, 중풍, 소화불량, 두통, 우울증, 수족냉증, 생리불순, 요통 등의 다양한 질환들이 찾아올 수 있다. 일본의 암 전문 의사인 요시미즈 노부히로 박사는 그의 저서『체온 1도 암을 이긴다』에서, 자신이 치료했던 암 환자의 대부분이 35℃대의 저체온 상태였다고 밝히면서 체온을 1℃ 상승시키는 것만으로도 면역력이 40% 상승하여 암을 더 잘 극복할 수 있다고 설명하였다.

로하스한의원은 국내 유일의 혈액순환장애전문 한의원이다. 질병 없는 건강한 삶을 살려면 무엇보다도 혈액순환이 원활해야 하고 혈관이 건강해야 한다. 혈액순환을 통해서 수분공급이 이루어지고 인체의 항상성이 유지됨으로써 건강이 유지된다. 로하스한의원에서는 혈액순환장애로 인한 수족냉증과 손발저림 등의 치료를 위해 5단계 치료법을 펼치고 있다. 어혈의 근본적인 제거와 함께 생활습관 교정과 예방까지 포함함으로써 환자들이 지속적인 건강을 유지할 수 있도록 주안점을 두고 있다.

▶ 로하스의 5단계 치료법

1단계 : 검사와 진단

혈액순환장애의 원인이 되는 어혈이 얼마나 많은지, 혈관의 상태가 어느 정도인지를 적외선 체열진단기와 모세혈관촬영장치 등으로 과학적이고 정밀한 진단을 하여 치료 방향을 설정한다.

① 적외선 체열 검사 : 적외선 체열 검사를 통해 혈액순환이 잘 되는지를 보는 것으로, 미세한 체온 변화까지도 포착 가능하기 때문에 쉽게 진단할 수 있다.

② 모세혈관 검사 : 사람의 몸은 혈관의 길이가 약 10만km인데 지구를 두 바퀴 반이나 돌 수 있는 엄청난 길이이다. 이 혈관 중 약 97%가 모세혈관으로 되어 있다. 그렇기 때문에 혈액순환이 얼마나 잘 되는지 알려면 반드시 모세혈관을 정확하게 확인해 보아야 한다.

③ 레이노증후군의 진단 : 레이노증후군은 증상만으로도 진단할 수 있으며 모세혈관 검사를 통해 더 정밀한 검사를 할 수 있다. 주요 증상으로는 추위에 노출되면 손가락의 색깔이 흰색이나 푸른색으로 변한다. 보통 양쪽 손발이 함께 아프지만 만약 한쪽 손발 혹은 손가락 한두 개에서만 나타나거나 40세 이후에 처음 증상이 생긴 경우, 발진이나 관절염이 동반된 경우에는 2차성 레이노 현상일 가능성이 있으므로 반드시 정확한 원인과 그에 맞는 치료를 받는 것이 좋다. 호르몬이나 유전적 영향, 설거지와 같은 가사노동으로 인해 차가운 환경에 노출되는 것이 원인이 되어 남성보다 여성에게 훨씬 많이 발생하고 있다.

2단계 : 금진옥액요법으로 어혈을 제거한다.

사혈요법인 금진옥액요법은 혀 밑의 금진과 옥액이라는 두 혈자리에서 어혈을 직접 제거함으로써 혈류의 속도를 높이고 심장의 기능을 개선하여 수족냉증과 손발저림 등의 혈액순환장애질환들을 치료하는 특수 치료법이다. 많은 사람들이 혀 밑에서 어혈을 제거한다고 하면 많이 아프거나 부작용이 있지는 않을까 겁을 먹는데, 숙련된 노하우를 가진 전문의가 시술을 하면 통증도 거의 없을 뿐 아니라 위험하지도 않다. 어혈을 쏟아내는 시술법인 만큼 항혈액응고제를 복용하는 사람이나 혈우병 환자, 심한 당뇨환자들은 반드시 시술 전 상담을 받아야 한다. 혈액은 한 번 치료를 했다고 맑은 상태가 계속 지속되는 것이 아니라 잘못된 생활습관으로 인해 다시 혈액이 탁해질 수 있으므로 치료 후에는 예방을 위해서 6개월에 한 번씩은 혈액순환 검사를 받는 것이 좋다.

3단계 : 청혈탕으로 혈액을 정화한다.

사혈요법으로 어혈을 일부 제거했다고 하더라도 근본적으로 혈관 내에 있는 많은 어혈을 풀어주고 혈관의 상태를 효과적으로 개선시켜주기 위해선 한약을 써야 한다. 로하스의 청혈탕은 10년 이상 수많은 혈액순환장애 환자들을 치료하면서 쌓은 노하우와 오랜 연구를 토대로, 어혈 제거와 혈액순환 개선에 효능이 입증된 한약재들 중에서 엄선하여 만든 한약이다. 어혈을 풀어주고 혈액을 맑게 하는 데에 탁월한 당귀, 천궁, 홍화, 익모초, 단삼, 삼릉, 적작약, 오령지 등의 한약재에 개인의 체질과 증상에 따라 약재를 가감하여 최선의 효능을 나타낼 수 있도록 개인별 맞춤처방을 하고 있다.

4단계 : 재검사와 평가

치료 후에 다시 혈액과 혈관의 상태를 검사하고, 이를 토대로 몸의 상태를 평가하여 향후 치료 방향을 세운다. 치료 전 모세혈관의 변형이 심하고 혈관 속에 어혈이 많아 혈액의 흐름이 원활하지 못했던 환자가 치료를 받은 뒤 혈관 속의 어혈이 많이 줄어들고 모세혈관이 정상에 가깝게 되고 혈액의 흐름이 빨라지는 걸 환자가 재검사 과정에서 직접 눈으로 확인할 수 있다.

5단계 : 생활습관 개선으로 확실하게 예방한다.

행동수정요법을 통해 환자 개개인의 맞는 올바른 식이요법과 운동요법 등을 지도하여 혈액순환장애의 원인이 되는 어혈을 예방하고 맑고 건강한 혈액을 유지하도록 한다. 일단 수족냉증 진단을 받으면 최소한 수개월 이상 꾸준히 치료를 받아야 한다. 심한 경우가 아니라면 생활습관을 개선하게 되면 빠른 시간에 효과를 볼 수 있다. 그런데 모든 방법을 동원해도 수족냉증이 치유되지 않고 변화가 없다면 전문가의 도움을 받아 정확한 진단과 치료를 받는 것이 악화를 막을 수 있다. 혈액순환장애의 일차적 증상으로 나타난 수족냉증이 중풍이나 뇌혈관 질환 등의 큰 병을 불러올 수도 있기 때문이다.

생리통·생리불순·다낭성난소증후군

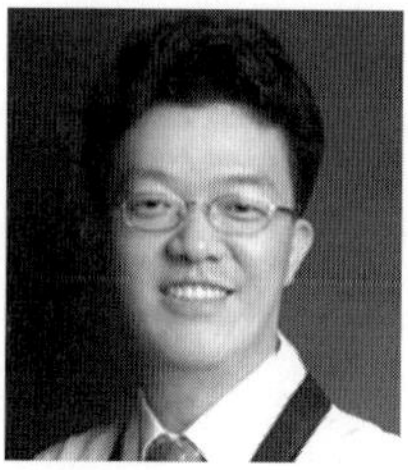

박웅
경희보궁한의원 원장
www.bogung.com

■ 생리통에서 벗어나는 건 어려운 일이 아니다

『동의보감』에는 여성의 생리에 대해 이렇게 표현하고 있다.

"충맥은 혈(血)이 모이는 바다이기 때문에 여기에 모든 경(經)이 다 모여 있다. 남자는 (혈액이) 운행하고 여자는 멈춘다. 남자는 (혈액이) 운행하기에 쌓이거나 충만해지지 않고 여자는 (혈액이) 멈추기에 쌓여 가득해진다. 차 있던 것이 때가 되어 넘쳐 나오는 것을 월경이라고 한다."

중국 고대 의학서인 『황제내경』에서는, "여자가 14세가 되면 천계(天癸)가 이르러 임맥(任脈)이 통(通)하고, 태충맥이 왕성해져 월경이 때가 되면 시작하므로 임신이 가능하다"고 하였다. 이처럼 여성의 신체는 성숙기에 이르면 생리를 하게 되는데 일반적으로 초경 연령은 13~14세이지만 빠른 사람은 10세 무렵, 늦은 사람은 20세 무렵에 하기도 한다. 초경 시기는 대체로 추운 지역보다 따뜻한 지역일수록, 시골보다 도시가, 상류사회가 하류사회보다 빠르다. 상대적으로 발육이나 영양상태가 더 좋기 때문이다. 초경을 시작한 이후부터는 한 달에 한 번 생리를 하는데, 생리 기간은 일반적으로 2~6일이고 생리 주기는 생리 시작일부터 다음 생리 시작일까지 21일보다 짧거나 35일을 넘기지 않는 것이 좋다.

생리를 하는 여성들 중에는 생리를 시작하기 전이나 생리 진행중 혹은 생리가 끝난 이후까지도 하복부나 허리 등에 통증이 있는 '생리통'을 겪는 여성들이 50% 이상이 된다. 이때 여성들은 배꼽 주위와 아랫배에서 경련성 통증을 겪거나 구토, 식욕감퇴, 두통, 무기력감 등을 호소하게 된다. 생리통이 심한 여성들은 학교생활이나 직장생활을 정상적으로 하기 어려울 정도이다.

생리통의 발생원인은 크게 두 가지로 나눌 수 있다. 첫 번째는 자궁 내부에서 프로스타글란딘이 증가하여 자궁을 강하게 수축시키기 때문으로, 일차성월경통 또는 원발성월경통이라고 한다. 두 번째는 골반 내부의 질환으로 인해 월경통이 발생하는 경우로 이차성월경통 또는 속발성월경통이라고 한다. 자궁내막증. 자궁선근증, 자궁 내 유착, 자궁근종, 자궁 내 폴립, 자궁 내 피임장치, 골반울혈, 만성기능성낭종 형성 등이 원인이 될 수 있다.

월경통은 기본적으로 어혈과 관계가 많다. 자궁 내부의 기혈순환이 악화되어 혈이 뭉치게 되면 나가야 할 혈의 배출이 원활하지 않게 되고, 이를 배출시키기 위해 프로스타글란딘이 더욱 증가하게 되어 월경통이 심해지게 된다. 또 어혈은 자궁내막증, 자궁선근증, 자궁근종 등 월경통을 증가시킬 수 있는 질환들의 원인이 되기도 한다. 과다한 스트레스, 카페인 및 찬 음식의 과다복용, 환절기와 겨울에 얇은 옷차림 등도 기혈의 순환을 방해하여 어혈 상태를 악화시킬 수 있다. 이차성월경통은 월경 시작 1~2주 전부터 시작되어 월경기간 이후에도 수일간 지속될 수 있다. 증상은 원인 질환에 따라 다양할 수 있으며 자궁내막증, 자궁선근증과 같은 경우에는 통증의 정도가 극심하여 일상생활에 지장이 큰 경우도 많다.

월경통을 견디기 위해 진통제를 복용하는 여성들이 많지만 진통제는 소화불량, 메스꺼움, 피로감, 설사 등의 부작용이 발생할 수 있다. 또 진통제는 주로 프로스타글란딘을 억제하여 통증을 억제하는데, 이 물질은 자궁수축을 도와 자궁 내 혈액을 배출시켜준다. 즉, 이 물질을 지나치게 억제할 경우에는 혈의 배출을 방해하여 오히려 자궁 내부에 어혈을 발생시킬 수 있다. 어혈은 월경통을 악화시켜 더 많은 진통제를 필요로 하게 되고, 과량의 진통제는 자궁수축을 더욱 방해하게 되는 악순환이 반복된다. 특히 극심한 월경통은 자궁질환의 증상일 가능성이 크므로 진통제에 의존하다 병을 키우지 말고 안전하고 효과적인 한의학적 치료를 받아볼 것을 권한다. 많은 여성들이 생리통 때문에 고통을 겪고 있지만 반면에 그런 고통 없이 생리를 하는 여성들도 많다. 한의학적 치료를 통해 하루 빨리 생리통의 고통에서 여성들이 해방되기를 바란다.

▶ 자궁이 건강해지는 경희보궁한의원의 생리통 치료

『동의보감』에서는 생리통에 대해 "월경이 있으려고 할 때에 아픈 것은 기가 막혔기 때문이고, 월경이 끝난 다음에 아픈 것은 기혈(氣血)이 모두 허하기 때문이다"라고 설명하고 있다. 이와 같이 한의학에서는 인체 내의 노폐물로 인해 혈액과 장부가 탁해져서 생리통이 발생한다고 보았다. 체내에 노폐물이 많아 생리가 탁해지고 온 몸에 다양한 증상이 동반된다는 것이다. 생리통의 유형과 증상이 다양하지만 기본적으로 생리통에 대한 치료는 자궁을 따뜻하게 보하고 자궁 내 혈액순환을 촉진시켜주는 것이 중요하다.

생리통용 보궁단은 특별한 질환이 없이 생리통이 있는 환자의 경우에 사용된다. 기질적인 질환으로 생리통이 생긴 환자의 경우에는 기질적인 질환 치료와 월경통을 줄이는 보궁단을 병행해 사용하는 것이 좋다. 생리통용 보궁단은 생리통을 줄일 뿐 아니라 생리혈의 배출과 원활한 혈액순환을 도움으로써 평상시 자궁 건강을 지키는 데 도움을 준다. 즉, 생리통을 치료할 뿐만 아니라 자궁질환을 예방하는 효과도 크다. 따라서 생리통용 보궁단은 특별한 질환이 없더라도 평상시 건강한 생리와 자궁질환의 예방을 목적으로 사용하면 좋다. 그와 더불어 좌약, 좌훈, 탕약, 침과 뜸 등의 요법을 함께 시행하게 되면 생리통이 사라지거나 크게 완화된다.

■ 생리불순은 몸의 이상신호이다

생리불순은 월경주기나 기간 등이 고르지 못한 경우를 말한다. 넓은 의미로는 월경이 정상 범위를 벗어나는 모든 경우를 포함한다. 대표적인 경우는 월경주기가 21일보다 짧거나(빈발월경) 35일보다 긴 경우(희발월경), 주기의 변동이 심한 경우, 월경이 수개월 동안 없는 경우(무월경) 등이 있다. 월경기간이 3일 이내(과소월경)이거나 7일 이상(과다월경)인 경우도 해당된다. 『동의보감』에서는 생리불순을 '달거리가 고르지 못하다'는 의미로 '월후부조(月候不調)'로 표현하며 생리불순의 이유에 대해 이렇게 적고 있다.

"달거리가 고르지 못하면서 아프거나 열이 있는 것이 있으며, 달거리 날짜가 앞당겨지는 것은 열이 있기 때문이고, 늦어지는 것은 허하기 때문이다. 그리고 늘 아픈 것이 있고 달거리 전후에 아픈 것이 있다. 늘 아픈 것과 달거리 전에 아픈 것은 혈이 몰렸기 때문이고, 달거리가 끝난 뒤에 아픈 것은 혈이 허하기 때문이다. 늘 열이 나는 것이 있고 달거리할 때만 열이 나는 것이 있다. 늘 열이 나는 것은 혈이 허하고 적(積)이 있기 때문이며, 달거리할 때만 열이 나는 것은 혈이 허하기 때문이다."

현대의학에서는 생리불순의 대표적인 원인으로 스트레스를 꼽고 있다. 몸에서 프로게스테론 분비를 중단시켜 배란이나 월경이 일어나지 않는다고 보기 때문이다. 그 외에도 폐경이 가까워오거나 급격한 체중 변화, 영양섭취에 이상이 있을 경우에도 나타나는 것으로 본다. 특히 감염이나 다낭성난소증후군, 자궁용종, 자궁근종, 자궁암 등 자궁에 이상이 있을 경우에도 월경주기가 불규칙해질 수 있으므로 열흘 이상 생리가 계속 되거나 생리의 양이 과도하게 많은 경우, 두 달에 걸쳐 계속 생리를 하지 않고 열이 동반될 때에는 반드시 의사의 진단을 받아봐야 한다. 요즘은 성적과 입시 스트레스 때문에 생리가 불규칙한 여학생들도 많은데 이 역시도 적절한 치료가 필요하다.

몸에 열증이 있거나 한증이 있는 경우에도 생리불순이 발생할 수 있다. 이때 열증은 겉으로 열이 펄펄 끓는 것이 아니라 속에서 발생하는 열이다. 열증이 있을 경우에는 월경주기가 빨라질 수 있다. 한증은 몸이 찬 증상으로, 기혈의 순환을 방해하여 월경주기를 느리게 만들 수 있다. 기혈이 부족하거나 생식기관이 선천적으로 허약한 경우에도 월경주기가 느려지거나 무월경이 발생할 수 있다. 어혈이나 담습 등이 발생한 경우에도 생리불순이 발생할 수 있다.

쉬운 방편으로 피임약으로 생리불순을 해결하는 경우도 있지만 원인을 해소하지 않고 임시방편으로 주기만 맞추다가는 치료시기를 놓쳐 불임으로 이어질 수 있으므로 생리불순을 단순하게 생각하면 안 된다. 증상을 명확히 구별하고 원인 질환을 파악하여 이에 대한 치료를 받아야 한다.

▶ 자궁질환까지 예방해주는 경희보궁한의원의 생리불순 치료

생리불순은 자궁과 난소의 기능에 이상이 있다는 신호이다. 배란장애와 관계가 크기 때문에 불임으로까지 이어질 수 있다. 3개월 이상 월경이 불규칙하다면 무심히 시간을 지체시키지 말고 반드시 전문적인 진료를 받아볼 필요가 있다.

생리불순은 원인에 따라 그에 맞는 치료를 해줘야 한다. 선천적으로 자궁이 허약하거나 기혈이 부족한 경우에는 자궁과 기혈을 보충해주는 치료를 해줘야 한다. 열증이 있을 경우에는 열을 꺼주고, 한증에는 따뜻하게 해주는 치료를, 어혈이나 담습이 있을 경우에는 이를 제거해주는 처방을 해줘야 한다. 그리고 과체중과 과소체중은 호르몬 체계를 흐트러뜨려서 생리불순이 될 수 있으므로 평소에 표준체중을 유지하도록 노력해야 한다. 또 과도한 운동과 다이어트도 생리불순의 원인이 될 수 있으므로 지나치지 않도록 한다. 과로와 스트레스 또한 호르몬을 교란시키는 주범이므로 스트레스에 대한 저항력을 키우는 게 좋다. 커피와 술은 삼가는 것이 좋으며, 복부에 따뜻한 찜질, 좌훈 등은 하복부를 따뜻하게 하여 기혈의 순환을 도와주어 생리불순 예방에 효과가 좋다.

경희보궁한의원에서는 원인 질환과 생리불순을 치료하기 위해 한방좌약인 보궁단과 개인맞춤 탕약, 침구치료, 약침치료 및 좌훈치료를 시행하고 있다. 보궁단은 질 점막을 통해 흡수되어 효과가 빠른 장점이 있고, 탕약은 개인의 체질과 증상에 따라 생리불순의 원인을 효과적으로 치료해준다. 침구치료는 자궁과 난소의 면역력을 높여주면서 치료 효과를 올려주고, 좌훈은 자궁을 따뜻하게 해주는 한편 자궁 내 노폐물의 배출을 촉진시켜주어 독소 배출에 효과적이다. 이러한 치료들은 자궁을 건강하게 만들어주기 때문에 자궁질환 예방에도 효과가 있다.

■ 다낭성난소증후군과 생리불순

최근 계속 늘어나고 있는 다낭성난소증후군이란, 난소를 두텁게 하는 난포낭종에서 형성되는 낭종으로서 초음파 상에서 배란이 되지 못한 난포가 10개 이상 보이는 경우를 말한다. 난포는 난자를 싸고 있는 풍선과 같은 주머니인데, 난자를 자궁으로 내보내는 배란이 원활하지 않을 경우, 뚱뚱해진 난포는 난소 안에서 그대로 쪼그라들어 버린다. 그렇게 되면 생리를 건너뛸 가능성이 많아지는 것이다. 50% 이상의 환자들에게서 무월경이나 희발월경 증상이 나타나며 남성화 현상이 나타날 수도 있다.

다낭성난소증후군은 아직 서양의학적으로는 근본적인 원인과 치료법이 밝혀지지 않았다. 때문에 산부인과에서는 일시적으로 배란과 월경을 유도하기 위해 호르몬 치료를 하거나, 임신을 원할 경우에는 인공수정이나 시험관아기 시술 등을 시도한다. 그러나 이런 방법들은 다낭성난소증후군의 근본적인 치료법이 되지 않을 뿐 아니라 지나친 호르몬 자극으로 인한 부작용이 우려되어 한계가 있다. 배란촉진제는 구토, 어지럼증, 복통 등을 유발할 수 있고 심각하면 난소를 지나치게 자극하여 종양이나 자궁암의 위험도 있다. 실제로 과한 배란을 유도하는 한 약물은 자궁암의 위험을 2.5배 높인다는 연구 결과도 있다. 또 난자의 성숙에 장애가 있는 경우에는 인공수정이나 시험관아기 시술의 성공률이 낮다는 한계도 있다.

한의학적으로 다낭성난소증후군은 습담이 정체된 여성에게서 많이 발생한다. 자궁과 난소의 기능이 저하되고, 자궁이 냉하며 노폐물과 어혈로 인해 혈류순환이 원활하지 않고, 여성의 혈이 모자라는 상황에서 많이 생긴다. 얼굴이 하얗고 신체의 기가 허냉한 여성에서 수분대사가 원활하지 못하여 담음이 형성되고, 이것이 자궁이나 난소 부위에 정체되면 난소가 제 기능을 하지 못하고 고장이 나는 것이다. 생리불순 외에 다낭성난소증후군의 다른 증상으로는 다모증, 비만증, 통증을 동반하지 않는 자궁출혈, 호르몬의 불균형으로 나타난 여드름, 탈모 등의 증상이 있다.

▶ 면역력까지 높여주는 경희보궁한의원의 다낭성난소증후군 치료

다낭성난소증후군의 치료에서 가장 중요한 것은 난소의 기능을 회복시키는 것이다. 난소의 기능은 임신성공률과 직접적인 관련이 있다. 난소는 여성호르몬을 분비할 뿐만 아니라 난자를 성숙시켜 배란시키기 때문에 이 과정에서 문제가 생기면 인공수정은 시도조차 할 수 없고, 시험관아기 시술도 성공률이 낮아 기대하기 힘들다. 따라서 불임일 때에 무턱대고 보조생식술을 시행하는 것보다 우선 난소의 기능을 회복시키는 치료를 하는 것이 좋다.

경희보궁한의원에서는 난소의 기능을 정상화시키는 것을 최우선 목표로 하고 있다. 난소의 기능을 떨어뜨리는 원인은 습담, 스트레스, 기의 손상, 혈의 부족, 비위손상, 찬 기운의 영향 등 개인마다 다양하며, 그에 맞게 가장 필요한 약재들로 처방을 구성한다. 이와 같이 경희보궁한의원의 개인맞춤탕약은 환자 개개인의 질병 발생 원인에 따른 맞춤형 처방으로서 더 정확하고 세밀한 치료가 가능한 것이 큰 장점이다.

월경주기를 바로잡기 위해서는 부족한 혈을 보충해주고 혈의 운행을 정상화시켜주는 약재들이 필요하다. 월경기간에 통증이 있으면서 덩어리가 나오는 경우에는 기혈의 순환을 원활하게 해주고, 어혈을 없애며 부족한 혈을 보충하는 약재들을 통해 비정상적 상태의 월경주기를 바로잡고, 통증을 경감시키게 된다. 다낭성난소증후군에서 체중 조절은 치료의 한 부분을 차지할 정도로 의미가 크다. 과체중 즉 비만은 다낭성난소증후군의 대표적인 위험요인이기 때문에 반드시 체중감량 치료가 함께 진행되어야 한다. 그러나 무리한 다이어트는 오히려 역효과를 가져와 증상을 더 악화시킬 수 있기 때문에 몸에 부담이 적으면서 영양도 부족하지 않도록 서서히 시행해야 한다.

다낭성난소증후군 치료에 사용되는 보궁단은 습담으로 인해 막힌 기운을 풀어주고 떨어진 난소기능을 강화한다. 일시적으로 월경만 일어나게 하는 호르몬요법과 달리 난소기능의 근본적인 회복을 통해 스스로 정상적인 배란과 월경이 일어나도록 도와 다낭성난소증후군을 치료하는 것이 특징이다. 경희보궁한의원의 맞춤탕약은 수액대사가 원활하지 못해 발생한 습담 등의 노폐물을 제거하고 체내 대사가 정상적으로 이루어질 수 있게 함으로써 체중감량과 함께 피로와 부종은 줄이고 면역력까지 높여주는 효과가 있다

갱년기증후군·항노화

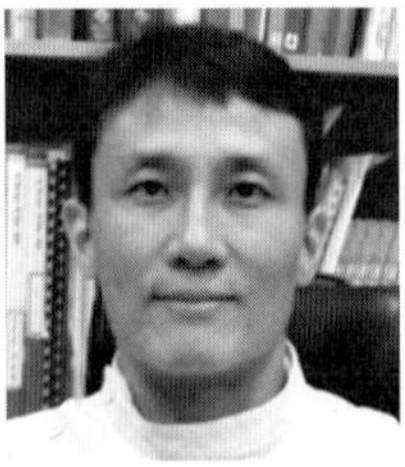

곽상호
곽상호한의원 원장
www.biman.ne.kr

■ 갱년기는 나에게만 오는 일이 아니다

40대에 들어선 여성들에게 반감을 주는 단어 중 하나가 '갱년기'이다. 갱년기 즈음엔 호르몬의 변화와 함께 폐경이 오며 없던 증상들이 나타나기 때문에 여성들은 갱년기가 오기 훨씬 전부터 반감을 갖게 된다. 그러다 갱년기가 오면 마치 자신에게만 불행이 닥친 것처럼 절망하는 여성들도 적지 않다.

태어나고 자라고 늙고 그러다 수명이 다하여 죽는 것은 인간의 숙명이자 자연의 섭리이다. 갱년기 또한 그 과정의 하나일 뿐이다. 그런 점에서 갱년기를 조금은 태연하게 받아들일 필요가 있다. 세상의 모든 여성들이 때가 되면 겪는 걸 나도 차례가 되어 왔다고 생각하는 것이다. 그런 다음 나타나는 변화들과 문제들을 차근차근 풀어가면 얼마든지 평화롭게 이 시기를 넘길 수가 있다.

폐경이란, 난소에서 생성되는 호르몬이 감소되어 월경이 영구히 정지되는 걸 말한다. 여성성을 상징하는 임신이 이때부터 불가능해진다는 점에서 많은 여성들은 폐경을 비극적인 사건으로 받아들이는 심리가 지배적이다. 그러나 갱년기는 갑자기 한 순간에 닥쳐오는 어느 한 시점이 아니다. 여성은 30세가 넘으면서 생식기능이 저하되고 평균 37.5세에는 난포 폐쇄가 이루어져서 임신기능도 떨어지게 된다. 흔히 폐경 평균 연령이 50세 전후인 걸 감안하면 생식기의 노화는 폐경보다 5~10년 앞서서 일어난다고 할 수 있다. 대체로 갱년기라고 하면 '폐경'을 의미하면서 폐경기와 같은 의미로 쓰이지만 엄밀히 말하면 두 개념은 조금 다르다. 즉 폐경은 갱년기에 나타나는 하나의 증상이면서 갱년기 진단에 도움을 주는 하나의 지표에 불과하다.

폐경기에 임박했다고 해서 갑자기 노화가 썰물처럼 한꺼번에 들이닥치는 건 아니다. 다만 폐경기에 임박하면서 전과는 다르게 노화의 진행이 좀 더 빨라지면서 거기에 따른 여러 가지 증상들이 나타나게 되는 것이다. 그걸 흔히 '갱년기증후군'이라고 한다. 건강관리가 잘 되어 있는 데다가 이 시기에 나타나는 증상들에 하나씩 대처를 하면서 갱년기를 맞는다면 그렇지 않은 사람보다 훨씬 순조롭게 노년기로 이행될 수 있다. 더욱이 평균수명이 90세에 가깝고 머지않아 백세시대가 되기 때문에 50세 안팎에 맞는 갱년기는 과거와 비해 더욱 중요해졌다.

갱년기 관리를 적극적으로 하게 되면 그렇지 않은 경우보다 노화의 진행을 늦출 수 있을 뿐만 아니라 심리적 상실감도 최소화시킬 수 있다. 그만큼 갱년기 이후의 삶의 질이 높아진다. 노화가 가속화되면 골다공증이나 심장, 뇌혈관계의 급격한 노화와 순환장애, 피부노화 등의 변화가 동반하면서 그 과정에서 정서적인 변화까지 겪을 수 있다. 증상이 나타난 다음에 치료를 하는 것보다는 예방과 관리를 통해 그런 복합적인 장애들을 늦추고 극복해가는 것이 갱년기의 지혜이다.

■ 갱년기에 나타나는 다양한 변화와 증상들

여성들이 갱년기에 갖는 거부감과 두려움은 가장 크게는 갱년기에 동반될 수 있는 갱년기증후군 때문이다. 갱년기증후군이란, 갱년기에 생기는 자율신경실조증을 말하는 것으로 난소의 내분비기능이 감소되거나 중단되는 것이 주된 원인이다. 또한 각종의 내분비선, 특히 뇌하수체 전엽, 갑상선, 부신 또는 췌장 등의 기능장애로 인해 이들 상호간의 평형이 깨지고 나아가 내분비장기를 지배하는 자율신경 계통에 영향을 끼쳐 교감신경 또는 부교감신경에 긴장이 초래되어 여러 증상이 나타나게 된다.

갱년기의 가장 큰 변화에 속하는 폐경은 난소에서 생성되는 난포 호르몬인 에스트로겐과 황체 호르몬인 프로게스테론의 생성이 감소되어 나타난다. 폐경기에 여성의 몸에 일어나는 가장 뚜렷한 변화는 이제까지 규칙적으로 이루어지던 월경이 점점 불규칙하게 되고 그러다가 아주 없어지는 것이다. 이렇게 월경이 중단되는 평균 연령은 44~52세까지로 이때 80%를 차지하고, 49세가 되면 절정에 달한다. 따라서 49세를 전후로 5년간이 갱년기 증상이 가장 많이 나타나는 시기이다.

그 중에서도 내·외성기의 위축이 가장 큰 변화이다. 외성기인 대·소음순은 지방의 소실로 위축되고, 음모는 무색이 된다. 내성기에서는 질벽이 편편해지고 질강은 좁아지는데, 때로는 질염 때문에 질강이 유착된다. 또한 난소는 작아지고 기능도 감퇴하여 월경불순을 일으키면서 폐경에 이르게 된다. 유방과 전신의 피하지방 조직도 소실되어 여성다운 몸매를 잃게 되고 심지어 여성호르몬이 줄어들면서 입가에 수염이 나기도 한다. 그야말로 갱년기에 접어들면서 각 기관에서의 노화와 함께 신체의 균형이 깨지면서 다양한 증상이 나타나는 것이다.

여성이 갱년기에 접어들면 오장육부 중에 노화되지 않는 장기가 없지만 그것을 주도하는 장기는 간과 신장이다. 한의학에서 말하는 간과 신장이란 서양의학에서의 간과 신장의 개념과 함께 내분비계의 기능, 특히 성호르몬의 기능을 포함하는 넓은 개념이다. 갱년기증후군을 간허(肝虛)와 신허(腎虛)의 차원에서 보강해주는 '보간신(補肝腎)' 치료를 하게 되면 큰 효과를 볼 수 있다. 더불어 내분비계 기능의 또 다른 표현인 천계(天癸) 또는 정(精), 진음(眞陰) 등에 대한 한의학적 해석과 처방을 참고하여 갱년기 증상을 다스려주면 완화되고 개선된다.

갱년기를 나에게 친구로 만들 것인가 혹은 폭군으로 만들 것인가는 자기 자신에게 달렸다. 내 몸 어느 부위가 얼마나 약해져 있는가를 살펴보고 부족한 부분을 강화하고 보충하라는 의미에서 갱년기를 지혜롭게 활용한다면 얼마든지 활기찬 노년기를 맞을 수 있다.

▶ 갱년기의 다양한 증상들

- **부인과** : 폐경, 대하와 외음부의 가려움증, 악취 등
- **혈관신경계** : 가슴 두근거림, 얼굴 화끈거림, 냉증, 맥박이 빠르거나 아주 느림.
- **정신신경계** : 잠을 이루기 힘들다, 머리가 아프고 무겁다, 현기증이 난다, 귀울림이 있다, 가슴과 머리에 압박감을 느낀다, 공포감과 건망증 등이 생긴다.
- **지각신경계** : 저린 느낌이 든다, 몸이 쑤신다, 감각이 둔해진다.
- **비뇨기계** : 요실금, 오줌이 자주 마렵다, 배뇨시 고통이 따른다.
- **골관절계** : 어깨가 결리고 허리가 아프다, 관절통, 발의 근육이 피로하다, 근육통과 좌골신경통이 있다.
- **분비계** : 땀이 많이 난다, 자주 목이 마른다.
- **소화기** : 식욕이 없다, 구역질이 난다, 변비 또는 설사가 있다, 구토를 한다.
- **피부** : 원형탈모증, 가려움, 피부건조증

■ 곽상호한의원의 갱년기 치료

서양의학에서의 갱년기 치료의 핵심은 호르몬 요법이다. 과거 수십 년간 여성의 폐경 주요 증상인 안면홍조나 야간발한의 치료에 호르몬 요법을 시행해 왔고, 이 요법은 노화와 관련된 심장질환이나 기억력장애, 골다공증 등에도 예방 효과가 있다고 해서 그 동안 많은 여성들이 호르몬 요법을 받아왔다. 특히 미국에서는 폐경 여성의 5명 중 2명이 호르몬 치료를 받을 정도로 보편화된 치료법이었다. 그러나 한편으로는 호르몬 치료의 효과와 안전성에 대한 연구가 계속 진행되면서 특정한 암, 심장질환, 뇌혈관질환 등과 관련된 부정적인 결과들이 여러 차례 발표되었었다. 그럼에도 불구하고 여전히 효과를 인정하는 의견도 많아서 호르몬 요법 치료에 대한 찬반 논쟁이 이어지고 있다.

갱년기와 폐경기에 나타나는 증상들을 완화시키거나 개선하고 급격한 노

화를 방지하기 위해서 치료가 필요한 것은 확실하다. 하지만 호르몬 요법에 대한 논란이 끊이질 않는 현시점에서, 한의학적이고 자연친화적인 방법으로 치료를 할 수는 없을까 하는 고민과 연구가 있었고, 그 과정에서 전통적인 한의학적 치료가 탁월한 효과를 나타내는 것을 임상에서 확인할 수 있었다. 갱년기 한방치료의 가장 큰 장점은 한약을 처방하기 위한 갱년기증후군의 증후분석이 매우 치밀하기 때문에 증상에 따른 다양한 맞춤식 처방을 할 수 있다는 점이다.

같은 갱년기증후군이라 하더라도 개인마다 주증상과 부증상의 양상이 다르다. 그 사람이 갱년기 이전에 원래 가지고 있던 질병과 그 사람의 체질적, 유전적 소인이 다르기 때문이다. 갱년기의 호르몬 변화에 대한 각 개인의 민감도와 그 사람이 지닌 유전적 소인에 따라 발현되는 증상의 경중이 각각 다른 건 당연한 일이다. 한의학에서는 이런 개개인의 다양성에 따른 처방을 할 수 있다. 무엇보다도 합성 호르몬 자체를 투여하는 것이 아니라 자연에서 나오는 천연물만을 이용해 전체적인 균형을 맞추므로 부작용이 거의 없다.

그리고 검사 결과도 중요하지만 환자의 주관적인 호소와 증상도 중요하게 생각하므로 흔히 '신경성'이라고 진단되는 증상들도 처방에 있어서 소홀하게 다루지 않는다. 갱년기 증상을 더 심하게 느끼는 여성들이 있는데 예전부터 자율신경실조증상이 자주 있었던 사람, 저혈압이든 고혈압이든 혈압이 안정적이지 못하고 아침에 일찍 일어날 수 없는 사람, 젊을 때부터 손발이 차고 냉방병에 걸리기 쉬운 사람, 생리불순, 생리통으로 고생한 사람, 사소한 것에도 신경을 많이 쓰는 사람, 신경질적이고 자기중심적인 사람, 스트레스를 받기 쉬운 사람, 가족관계가 원만하지 못한 사람, 삶의 보람이나 대화의 대상이 없는 사람들이 더 그러할 가능성이 높다.

그래서 그 사람에게 필요한 맞춤처방이 필요한 것이다. 예를 들어, 전체적인 증상은 비슷한데 안면홍조와 한열왕래, 발한 등이 주 증상이며 상복부에 저항감이 있고 맥의 긴장도가 높은 경우와 상열감은 심하지 않고 안면이 오히려 창백하고 빈혈이 있으며 심계항진이 주 증상이며 상복부를 눌렀을 때

저항감이 없고 맥이 매우 연약한 경우는 같은 갱년기증후군이라도 그 사람의 체질과 현재의 몸 상태에 따라 증상이 구분되어 나타난 것이므로 처방이 다르다.

▶ 갱년기 유형에 따른 치료법

① 간기울결화화형(肝氣鬱結化火型) : 짜증과 화를 많이 내고 불면증 같은 신경증상과 오후의 소요성 열감, 다한, 안면홍조가 주요 증상이다. 처방으로는 가미소요산(加味逍遙散)을 쓴다.

② 심비허손형(心脾虛損型) : 소화기와 순환기가 약해지고 빈혈, 심계항진, 건망, 불면이 주요 증상이다. 처방으로는 가미귀비탕(加味歸脾湯)을 쓴다.

③ 음허화동형(陰虛火動型) : 마른기침을 오래 하고 밤에 잘 때 땀을 많이 흘리는 것이 주요 증상이다. 처방으로는 자음강화탕(滋陰降火湯)을 쓴다.

④ 진음휴손형(眞陰虧損型) : 뼈마디가 쑤시고 여성의 경우 분비물이 줄어들고 남성의 경우 정액량이 줄어드는 것이 주요 증상이다. 처방으로는 대영전(大營煎)을 쓴다.

⑤ 중기부족형(中氣不足型) : 식욕이 없고 팔다리와 말소리에 힘이 없고 활동시의 다한증이 주요 증상이다. 처방으로는 보중익기탕(補中益氣湯)을 쓴다.

⑥ 신음허형(腎陰虛型) : 정력부족, 시력감퇴, 요통 또는 무릎 시큰거림이 주요 증상이다. 처방으로는 육미지황탕(六味地黃湯)을 쓴다.

⑦ 신양허형(腎陽虛型) : 신음허와 유사한 증상을 나타내나 추위를 많이 타는 유형이다. 처방으로는 팔미지황탕(八味地黃湯)을 쓴다.

인위적으로 호르몬을 투여하여 남아 있는 내분비세포의 기능을 미리 퇴화시켜버리는 방법과는 다르게 적합하게 투여된 한약은 내분비기관의 세포가 조금이라도 살아 있다면 그것의 생존을 좀 더 유지시키는 방향으로 작용한다. 결국에는 시간이 흘러 퇴화된다 하더라도 그 기간을 연장시키면서 환자가 느끼는 고통을 완화하고 갱년기 이후의 퇴행질환을 예방할 수 있다.

그러나 갱년기장애를 극복하는 데에 가장 중요한 요건은 당사자의 의지와 노력이다. 무조건 약에만 의존하지 말고 본인 스스로도 적극적으로 대처하려는 마음가짐이 필요하다. 자신이 좋아하는 일이 뭔지 찾아내서 계발하고 나만의 장점을 매력으로 극대화시키려는 노력도 필요하다. 또한 중년의 온화함과 포용력을 가지고 주변 사람들을 대하게 되면 그 전과는 다른 삶의 활력을 찾을 수 있다.

대략적인 분류는 이렇게 하고 있지만 실제로 임상을 하다보면 여러 유형이 복합된 상황도 있고 각 개인의 특수성을 더 고려해야 할 상황이 생긴다. 그에 따라 각각의 처방을 운용하면 더 효율적으로 불편감을 해소할 수 있다. 그와 더불어 적절한 맞춤형 탕약에 녹용 또는 한방에서 흔히 자하거(紫河車)라고 불리는 100% 인태반 추출물을 적정량 섞어서 처방하여 효과를 높이게 된다.

인태반 추출물은 한국식품의약품안전청(KFDA)의 승인을 받은 원료의약품으로서 필수아미노산 외에 수십 종류의 아미노산과 약리 활성의 중심인 각종 활성 펩티드, 각종 비타민, 당류, 핵산, 미네랄 그리고 수백 종의 효소, 각종 세포 성장인자로 이루어져 있고 체질개선, 정력강화, 노화방지, 항알레르기, 자율신경조절, 간기능강화 및 해독, 기초대사향상, 면역강화, 항염증, 상처회복촉진, 내분비조정, 활성산소제거, 혈액순환촉진, 증혈, 육아(肉芽)형성촉진, 피로회복, 빈혈개선, 유즙분비촉진, 항돌연변이 등의 약리작용이 밝혀져 있으며 오래 전부터 갱년기·폐경기 치료 및 항노화 보약의 원료로 사용되어 왔다.

▶ 갱년기 극복과 노화 예방에 탁월한 '아미(娥美)'

순수식물성 유도체 및 항노화 한약재로 만들어진 '아미(娥美, a·mie)'는 갱년기 여성을 위해 만들어진 항노화 환약이다. 인체에 안전하면서도 노화방지와 갱년기장애에 효능이 높은 식물성 에스트로젠 유도체인 이소플라본을 다량 함유한 콩과 식물과 항산화기능이 뛰어난 노화방지 한약재로 만들어졌으므로 어떠한 부작용도 없다. 갱년기장애 치료를 위해 쓰이는 호르몬 보충요법의 위해성이 거론되기 오래 전부터 많은 의학자들은 식물성 에스트로겐 유도체 개발에 관심을 기울여왔었다. 독일의 경우, 생약 및 약용 식물제제 전문

위원회인 'Commission E'에서 폐경 증상의 치료제로 다량의 이소플라본을 함유한 생약성분들을 승인한 이후 40년 이상 부작용이나 다른 위험 없이 지금까지 사용되고 있다.

'아미'는 갱년기에 동반하는 여러 증상을 개선하는 데에 탁월하다. 특히 질건조증, 피부노화, 기미, 갱년기장애, 갱년기 통증(두통, 어깨결림, 손발저림 등), 화병, 골다공증, 만성피로, 성감저하 등에 매우 효과적으로 작용하여 개선해준다. 효과가 빠르면 2~3주 이내로 나타나기 시작하여 1개월 정도만 되어도 질건조증이 개선되고 피부가 좋아지며 화장이 잘 받고 피곤함이 사라진다. 3개월 이상 꾸준히 복용하면 스트레스, 과로 등의 외부 요인과 몸 자체의 저항력이 올라가면서 갱년기 증상도 완화된다. 3개월 후부터는 복용 횟수를 줄이면서 유지 복용을 해준다.

아동클리닉의 명의들

- ADHD·자폐스펙트럼·아스퍼거장애_손성은
- 소아청소년 하지교정·휜다리교정_송동호
- 아토피·피부질환_채기원
- 성장통·성장부진_유용우
- 학습부진·정서불안·틱_노충구
- 소변장애·야뇨·유뇨_방찬국

ADHD·자폐스펙트럼·아스퍼거장애

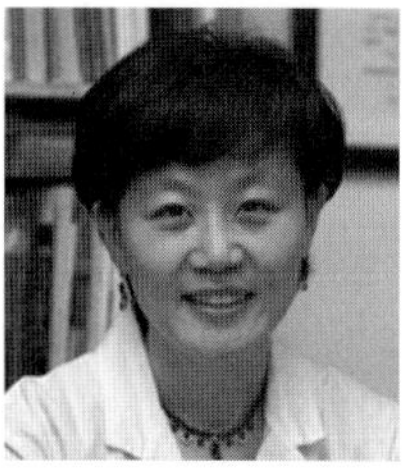

손성은
생각과느낌 소아청소년 • 성인몸마음클리닉 원장
www.seci.or.kr

■ 몸과 마음과 영혼이 살아나는 곳

✻ 많이 힘드시죠?

공황장애나 우울증 때문에 사회생활에 어려움을 겪는 성인들이 많지요? 아이들도 자라면서 마음이 아플 때가 있습니다. 저는 아이들과 청소년, 어른들의 뇌신경계를 진찰하고, 마음의 문제를 해결하고, 긍정적인 행동을 하도록 도와주는 정신건강의학과 의사입니다. 증상이 개선되는 것뿐만 아니라 일상의 에너지가 충만해져서 즐겁고 행복하게 살고, 나아가 다른 이들을 도울 수 있는 사람으로 성장하는 것을 목표로 합니다. 아이들이 좋아지려면 아이들이 보이는 증상들에 대한 인식 전환과 부모님들의 이해가 필요합니다. 그래서 진료실 외에도 집단상담과 강연, 인터넷 강의, 언론매체를 통한 정보 전달, 책 출간을 통해서 부모님들과 만나는 기회를 많이 가지려고 합니다.

부모들이 아이들을 데리고 클리닉을 찾아오는 이유는 다양합니다. 말이 늦어서, 잘 걷지 못하고, 발달이 늦어서, 불러도 쳐다보지 않아서, 자폐가 아닐까 걱정이 되어서, 아스퍼거장애나 ADHD가 의심되어서, 틱이나 말더듬증상이 쉽게 고쳐지지 않아서, 집중력에 문제가 있거나 학습에 어려움이 있어서, 친구들과 잘 못 어울리거나 사회성이 걱정되어서, 학교 내 폭력문제(가해자 또는 피해자)가 있어서 등입니다. 최근에는 중2병이란 말이 나올 정도로 정서적인 방황을 하고 부모님과 갈등을 빚는 청소년들이 많습니다. 뿐만 아니라 우울증이나 공황장애, 강박증, 시험불안, 발표불안으로 힘들어하기도 하지요. 그 외에도 발전적인 변화를 위해서도 상담하러 오고 있습니다. 그런 분들에게 힘을 주고 돕는 것이 저의 일이랍니다.

✻ 편안한 휴식처와 같은 공간

그래서 병원 내부를 집처럼 신을 벗고 들어와 쉴 수 있도록 설계했습니다. 개원하는 날엔 피아노가 있는 대기실인 명상홀에서 아이들의 작은 연주회가 열렸었고, 지금도 아이 어른 모두 자유롭게 책을 읽기도 하고 피아노를 치고, 놀거나 쉴 수 있는 공간이 되고 있습니다.

✻ 건강한 부분을 찾아 성장시킵니다.

생각과느낌에서는 환자라는 말을 쓰지 않고 내담자라고 부릅니다. 상담을 하러 오는 분들을 병에 걸려 있는 사람이 아닌, 적극적으로 전문가를 찾아 문제를 해결하러 오는 '이미 건강한 분'으로 보기 때문입니다. 초진 때부터 가장 중요하게 생각하는 건 내담자의 어디가 건강하고 매력이 있는지를 찾고, 스스로 깨닫게 도우면서 더욱 성장해갈 수 있도록 북돋아주는 일입니다. 부족한 부분이 아닌 건강한 부분을 찾고 키워서, 막혀 있는 곳의 문제를 감싸 해결해 나가는 것이지요. 저는 치료의 본질은 바로 '살리기'라고 생각합니다.

✻ 가족이 힘을 얻는 곳

어떤 마음의 창과 필터를 갖느냐에 따라 성격과 인생의 방향이 달라집니다. 특히 아이들은 민감하고 변화 가능성이 풍부한 존재입니다. 저는 부모와 아이들의 소통을 원활하게 하고 돕는 중재자의 역할을 합니다. 조급한 마음에 아이를 다그치면 될 일도 안 되기 때문에 아이들과 부모들과의 관계를 조절하는 것이 중요하지요. '가족 세우기' 프로그램을 통해서 가족들이 서로 마주 보고 눈물을 흘리며 가족의 질서를 찾고, 건강하게 변해가는 과정은 매우 아름답습니다. 부모와 아이 모두 '한계를 가진 존재'이지만 있는 그대로 서로를 받아들이고 사랑하는 마음이 가족을 더 건강하게 변화시킵니다.

✻ 치유의 비밀 ; 몸과 마음과 영혼

저는 아이들의 마음을 치유하고 행동을 변화시키기 위해서 몸과 마음과 영혼(관계, 더 큰 마음)이 세 가지를 염두에 두고 치료합니다. 몸은 마음을 담는 그릇이기도 하지만 살아가는 동안 정보를 받아들이고 행동하는 실체이기 때문에 몸을 건강하게 만드는 것은 매우 중요한 일입니다. 그래서 뇌신경계가 바르게 작동할 수 있도록 적절한 신체의 중심과 균형을 맞추고, 움직임에 대한 리듬과 박자를 건강하게 되찾아 일상에서 경험하는 여러 감각들을 잘 처리하고 통합할 수 있도록 돕습니다.

마음을 치료할 때는 인지행동치료나 정신분석적 정신치료 같은 다양한 심리치료기법을 쓰고, 눈과 몸을 이용해서 트라우마를 처리하는 EMDR 치료를 합니다. 근본 문제의 원인을 찾아 해결하는 심리치료와 뇌신경계의 감각통합치료로 약물치료 없이도 증상이 좋아지는 경우가 많습니다. 물론 뇌신경계에서 신경전달물질의 균형을 맞추는 약물치료도 내담자를 위해 좋은 치료이기 때문에 필요할 때는 적절히 사용합니다.

영혼(관계, 더 큰 마음)을 다룬다는 것은, 개인으로만 보는 게 아니라 더 큰 사랑으로 연결되어 있는 존재로 보고 더 넓은 차원에서 바라보는 것입니다. 하나의 가족 안에서 사랑이 많은 사람일수록 다른 사람의 문제나 짐을 대신 짊어지고 고통스러워하는 경향이 있습니다. 아이들은 사랑이 많고 순수하기 때문에 가족이 성장할 수 있도록 스스로를 희생하려고 합니다. 아이들의 이런 마음을 가족 구성원들이 알아차리고 이해하며 어루만져줄 때에 비로소 가족의 질서가 찾아지고 아이들이 건강해집니다. 결국 정신건강의학과 의사로서 제가 하는 일은 몸, 마음, 관계라는 치유의 통로를 통해 내담자와 그 가족 안에 있는 생명력이 잘 펼쳐질 수 있도록 돕는 것입니다.

■ 걱정 마세요 ADHD

✱ 다양한 모습의 ADHD

ADHD는 'Attention Deficit(주의력결핍)'와 'Hyperactivity Disorder(과잉행동장애)'의 약자입니다. 수업시간에 집중하지 않고 돌아다니거나 충동적인 행동을 하고, 또래들과 다툼이 잦아서 선생님과 부모님을 힘들게 하는 증상을 보이지요. 초등학교 고학년이 되면 과잉행동과 충동성이 줄어들긴 하지만 친구 사귀기와 학습에 어려움이 있고, 청소년기에는 등교 거부나 우울증상을 보이기도 합니다. 많은 ADHD 아이들이 말이 어눌하거나 발음이 부정확하고, 자기억제능력이 부족하고 신체 협응력이 떨어져서 부적절한 말과 행동이 튀어나오는가 하면 운동을 할 때에도 힘 조절이 잘 되지 않습니다. 흔히 여학생들에게서 많이 보이는 'ADD'의 경우, 과잉행동과 충동성은 없어도 부주의하고 주변 정리를 잘 못해서 '조용한 ADHD'라고 부르기도 합니다.

✽ 정서를 꼭 살펴주세요.

산만하고 집중을 못한다고 해서 다 ADHD는 아니랍니다. 아이들은 걱정거리나 두려움 같은 감정적인 변화가 있을 때 산만해질 수 있어요. 부모의 불화나 이혼 위기, 놀림받는 것, 성추행, 선생님이나 부모에게 야단맞은 경험 등은 아이에게 영향을 미칩니다. ADHD라고 하더라도 불안하면 행동조절이 더 안 되기 때문에 '이상하거나 나쁜 아이가 아니라 뇌신경계에서 조절이 잘 안 되는 상태일 뿐이며, 얼마든지 좋아질 수 있다'고 이해시켜서 정서를 안정시키고 자존감을 북돋아주어야 합니다.

✽ "너는 좋은 아이야"라고 말해주세요.

ADHD로 진단받은 아이들이라고 해도 보이는 양상은 서로 다릅니다. 아이들마다 얼굴이 다르듯이 타고난 기질과 성격, 지능, 처한 환경 등이 다르기 때문입니다. 의사는 아이들의 예쁘고 귀한 재능을 계속 찾아주고 다른 사람들과 호흡하며 소통하고 어울릴 수 있도록 도와야 합니다. ADHD 아이들이 가진 남다른 창의력과 좋아하는 분야에 몰입하는 에너지가 잘 펼쳐질 수 있도록 말이지요. 아이에게 "너는 ADHD야"라는 꼬리표를 붙이기보다 "너는 멋진 아이지만, 어떤 면에서는 다른 아이들보다 느리게 성장하는 대기만성형이야"라고 이야기해줘야 합니다. 이런 정서적인 지지와 함께 뇌신경계 성숙을 도와주는 감각통합치료, 약물치료, 놀이치료, 가족치료, 집단상담을 통해 꾸준히 아이의 성장을 도와주면 아이들은 놀랍게 달라집니다.

✽ 아이가 힘들어하는 몸의 증상을 해결해주세요.

ADHD를 치료할 때는 구체적으로 아이가 힘들어하는 증상을 해결해야 합니다. 부모님들은 흔히 집중력이 머리에 있다고 생각하고 의지의 문제라고 생각합니다. 하지만 저는 집중력은 '뱃심'과 '뒷심'에 있다고 말씀드리곤 해요. 책상에 앉아 집중해서 공부하려면 엉덩이와 복근 등 중심근육이 받쳐주어야 합니다. 몸에 중심과 균형이 잡혀 있지 않으면 안정되게 집중하기가 어렵습니다.

몸이 어눌하거나 행동이 느리고, 글씨 쓰기와 숙제를 싫어할 때도 다그치거나 야단친다고 좋아지지 않습니다. 눈-손의 협응력이 떨어지고 자꾸 누우려고 하면서 늘어지는 아이들은 전정감각이나 고유수용성감각이 뇌신경계에서 잘 통합되도록 도와주고 움직임을 개선해주면 달라집니다. ADHD 아이들 중에는 틱 증상을 보이는 경우도 많습니다. 불편한 감각을 뇌에서 잘 걸러내지 못하고 몸이 불안정하며 불편한 상태이기 때문이죠. 그밖에도 급한 행동을 보이고 다른 사람들의 말에 끼어드는 아이들에게는 호흡과 박자를 맞추는 훈련과 기다릴 줄 아는 훈련을 시켜주고, 역할놀이를 통해서 친구 사귀는 방법을 몸으로 익히도록 도와주면 좋습니다.

✻ 주의력은 감각통합의 문제입니다.

ADHD 증상의 원인을 뇌신경계의 감각 처리 과정에서 일어나는 문제로 이해하면 아이들을 더 잘 도와줄 수 있습니다. 부르는 소리를 못 듣거나 선생님의 지시를 흘려듣는 것은 청각정보 처리에 어려움이 있어서이고, 시험문제의 핵심을 파악하지 못하거나 시험지 뒤페이지를 실수로 풀지 못하는 일 또는 답을 밀려 적는 일은 시각정보 통합이 잘 되지 않기 때문입니다. 자꾸 몸을 움직이거나 높은 곳에 올라가거나 달리는 것도 귀의 전정기관을 자꾸 자극해서 뇌의 안정화를 얻고 싶은 감각추구 성향 때문일 수 있습니다. 소뇌와 뇌간, 시상에서의 신체감각정보 처리와 통합이 불안정하기 때문에 자꾸 몸을 움직이게 되는 것이지요. 한 가지 외에는 다른 것을 보지 못하는 것은 다감각 처리가 어려워서이기도 하고요. 감각통합 평가로 아이들이 어떤 부분에 어려움이 있는지 살펴본 후에 감각운동의 통합치료와 자세훈련으로 아이를 도와주면 좋습니다.

✽ 적절한 약물 처방은 좋은 치료가 됩니다.

ADHD 증상을 즉시 개선하고 도와주는 데 약물치료는 정말 좋은 치료 방법입니다. 문제의 행동을 안 하게 되면 새로운 좋은 행동을 할 수 있게 됩니다. 그래서 주변 사람들로부터 칭찬을 받게 되면 정서도 안정화되고 학습욕구도 증가하게 됩니다. 부모들은 일반적으로 아이에게 약을 쓰는 걸 꺼리는 경향이 많습니다. 그러나 부작용이 없도록 적절한 용량으로 안전하고 정확하게 쓰면 됩니다. 저는 약을 처음 쓸 때 약의 종류와 용량, 부작용에 대해서 직접 써서 설명하고 종이를 드립니다. 부모들이 아이의 약물치료의 내용에 대해 정확하게 알고 있어야만 아이들의 약 복용을 적극적이고 현명하게 도와줄 수 있기 때문입니다. 아이의 뇌신경계가 안정화되고 증상이 좋아지면 언제든 약을 줄이거나 끊을 수 있습니다.

■ 일찍 치료하면 더 쉽게 좋아져요, 자폐스펙트럼과 아스퍼거장애

✽ 자폐가 정말 좋아지느냐고요?

자폐로 진단을 받으면 부모들은 충격에 휩싸이곤 합니다. 자폐증상(말이 늦는 것, 눈맞춤과 상호작용이 잘 안 되는 것, 반복적인 특이 감각행동 등)은 무지개처럼 다양해서 '자폐스펙트럼'이라는 말을 쓰기도 하지요. 아스퍼거장애(말이 늦지는 않지만 사회성 발달이 어렵고, 특이한 감각행동을 하는 아이들)나 비언어성 학습장애로 진단받을 때에도 역시 부모들은 혼란스러워합니다. 하지만 비록 지금은 자폐증상을 보여 자폐스펙트럼 안에 있더라도 항상 그 상태에 머물러 있는 게 아닙니다. 얼마든지 좋아질 수 있습니다. 나이가 들면서 신체가 자라듯 뇌 발달도 다양하게 변화하기 때문이죠. 좋아지는 시기를 더 일찍 당기고, 또래처럼 발달할 수 있도록 도와주는 것이 바로 치료의 목표입니다.

✽ 왜 그런 행동을 할까요?

아이를 도우려면 아이가 왜 그런 행동을 하는지 알아야 합니다. 자폐성향을 보이는 아이들은 선천적으로 뇌신경계의 감각처리 과정에 어려움이 있습니다. 그래서 다른 아이들이 금방 습득하는 언어나 타인과의 시선 맞춤이 어려운 것입니다. 고집이 세거나 융통성이 없는 것, 새로운 환경을 싫어하는 것도 다양한 감각정보를 통합해서 적응하는 데에 어려움이 있기 때문이란 걸 이해해야 합니다. 양육자를 싫어해서가 아니라 촉각이 예민해서 안기는 걸 싫어하고 신체 접촉을 피한다는 것을 알면 상처받지 않고 아이를 대할 수 있습니다.

말소리를 듣지만 말을 하지 못하고 특정 소리에 민감한 것은 청각 통합에 문제가 있기 때문이고, 눈앞에 물건을 흔들고 반복적이고 자극적인 행동을 하는 것은 과도하게 시각자극을 추구하면서 쾌감을 얻으려는 불균형적인 감각통합이 문제일 수 있습니다. 크게 소리를 지르거나 자해를 하는 것도 감정을 해소할 만한 언어발달이나 인지발달이 이루어지지 않은 상태에서 강한 신체적 감각자극을 주어서 감정을 풀고 생존하려고 반응을 하는 것입니다. 이렇게 아이들이 보이는 증상에는 다 이유가 있습니다. 문제행동을 억지로 금하거나 고치려 하면 아이는 더 저항하고 아예 움직이지 않으려고 합니다. 다른 사람을 거부하고 자기만의 감각세계에 있는 아이를 그곳에서 나올 수 있도록 아이의 몸과 마음에 귀를 기울이면서 아이가 자연스럽게 자기만의 세계에서 나올 수 있도록 돕는 것이 생각과느낌의 자폐치료법입니다.

✻ 뇌의 길을 열어야 해요.

뇌신경계에서 감각정보의 처리가 원활하지 않은 상태일 때 어떻게 하는 것이 가장 좋을까요? 억지로 가르치거나, 지식을 주입하는 대신 자연스럽게 주변에 관심을 갖도록 하여 나아가 감각들을 잘 통합하고 정보처리를 할 수 있게 하는 것, 의미 있고 따뜻한 상호작용의 자극을 통해 아이의 뇌가 더 잘 반응하게 되는 것이 중요합니다. 생각과느낌에서는 아이들이 타인과의 관계와 소통을 통해 뇌의 길이 활짝 열릴 수 있도록 치료하고 있습니다. 뇌신경계를 바꾸는 버튼은 바로 눈(시각), 귀(청각과 전정계), 피부(촉각), 관절(고유수용성 감각)에 있습니다. 버튼을 누르듯 감각기관들을 적절하게 자극하고 통합시켜주면 아이의 뇌는 반응하기 시작합니다. 그러다 보면 점차 뇌에서 바른 길이 생기게 되고 차츰 고속도로와 같은 길이 열리게 되는 것이지요.

✻ 아이의 세계를 존중하며 손을 잡아주세요.

아이들에게 보이는 증상을 한 가지씩 해결하면 자폐상태에서 빠져나오게 됩니다. 그러기 위해서는 발달을 막는 '장애물들을 치워준다'고 생각하면 쉽습니다. 발달은 자연스러운 생명현상이기 때문에 방해물이 없어지면 자연스럽게 발달이 이루어집니다. 그 동안 생각과느낌을 거쳐 간 아이들의 놀라운 변화들은 이제는 기적이 아닌 당연한 사실로 받아들여지고 있습니다.

닫힌 아이들의 세계로 들어가 아이들과 함께하고 아이들과 의미 있는 상호작용을 맺고 사람과의 상호작용이 즐거울 수 있다는 것을 뇌에 알려주어서 사회성 뇌를 성숙하게 하는 정서치료(치료놀이와 놀이치료), 다양한 언어적인 상호작용을 촉진하는 언어치료(말을 잘하고 언어적인 능력이 뛰어난 아스퍼거장애 아이들도 문어체로 말하고 사회상황에 적절하게 소통하지 못하는 것을 도와주어야 합니다), 기본 생활습관을 돕고 집단 사회성 프로그램으로 사회성을 키우는 발달학교 프로그램, 다양한 감각자극을 통해 아이들의 감각방어를 줄이고 세상에 적응할 수 있도록 뇌신경계를 변화시키고, 적절한 뇌자극회로가 열리도록 하는 감각통합치료가 치료의 핵심입니다.

✻ 부모님 힘내세요!

다른 사람과의 상호작용에 별 관심과 의미를 두지 못하는 아이들은 더 즐겁고 감각적인 자극으로 관심을 끌어내야 하므로, 부모님이 아이의 치료 과정을 직접 모니터링하고 배워서 집에서도 함께하는 것이 좋습니다. 그래서 생각과느낌은 모든 개별 치료를 부모님이 밖에서 모니터하고 소통할 수 있도록 하고 있습니다. 저는 남다른 아이를 키우는 부모님들이 겪는 좌절과 고통을 이해하고 공감합니다. 부모님이 인내로 버티며 울고 웃는 과정을 함께 하면서 아이가 발전할 때 보람을 느낍니다. 부모가 아이의 손을 끝까지 놓지 않으면 아이들은 나아지고 달라지고, 그 과정에서 우리 모두의 몸과 마음과 영혼이 함께 성장합니다. 아이의 발달을 책임지는 주치의는 아이 발달상황을 잘 살피고 자꾸 긍정적인 변화를 찾아서 북돋아주고, 증상의 개선방법을 지속적으로 알려줘야 합니다. 또한 부모님들이 믿음과 용기를 갖고 아이를 끝까지 잘 이끌어줄 수 있도록 가족 상담으로 힘을 실어 드려야 합니다.

뇌의 감각통합 운동신경계는 일찍 도와주면 그만큼 더 빨리 쉽게 좋아집니다. 첫돌이 채 지나지 않은 아이라도 다른 사람의 말과 행동을 쳐다보고 반응하는 것을 잘 하지 않을 때, 이상 감각반응을 보일 때(불러도 쳐다보지 않고, 소리에 너무 예민하거나, 특정소리에 집착하거나, 물건을 반복하여 돌릴 때), 또래보다 걷는 시기가 늦거나 언어발달이 늦을 때에는 전문가의 진단을 받아 볼 필요가 있습니다.

■ 생각과느낌의 몸과 마음 치료는 어떻게 다른가

① 발달학교를 운영하는 발달전문 클리닉이다.

매일 오전 9시~오후 3시에 발달지연과 자폐증상을 보이는 미취학 아이들을 위한 발달학교를 운영하고 있다. 발달학교에는 정신건강의학과 전문의들을 비롯하여 특수교사, 감각통합치료사, 언어치료사, 인지치료사, 놀이치료사가 사회성 발달, 뇌 발달을 돕고 있다. 치료놀이와 감각통합, 언어치료의 장점을 통합한 발달증진 프로그램으로 아이들이 자연스럽게 변화하도록 한다. 말이 늦게 트이거나 늦게 걸음마를 떼는 아이, 타인과의 시선 맞춤을 잘 안 하고 불러도 쳐다보지 않는 아이, 고집이 세고 편식이 심한 아이, 자위행동을 하거나 특이한 버릇이 있는 아이, 책을 많이 읽고 언어발달이 뛰어나지만 운동신경이 늦고 활동성이 떨어지는 아이, 사회성이 부족한 아이, 과활동성을 보이는 아이들을 위한 전문 클리닉이다.

② 다양하고 창조적인 심리치료를 하고 있다.

정신건강의학과 전문의들이 한 시간에 1~2명이나 1~2가족만을 예약제로 집중 심리상담하고 있다. 기존 정신치료(정신분석, 인지치료, 심리치료, 가족치료)를 비롯하여 EMDR, 최면, 감각통합, 인지치료, 행동치료, 예술치료, 소리와 동작 표현치료, 몸 인식, 다양한 신체훈련법, 시각·촉각·청각 매개치료, 과거 트라우마 치유, 몸과 마음을 이용한 의사소통 등등 실제 활동 코칭 등

전문적이고 독창적인 치료 노하우를 가지고 있다.

③ 청소년은 물론 성인을 위한 클리닉이다.

생각과느낌은 대한민국 사교육 중심지인 대치동에서 학생들과 수험생들의 주치의 역할을 해왔다. 한국에서 학생들이 겪어야 하는 학습 스트레스와 경쟁 압박감을 이겨내고 잘 성장할 수 있도록 몸과 마음을 활성화시키고 있으며, 가정 내 갈등, 학교생활에서의 고민, 시험불안, 집중력저하 등 크고 작은 문제들을 효과적으로 해결해 신뢰를 받고 있다. 특히 '가족 세우기' 프로그램을 통해 청소년과 부모 사이의 갈등을 해소하고 아이들이 잘 성장할 수 있도록 돕고 있다.

④ 트라우마 치료 클리닉이다.

살다보면 교통사고, 자연재해, 폭력, 학교나 직장의 왕따 문제, 성추행, 질병, 갑작스런 이별, 사랑하는 이의 죽음 등등 예기치 않은 불행들과 만나게 된다. 그럴 때 왜 자신에게 그런 일이 일어났는지 힘들어 하다가 화병, 불안장애, 우울증, 현실도피로 이어진다. EMDR을 전문으로 하는 생각과느낌의 심리치료는 성인들과 아이들의 트라우마 치유를 적극적으로 해결한다.

⑤ 감각통합치료 클리닉이다.

감각통합치료를 심리치료와 병행함으로써 자신의 몸을 새롭게 느끼고 발견하여 스스로를 귀하게 여기는 마음이 생기도록 하며, 자신만의 고유한 리듬을 빠르게 회복시켜 마음의 치유를 돕는다. 감각통합이 잘 되면 몸이 유연해지고 민첩해지고 마음에도 융통성이 생긴다. ADHD, 틱, 말더듬, 우울증, 강박증 등의 많은 증상의 해결에도 도움이 된다.

⑥ International Clinic이다.

한국에 주재하는 외국인, 외국인학교에 다니는 아이들 그리고 외국에서 살고 있는 한국아이들 중에서 발달이 늦거나 학교생활에 어려움을 겪는 아이들을 위해 별도의 치료 프로그램을 갖추고 있다. 영어와 프랑스어로 심리치료와 부모 상담을 진행하고, 아이와 내담자의 변화 상황과 앞으로의 치료 계획에 대해 영문진단서와 소견서를 발부하고 외국의 치료진과 교류한다.

소아청소년 하지교정·휜다리교정

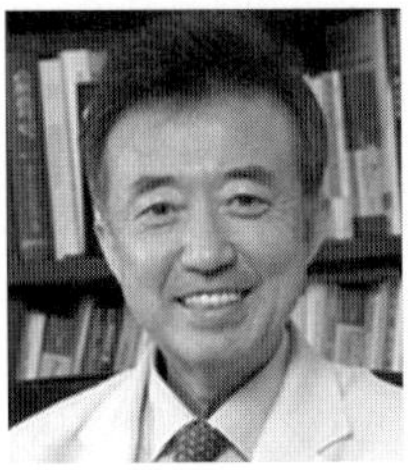

송동호
아이레그플러스의원 원장
www.i-leg.kr/ko

■ 좌식문화가 아이들의 다리 변형을 일으킨다

1970~1980년대 이후 우리나라에 서구문화가 유입되면서 전통적인 좌식문화가 줄어들긴 했지만 지금도 여전히 집, 어린이집, 유치원, 학원 등에서 아이들이 무릎 꿇거나 W자로 앉아서 생활하는 습관이 많이 남아 있다. 소파가 있어도 아이들은 평상시에 바닥에 앉아서 놀고, TV를 보거나 음식을 먹는다. 이러한 이유로 인해 우리나라와 일본처럼 좌식생활을 많이 하는 동아시아 국가에서는 안짱다리와 O형 다리가 서양에 비해 훨씬 많다.

아이들이 평소에 무릎을 꿇고 앉는 자세를 자세히 관찰해보면 발과 다리를 안쪽으로 회전시킨 상태에서 자기 엉덩이로 깔고 앉아 있는 것을 발견할 수 있다. 아직 성숙되지 않은 뼈를 가진 아이들이 다리를 안쪽으로 회전시킨 상태에서 체중으로 누르고 앉는 것이다. 이런 습관이 장기화되면 다리뼈(경골)가 안쪽으로 틀어져서 안짱다리(경골내염전)를 초래하게 된다. 과거에는 이러한 다리 변형은 수술적인 방법 이외에는 치료 방법이 없는 것으로 알려져 있었고, 비수술적 방법으로 치료할 수 있다는 걸 알고 있는 사람들은 지금도 많지 않다.

소아청소년과 전문의로서 대학병원에서 소아청소년 하지교정클리닉 초빙교수로 활동하다 아이레그플러스로 개원한 뒤 지금은 소아족부클리닉으로서 소아 하지교정에 관한 한 최고라는 자부심을 갖고 있다. 아이레그의 강점은 우리 몸의 기초인 발과 다리의 변형을 생체역학적인 교정을 통해 체형의 밸런스를 바로잡아줌으로써 아이들의 올바른 성장을 도모하는 것이다.

아이들의 다리 변형 원인은 다양하기 때문에 정확한 진단이 중요하다. 아이레그의 하지진단 검사는 아이의 발과 다리, 골반 및 척추의 변형과 자세의 부정렬을 일으키는 생활습관과 보행습관을 철저한 검사를 통해 진단하고 있다. 나이가 어리고 심하지 않은 경우에는 생활습관 개선과 스트레칭만으로 좋아지기도 하지만, 심한 경우에는 전문적인 치료가 병행되어야 한다. 개개인의 발과 다리의 생체역학적 문제를 고려하여 발보조기와 다리교정기를 개인별 맞춤 제작하여 발, 하지, 골반의 근골격 구조를 바로잡아줘야 한다.

근래에는 아이들의 자세가 불량하면 휜다리는 물론 척추와 성장에까지 영향을 미친다는 사실이 알려지면서 이를 바로잡기 위한 부모들의 관심이 커지고 있다. 아이를 데리고 내원하는 부모님께 아이의 생활습관을 바로잡도록 유도하고 치료 계획을 순조롭게 이행하기 위해서는 부모의 관심이 무엇보다도 필요하다고 조언하고 있다.

10년 이상의 족부의학 연구와 10,000건 이상의 임상을 가진 다리교정전문 아이레그플러스의원에서는 발, 다리, 전신의 구조적 문제를 과학적이고 체계적인 'BQ(body balance quotient) 검사'를 통해 발과 다리의 이상뿐 아니라 골반, 척추, 근육과 인대의 불균형, 보행 패턴 이상을 찾아내고 있다. 'BQ 검사'는 영상의학적 검사를 비롯하여 풋스캐너 검사, 보행분석 검사, 경골염 전각도 검사, 족압측정 검사, BTE 검사 등 19가지 검사가 포함되어 있다. 생체역학적 검사와 진단이 끝나면 아이레그플러스만의 4가지 치료 프로그램(발교정, 다리교정, 자세교정, 운동 및 도수치료)으로 안전하고 효과적으로 문제를 교정, 치료하고 있다.

최근에는 외국에 거주하는 환자들의 내원도 증가하고 있다. 그 중에서도 무릎 꿇는 좌식문화가 강한 일본에서는 안짱다리를 가진 사람들이 우리나라 이상으로 훨씬 많다. 조금만 주의 깊게 살펴보면 일본의 거리에서 안짱걸음으로 보행을 하는 사람들을 흔히 볼 수 있다. 이러한 문제로 4년 전부터 정기적으로 일본에 방문하여 일본 의사와 협진하면서 안짱다리 교정치료를 전수해 왔으며, 마침내 2015년 12월에 일본 도쿄에 〈아이레그 JAPAN〉을 개원했다. 우리나라보다 선진화된 일본에 한국의 하지교정 치료 기술을 전파하게 되었고, 앞으로 일본에서도 하지 부정렬 문제로 고생하는 많은 사람들에게 도움을 주게 될 것으로 전망한다.

■ 소아족부의학에서의 선구적인 역할

긴 겨울방학이 되면 부모들은 이 시기에 자녀의 키가 훌쩍 자라기를 기대하면서 성장에 좋은 식품들을 챙겨주고 운동을 유도한다. 하지만 영양섭취가 충분하고 성장판을 자극해도 몸의 정렬상태가 틀어져 있다면 제대로 성장이 이루어지지 않는다. 특히 겨울에는 실내에서 보내는 시간이 늘어나 무릎을 꿇고 앉거나 W자세로 앉아 있는 시간이 많다. 그러면서 넓적다리뼈(대퇴골), 정강이뼈, 발 등이 안쪽으로 회전된 상태에서 체중이 실려 뼈들이 안쪽으로 비틀려서 안짱다리나 휜다리가 될 수 있다. 유전적으로 서양인이 동양인보다 키가 큰 것은 사실이지만 동양인이 서양인보다 다리가 짧은 것은 동양인과 서양인의 생활습관 차이가 결정적인 원인을 제공한다.

내가 소아족부의학에 관심을 갖게 것은 마라톤을 하면서부터이다. 당시 고향인 제주도에서 마라톤을 시작했는데 뛰고 나면 자주 무릎이 아팠다. 병원에 가도 근본적 해결보다 쉬라는 처방을 받기 일쑤였다. 그러다가 우연한 기회에 족부 의사에게 발교정기를 처방받은 후 무릎 통증이 현저하게 좋아지는 걸 경험하며 마라톤 풀코스를 완주하게 되었다. 이후 소아족부의학에 관심을 갖고 연구하게 되었으며 아이들의 보행과 자세에 관심을 갖게 되었다.

우리나라 아이들이 안짱다리가 많은 이유 중에는 좌식생활(무릎 꿇거나 W자세) 영향이 크다는 걸 알게 되었다. 이런 연구를 바탕으로 소아 안짱다리에 대한 논문까지 발표하면서 본의 아니게 '아이들이 성장하면서 자연히 좋아진다'라고 하는 기존 교과서와 반대편에 서는 개척자 역할을 하게 되었다. 그 무렵 제주도 내의 어린이집과 유치원을 다니면서 421명의 경골염전을 측정

했는데 놀라운 결과가 나왔다. 안짱다리를 보이는 아이들이 많았는데, 6세쯤 되어선 정강이뼈가 서양 아이들에 비해 평균 10도 정도 안으로 틀어져 있었다. 이런 연구 결과를 토대로 2005년에 소아과학회지에 「제주지역 소아의 경골염전」이라는 논문을 발표하여 큰 반향을 불러일으켰었다. 2007년에는 소아과학회지에 「경골 내염전 환아에서 경비골 역회전 교정장치(TCR)의 치료 효과」라는 연구 논문을 발표하여 안짱다리에 대한 비수술적 치료 효과를 입증한 바 있다.

■ 안짱걸음은 원인 분석이 중요하다

현재 의학 교재에서는 안짱다리, O다리, X다리 등이 성장하면서 대부분 저절로 좋아진다고 밝히고 있다. 의학 교과서에 실린 연구 데이터는 서양학자들이 서양 사람들을 대상으로 연구하여 얻어진 결과들이다 보니 우리나라와 일본 같은 좌식문화의 사례들은 전혀 반영되지 않았다. 결국 교과서 내용을 그대로 받아들이는 의사들은 안짱걸음은 저절로 좋아지니까 걱정하지 말고 그대로 지켜보라고 조언한다. 하지만 우리나라에서는 아이들이 성장과정에서 안짱다리가 지속되거나 더 심해지는 경우가 너무 많다. 바로 이 문제 때문에 의사들 간에도 의견이 많이 엇갈리고 다리의 문제에 대한 진단, 원인, 치료에 대해 의사나 병원마다 다를 수밖에 없다. 당연히 부모들은 어느 말에 따라야 할지 혼란스러워 한다.

아이의 안짱걸음 때문에 찾아오는 부모들과 상담하면서 주위의 잘못된 정보와 의사들 간에 서로 다른 의견으로 인해 혼란스러워 하는데 이는 안짱걸음을 증상이 아니라 진단으로 받아들이기 때문이 아닌가 짐작된다. 아이에게 열이 있으면 의사는 단순

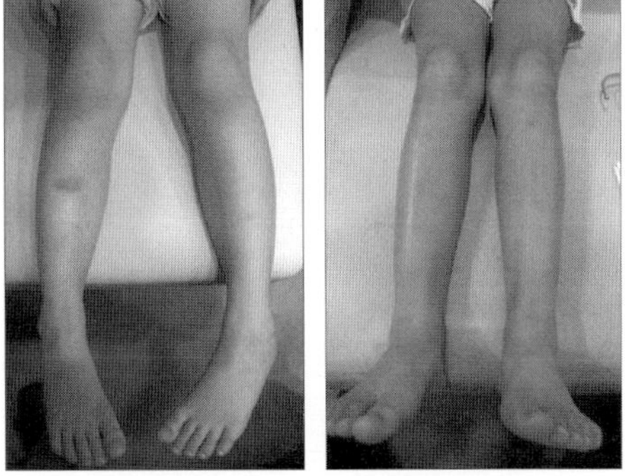

10세(여)의 안짱다리 치료 전후

히 해열제 처방으로 끝내는 것이 아니라 왜 열이 나는지 알기 위해 열을 나게 만드는 3대 원인인 목(편도/인후염), 귀(중이염), 폐(기관지염)를 검사한다.

발열의 원인을 찾는 것은 근본적인 치료를 위함이다. 마찬가지로 안짱걸음은 하나의 증상이다. 단지 걸음걸이만 교정하면 된다고 인식하여 "똑바로 걸어라", "안쪽으로 걷지 말고 바깥쪽으로 걸어라"라고 한다든가 양쪽 신발을 바꿔 신거나 양반다리를 해서 보행습관만 고치려 하는 것은 문제가 있다. 원인 질환을 찾아 분석한 후 근본적인 치료를 하는 것이 무엇보다 중요하다.

안짱걸음 증상을 확인하기 위해서는 반드시 대퇴골, 정강이뼈, 발을 각각 분리해서 평가해야 한다. 원인이 어느 부위(대퇴골, 경골, 발)에 있는가? 그 정도는 어떤가? 또 아이의 나이에 비해 어느 정도 심한가를 정확히 파악해야 한다. 그 후에 치료 여부를 결정해야 한다.

안짱걸음의 주된 3가지 원인으로는 넓적다리뼈가 안쪽으로 회전되어 있는 대퇴골내회전, 정강이뼈가 안쪽으로 비틀어진 경우 경골내염전, 발의 앞쪽이 뒤쪽에 비해 안쪽으로 휘어져 있는 경우 중족골내전이 있다. 따라서 안짱걸음을 접근할 때에는 정확한 원인을 진단하는 것이 무엇보다도 중요하다. 그 후 진단에 따라 그냥 지켜볼 것인지, 아니면 스트레칭이나 자세교정만으로 완화될 수 있는지 또는 교정기를 사용해야 하는지, 최종적으로 수술이 필요한 것인지를 결정해야 할 것이다.

안짱다리를 무턱대고 그대로 방치할 경우 성장장애, 관절염, 미용적인 문제, 정서적인 문제를 일으킬 수 있으므로 결코 소홀하게 여기면 안 된다. 또한 아이가 특별한 이유 없이 다리 통증을 이야기하는 것을 일반적으로 말하는 성장통으로 치부할 때가 많다. 하지만 실제로 들여다보면 아이들의 발 또는 다리가 생체역학적으로 정렬이 바르지 못해서 오는 경우가 대부분이며 다리 통증을 호소하는 아이들 중 상당수가 평발, 안짱다리인 경우가 많다. 그러므로 안짱걸음은 조기에 자세와 생활습관을 교정해주어야 하고 뚜렷한 이유 없이 다리 통증을 호소할 때에는 관심 있게 지켜볼 필요가 있다.

▶ **하지교정 치료가 필요한 경우**

① 아이의 하지 통증(성장통)이 3개월 이상 지속된다.

② 아이가 잘 걷지 않으려 하고 쉽게 피로를 느끼며 자주 업어달라고 한다.

③ 다리가 눈에 띄게 휘어 보인다.

④ 걸음걸이가 이상한 경우

— 안짱걸음, 팔자걸음을 걷는다.

— 걷거나 뛸 때 자주 넘어진다.

— 2세 이후에도 아이가 까치발을 들며 걷는다.

— 뒤뚱뒤뚱 걷거나 골반이 틀어져 보인다(하지에 문제가 있을 경우 골반이 틀어지는 경우가 많다).

⑤ 아이가 습관적으로 무릎을 꿇고 앉거나 다리를 W자로 앉는다.

⑥ 아이 발등에 복숭아뼈처럼 튀어나오고 굳은살이 박여 있다(굳은살이 박인 아이는 자주 꿇어앉는 아이에게서 볼 수 있다).

⑦ 신발이 안쪽으로 유독 많이 닳거나 양쪽이 다르게 닳는다.

■ 오다리의 오해와 진실, 병적 오다리

태아기에는 어머니의 자궁내 공간이 협소하기 때문에 아기의 다리가 약간 구부러진 상태로 태어날 수 있다. 따라서 신생아 때는 다리가 휘어져 보이는 게 전혀 이상한 일이 아니다. 아이들은 성장과정에서 정상적으로 18개월까지는 약간 O다리를 보일 수 있다. 그 시기를 지나게 되면 다리가 곧게 펴지고 3세 이후에는 X자형 다리를 보이다가 6~8세가 되면 다시 다리가 곧게 펴지는 경향이 있다.

많은 경우 이처럼 저절로 좋아지지만 경우에 따라서 병적인 오다리를 갖고 있는 아기들이 있다. 18~24개월이 지나도 다리가 심하게 휘어 있다면 블런트씨병, 구루병, 골이형성증 등 병적인 O다리가 있을 수 있다. 이 시기에 O다리가 심해 보일 경우 반드시 생리적인 O다리인지 감별 진단이 반드시 필요하다. 만일 병적인 O다리가 의심될 경우에는 가급적 빠른 시기에 교정이 필요하며, 이 시기를 놓치면 수술요법이 필요할 수 있다.

우리나라는 전통적인 좌식생활로 인해 생리적인 O다리(성장하면서 저절로 좋아질 수 있는) 외에 안짱다리와 휜다리를 많이 볼 수 있다. 그렇기 때문에 소아 안짱다리와 휜다리가 성장하면서 무조건 좋아진다고 생각하는 건 큰 오산이며, 아이들은 7세 이후에 골격이 성인의 형태를 갖추기 때문에 문제가 있을 경우 가급적 빨리 치료를 해야 한다.

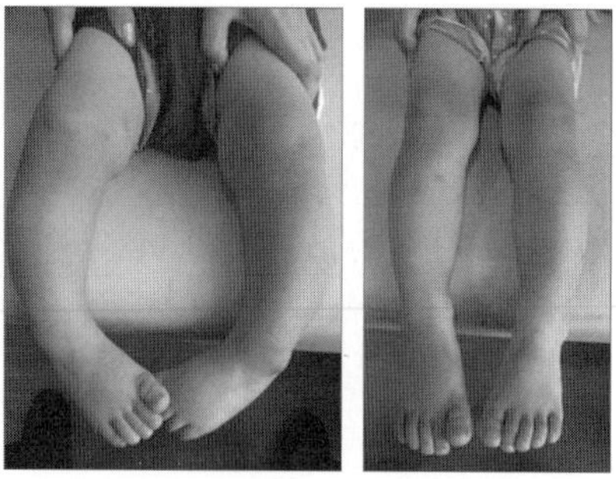

구루병의 치료 전후

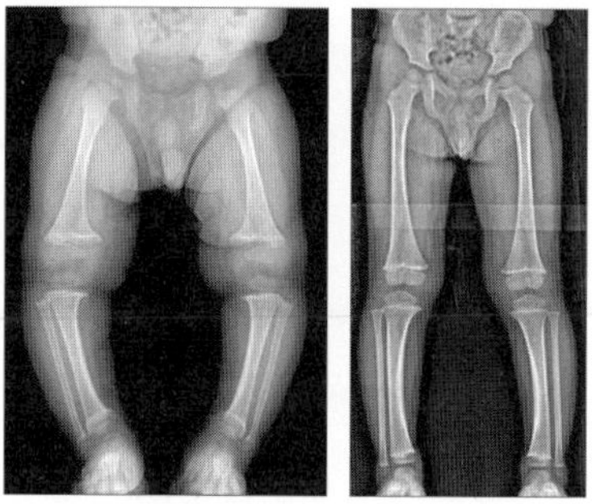

구루병의 치료 전후(Xray)

치료 시작시 만 1세 4개월, 치료 후 만 3세 5개월

■ 잘못된 골격자세는 성장에 악영향을 미친다

키 성장은 다리, 척추뼈의 길이가 성장하는 것이기 때문에 성장기에 다리, 척추뼈가 휘게 되면 성장이 제대로 되지 못할 뿐만 아니라 미관상으로 좋지 않으며 나아가 근골격계의 문제를 일으키게 된다. 우리나라 부모들은 아이들의 키에 많은 관심을 보이고 있는데 성장호르몬에만 의존하는 경향이 있다. 그러나 다행스럽게도 최근에는 호르몬보다 '골격 자세와 영양'이 더 큰 영향을 미친다는 인식의 전환이 이루어지고 있다. 2013년엔 대한성장의학회의 주최로 '올바른 성장'이란 주제의 학술세미나, 전문의 집중연수교육에서 '소아 하지 부정렬과 성장'이라는 주제로 강연을 하면서 '골격이 미치는 성장'에 대한 연구와 성공사례를 통해 그런 점을 부각시킨 일이 있다.

올바른 성장을 위해서는 성장판 자극이 잘 이루어져야 한다. 체중에 대한

지면 반발력이 성장판에 자극을 주는데 이 성장판 자극이 원활하고 효율적으로 이루어지기 위해서는 올바른 골격정렬이 필수 요건이다. 그러나 O다리, X다리, 안짱다리처럼 다리가 휘거나, 틀어진 경우, 심한 평발 등이 있을 경우 효율적인 자극이 이루어지지 않는다. 따라서 뼈의 구조적인 정렬이 올바르고 근육이나 힘줄 같은 연부조직의 균형이 이루어질 때에만 비로소 만족할 만한 성장을 볼 수 있다. 또한 요즘의 환경은 외부활동보다는 실내활동이 많아 성장을 저해시키는 요인(집-학교-학원의 반복되는 스케줄, 스마트폰, 게임 등)으로 가득 차 있다. 그로 인해 아이들은 일자목, 굽은 등, 뒤틀린 골반, 요추전만이나 척추측만증으로 상체도 골격이 바르지 못하다.

그 결과 성장이 제대로 이루어지지 못할 뿐만 아니라 근골격계 통증과 집중력저하, 학습장애를 초래하게 된다. 성장이 끝난 이후에는 근골격계 질환에 시달리게 될 가능성이 높다. 그러므로 아이들의 성장을 위해 원활한 영양공급과 운동도 중요하지만 제대로 된 골격자세가 선행되어야 한다. 아이레그 성장클리닉은 '골격+자세+운동+영양'으로 건강하고 아름다운 키 성장을 추구하며 진정한 의미의 올바른 성장을 위해 무엇보다 뼈의 구조적인 정렬을 강조하고 있다.

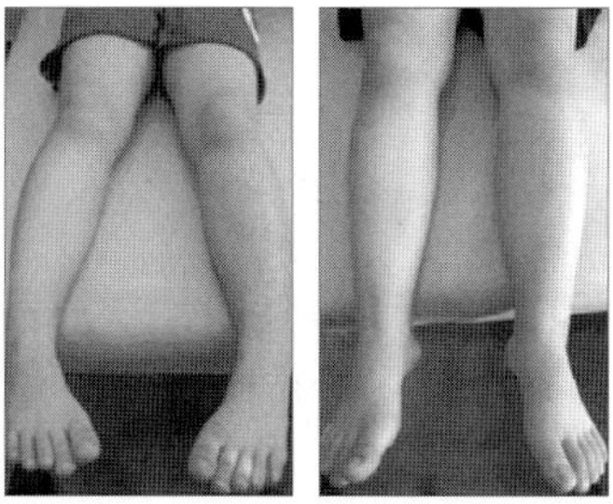

성장치료 전후

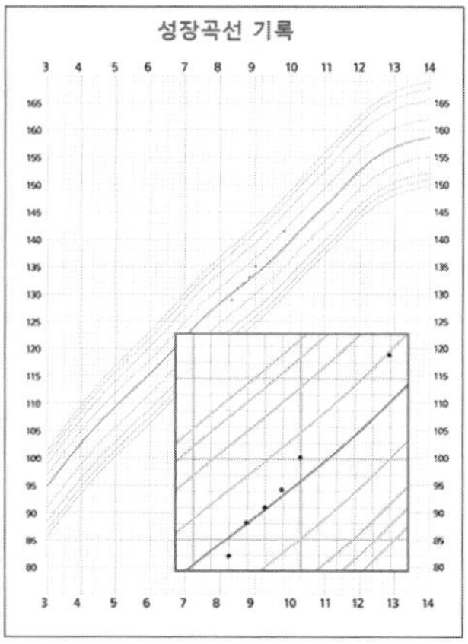

성장곡선표

성장이 부진했던 만 8세 4개월 여자아이가 다리교정기와 운동처방을 통해 7개월 만에 신장백분위 45%였던 129cm에서 백분위 60% 범위에 속하는 141.4cm로 성장하였다.

▶ 바른 골격을 위한 좋은 자세

서 있을 때

① 정면에서 보았을 때 어깨, 골반, 무릎, 발목의 좌우 대칭이 잘 이루어져 같은 수직선상에 있어야 한다.

② 측면에서 보았을 때 귀, 어깨, 고관절, 무릎관절, 복숭아뼈가 일직선상에 위치해야 한다.

③ 목 아래 등 윗부분은 구부정하지 않도록 펴져 있어야 한다.

④ 어깨는 곧고 힘을 빼고 있어야 한다.

앉아 있을 때

① 척추의 정상 곡선을 유지시켜주는 것이 중요하다.

② 귀, 어깨, 고관절이 수직선상에 위치해야 한다.

③ 머리는 어깨 중앙에 위치해야 하며 앞으로 나가지 않도록 한다.

④ 가슴은 살짝 위로 들어 올린다.

⑤ 팔은 팔걸이 위에 또는 허벅지 위에 올린다.

⑥ 어깨는 힘을 빼고 엉덩이는 의자 등받이에 바짝 당겨 앉는다.

⑦ 골반은 중립상태를 유지한 상태에서 발바닥은 바닥에 닿도록 해주는 것이 좋다.

아토피·피부질환

채기원
아이엔여기한의원 강남점 원장
www.inyogi.com

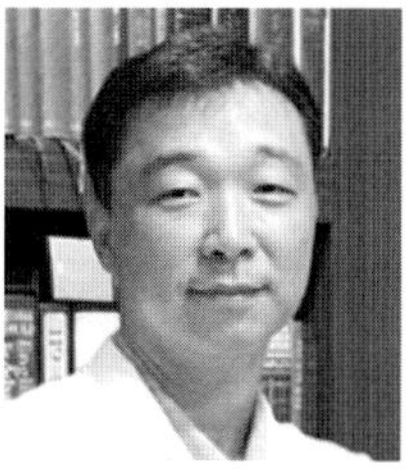

■ 아토피는 순한 아이도 보채고 화나게 만든다

현재 아토피 피부염으로 고생하는 아이가 있거나 예전에 아이의 아토피 때문에 고생한 적이 있는 부모들은 아토피에 대해 '지긋지긋하게 괴로운 것'이라고 입을 모은다. 치료가 그만큼 어렵기 때문이다. 의학이 발달해 예전에 불치 혹은 난치로 분류되던 많은 질병들이 치료되고 있는 현 시점에서도 아토피는 여전히 고질적인 피부질환으로 인식되고 있다.

일단 생겼다 하면 아토피는 어른과 아이 모두에게 치료가 쉽지 않다. 그러다 보니 아토피를 갖고 있는 사람들의 고통은 말로 형용하기 어려울 정도이다. 가려워서 긁다 보면 금세 피부가 울긋불긋해지고 심한 경우 치료된 후에도 흉터가 남는다. 특히 아이들에게 아토피가 오면 순한 아이의 성격까지 변화시킨다. 어리면 어릴수록 보채는 양상이 심해진다. 잘 먹고 잘 놀고 잘 자던 아이가 매사에 짜증이 늘고 밤엔 더 가렵기 때문에 자다가 자꾸 잠을 깨서 울게 된다. 잠을 자면서도 무의식적으로 가려운 곳을 계속 긁어대기 때문에 아침이면 여기저기에서 피가 나고 증상이 더 심해진다.

아이들은 어릴수록 자신의 증상을 정확하게 표현할 줄 모르고 참을성도 부족하고, 자기가 왜 가려운 건지도 잘 모르기 때문에 어른들이 짐작하는 것 이상의 고통과 스트레스를 느낄 수 있다. 아토피가 심한 아이일수록 짜증이 많고 부모의 말을 잘 안 듣는 건 그 때문이다. 아토피 때문에 내원하는 엄마들이 흔히 하는 하소연이 "애가 예전엔 안 그랬는데 요즘 신경질이 부쩍 늘었어요" 하는 것이다. 가려움 때문에 집중력이 저하되어 학습능률도 떨어진다. 아토피에 수년간 시달렸다는 아이들을 살펴보면, 이 기간엔 신체상의 발달도 늦고 정서적으로도 불안정하고 성적에도 부정적인 영향을 미친 경우가 많다. 그런데 아토피는 안타깝게도 어른보다는 아이들에게 더 잘 나타나고 있다.

국민건강보험공단의 통계에 의하면 2007년부터 2011년까지 아토피 피부염 건강보험 진료비 지급자료를 분석한 결과, 전체 환자 중에서 연령대별 비중은 9세 이하가 57.3%로 가장 많았으며 10대가 11.9%, 20대가 7.7%였다. 30세 미만의 연령대가 전체 환자에서 76.8%나 된다. 그러다 보니 아이들이 있는 대부분의 집에서는 아토피 때문에 고생을 한 경험들을 가지고 있다. 차이가 있다면 치료 방법 또는 아이의 환경에 따라서 빨리 낫기도 하고 수년씩 고생을 한다는 점이다.

아토피 피부염을 뜻하는 'atopic dermatitis'의 어원은 그리스어로 '기묘한'이라는 뜻을 가진 'atopos'에서 만들어졌다. 발병의 원인도 정확하지 않고 치료 방법도 쉽지 않기 때문에 '기묘한 병(strange disease)'이라는 의미를 갖는다. 'atopic dermatitis'를 질환의 개념으로 처음 정립시킨 사람은 미국의 A. 코카라는 의학자였다. 1925년에 코카는, 인간이 특유한 어떤 종류의 물질에 대해 선천적 과민성이 있다고 설명하면서 '아토피 질환'으로 명명하였다.

▶ A. 코카가 정의한 아토피 질환에 대한 발병 배경

① 고초열(枯草熱; 어떤 풀의 꽃가루를 들이마심으로써 코에서 발생하는 알레르기성 질환), 천식, 아토피성 피부염 등에 대해 가족력이 있다.

② 여러 가지 알레르겐(난백, 비듬, 꽃가루, 먼지 등)에 대하여 피내반응(皮內反應)의 양성률이 높다.

③ 혈청 내 항체(아토피성 알레르겐)를 가지고 있다.

④ 혈액호산구증다증(血液好酸球增多症)이 있다.

⑤ 각종 스트레스(온도, 습도, 외상, 정신적 긴장, 감염 등)에 대하여 비정상적인 반응을 보인다.

흔히 아토피는 선진국형 피부질환이라고 알려져 있다. 문명의 혜택을 덜 받고 있는 나라에서보다 현대화가 잘 된 나라의 국민들에서 주로 나타나고 있기 때문이다. 인류는 끊임없이 진화와 발전을 거듭해 왔다. 생활환경은 점점 사람들이 살기 편하도록 만들어지고 있고, 의학의 발달로 질병의 치료 범위가 넓어지고 평균 수명이 늘어나고 있다. 그러나 이런 발달과 발전이 반드시 인류에게 긍정적인 영향만 끼치는 건 아니다. 편하고 안락한 생활환경을 지향하는 과정에서 자연환경이 훼손되면서 대기가 오염되고, 그런 환경에서 화학첨가물과 합성조미료로 만들어진 음식들과 식품들을 섭취하게 되면서 면역체계가 흔들리고 있기 때문이다. 우리나라의 경우에도 생활환경을 비롯하여 식생활이 서구화되면서 아토피 피부염으로 고생하는 사람들이 계속 증가하였다.

■ 아토피 질환의 가장 큰 원인은 태열이다

아토피 피부염에 대한 코카의 대표적인 원인 분류는 아토피 환자들에게 도움이 되긴 하지만 발병 자체를 차단하는 데에는 여전히 한계가 있다. 한의학에서는 아이들에게 아토피 질환이 나타나는 가장 큰 원인으로 '태열(胎熱)'을 꼽고 있다. 태열이란, 아기가 모태에 있을 때 열사(熱邪)의 영향을 받는 걸 말한다. 전통적으로 한의학에서는 임신부가 맵고 뜨거운 음식물을 과식하거나 열병을 앓게 되면 아기는 엄마 몸속에서 엄마의 노폐물에 해당하는 화기(火氣)의 영향을 받아 출산 후 여러 가지 피부의 열증을 일으킬 수 있다고 생각하였으며, 이러한 피부질환의 원인을 '태열'이라고 총칭하고 있다.

즉, 태아는 엄마 몸의 상태와 엄마가 섭취하는 음식에 의해 영향을 받는다는 것이며, 특히 임신 전후의 음식 관리와 생활습관이 얼마나 중요한지 알 수 있다. 따라서 단지 맵고 뜨거운 음식물만 문제가 아니라 현대인들의 주식에 가까운 각종 인스턴트 음식이나 화학조미료나 방부제, 발색제 및 각종 첨가물이 다량 함유된 음식을 자주 먹게 되면 아기에게 바로 나쁜 결과를 초래하게 된다는 걸 명심해야 한다.

태열은 대개는 성장하는 과정에서 자연적으로 몸 밖으로 배출되지만 그렇지 않을 경우 아토피 피부염과 같은 피부질환을 유발하고 있다. 태열에 의한 피부증상으로는 아토피 피부염 외에도 습진이나 신생아여드름, 지루성피부염, 백반증, 건선 등이 나타날 수 있다. 태열의 시각으로 보면 영·유아의 피부질환은 태열이 제거되는 과정에서 일부가 피부로 발산하는 상태라고 할 수 있다. 즉 겉으로는 몹시 가려우면서 잘 낫지 않아 질환의 형태를 띠지만 몸 내부적으로는 태열을 줄여가는 과정인 셈이다. 그런데 태열이 지속적으로 피부에 머무르게 되면 피부 면역이 약해져서 아토피 피부염의 증상이 심해진다. 그러므로 아이들에게 자주 나타나는 아토피 피부염의 치료는 몸의 자연치유력을 도와 좀 더 빨리 태열을 제거하는 데에 주안점을 두고 있다.

태열에 의한 피부질환들

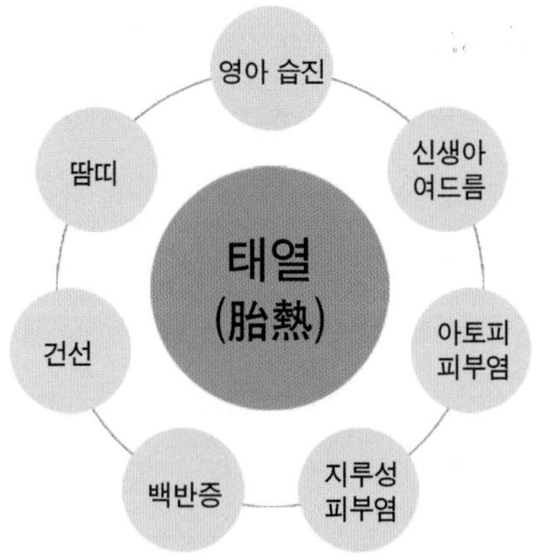

아이들의 아토피 피부염 치료를 서둘러야 하는 이유는 어른들과는 달리 미치는 영향이 크기 때문이다. 무엇보다도 소아기 때의 아토피 피부염은 성장을 방해한다. 충분히 영양을 섭취해도 피부를 치료하는 데로 쓰이기 때문에 성장과 발육에 필요한 에너지를 온전히 공급받기 어렵다. 그리고 극심한 가려움 때문에 신경이 예민해지는 것도 성장을 방해한다. 성장과 발육에는 정해진 시기가 있는데 이때 오랫동안 아토피 피부염에 시달리다 보면 아이는 또래보다 작거나 체중이 미달될 수밖에 없다.

소심한 성격을 가진 아이거나 외모에 민감한 여자아이들의 경우엔 보이는 곳에 드러나는 피부염 흔적 때문에 친구들과 잘 어울리지 못하게 된다. 더욱이 잘 낫지도 않고 수개월 이상 되다 보면 아이들의 성격에도 영향을 미친다. 그런데도 아토피 피부염은 당사자들이 겪는 고통에 비해 자칫 부모들이 치료에 소홀할 수 있다. 단지 피부가 가려울 뿐이라고 생각하기 때문이다. 하지만 아토피 피부염이 발생한다는 자체는 아이의 몸 안에서 나쁜 기전이 작용을 하는 것인 만큼 가능한 빨리 몸의 환경을 개선해주는 게 좋다.

알려진 바와 같이 아토피 피부염은 알레르기성 천식, 비염과 같은 점막질환을 쉽게 유발하여 위의 질환들을 몇 년씩 돌아가면서 앓게 되는 경우를 흔히 보게 된다. 그런데 그 상관관계를 잘 모르는 아이 엄마들은 "우리 아이가 아토피 피부염은 거의 나았는데 얼마 전부터 비염이 생겼어요" 하면서 걱정을 하기도 한다. 그럴 때 이런 점을 설명해주어 이해를 돕고 있다.

아토피 피부염의 치료 기간과 성공 여부는 가려움증을 얼마나 잘 관리해줄 수 있느냐에 달려 있다. 금방 가려움이 가라앉는다고 치료가 잘 되었다고 할 순 없다. 금방 다시 재발된다면 치료했다는 의의가 없기 때문이다. 아토피의 문제를 단지 피부의 문제로만 보고 치료하면 언제든 재발할 수 있는 여지가 있다. 아토피는 피부로 발현되는 결과물이기 때문에 근본적인 원인을 찾아 해소하는 것이 치료의 핵심이다.

아토피성 피부염의 치료를 서둘러야 하는 또 다른 이유는 가려워 긁다가 생기는 2차성 세균감염 때문이다. 아토피로 오래 시달리면서 장기간 긁고 피부가 건조해지면 세균감염이 쉬워진다. 아토피 환자의 90% 이상이 포도상구균에 감염되어 있다는 연구 결과는 새로울 것도 없다. 아토피로 오는 가려움 때문에 긁다 보면 2차 세균감염이 오고 다시 이 세균의 외독소는 우리 몸의 면역체계를 자극하여 알레르기를 일으키는 화학물질을 발생시킨다. 따라서 한의학에서는 피부에 국한시킨 일시적인 효과보다는 근본적인 원인을 제거하고 면역력을 높임으로써 몸의 균형을 맞추고 피부를 건강하게 만들어주는 데에 중점을 두고 있다.

▶ 아토피 치료약의 한계

현재 현대의학에서는 피부질환의 원인이 세균성 혹은 진균성인 경우에만 그 원인을 제거하는 원인 치료를 하고 있다. 아토피성 피부염, 지루성피부염, 건선 등에는 치료라기보다는 증상 경감에 주안점을 두고 있다. 그런데 아토피에 흔히 쓰이는 스테로이드제나 항히스타민제는 가려움증을 억제시킬 수는 있지만 아토피의 근본적인 문제를 해결하는 데에는 한계가 있으면서도 부작용을 초래할 수 있다.

미국의 저명한 소아과 의사이자 마이클 리세 병원의 병원장이었던 로버트 S. 멘델존 박사는『나는 현대의학을 믿지 않는다』라는 저서에서 스테로이드제제의 부작용과 위험성에 대해 경고하고 있다. 스테로이드제는 항생제와 마찬가지로 원래는 부신기능 저하, 뇌하수체기능 저하, 홍반성낭창, 궤양성대장염, 한센씨병, 림프종 등과 같은 중증 환자에게 제한적으로 사용되었으나 근래에는 단핵증, 여드름, 아토피, 발진과 같은 증상에도 사용함으로써 남용의 문제가 심각하다는 것이다. 그는 스테로이드제의 부작용으로는 고혈압 발생, 근력저하, 천공과 출혈을 동반할 우려가 있는 소화성궤양, 발한, 어지럼증, 경련, 생리불순, 어린아이의 발육장애, 정신장애, 녹내장, 당뇨병 등이 있다고 경고하였다. 그 외에도 장기간 사용하게 되면 더 심한 부작용이 나타날 수 있다. 게다가 약을 중지하면 다시 폭발적으로 증상이 심해지므로 이 약을 중지할 수도 없게 된다. 그러므로 아이들의 경우 장기간 사용은 피하고, 꼭 필요할 때 적은 양을 바르는 게 좋다.

■ 아이앤여기한의원의 아토피 피부염 치료

아토피 피부염은 일반적으로 유아기 혹은 어린이 시기에 초발하여 만성적으로 재발하는 피부질환이다. 유아기에는 얼굴과 사지의 신축부 습진으로 관찰되지만 성장하면서 눈, 입술 주위, 목, 팔꿈치 안쪽이나 무릎 뒤쪽의 습진의 형태로 나타난다. 아토피 피부염의 습진은 극심한 가려움을 동반하는데 이를 긁게 되면 2차 감염으로 진물이 흐르거나 염증이 생기거나 거북이 등처럼 피부가 딱딱해지는 태선화 과정이 나타나게 된다. 이런 상황까지 가면 가려움증은 더욱 심해져서 증상이 반복적으로 악순환하는 과정을 거치게 된다.

서양의학에서는 아토피 피부염의 주원인을 유전적 소인과 함께 환경오염, 스트레스, 잘못된 식습관의 영향 등으로 몸의 면역체계에 이상이 생겨 발생하는 질환으로 보고 있다. 그 외에도 집먼지진드기, 바퀴벌레 등 알레르기 물질과의 접촉이 증상을 악화시킨다고 설명하고 있다. 아토피로 고생하는 아이를 둔 엄마들이 가장 궁금해 하는 점은, 그런 유발인자들이 어떤 아이들에게는 괜찮으면서 왜 자신의 아이에게는 나타나고 있느냐는 것이다. 그 부분에 대해 한의학에서는 사춘기 이전에 나타나는 여러 피부질환의 포괄적인 원인을 태열로 보고 있다. 태열은 나이를 먹으면서 자연치유력에 의해 몸 밖으로 배설되어 나가는데 이 과정에서 피부질환이 유발되고 포괄적으로는 사춘기 이전의 모든 피부질환에 영향을 준다. 따라서 아동기의 피부질환은 태열을 제거하는 데에 목적을 두고 있다.

한의원에 오는 아토피 피부염의 환자들은 대부분 스테로이드제제의 한계를 경험하고 오는 경우가 많다. 스테로이드제제는 순식간에 염증을 가라앉혀 주는 데 탁월하지만 아토피 피부염이 치료되는 데에는 한계가 있기 때문에 재발을 반복하게 된다. 한의학에서의 아토피 치료는 원인을 제거해서 가려움증을 없애는 것을 1차 목표로 하고 있다.

아이들은 대사과정과 성장발육과정에서 열이 발생되는데 생리적으로 발생되는 열이 더 많다. 그래서 아이들은 그 열을 소모하기 위해서 끊임없이 움직이거나 피부로 땀을 흘리게 된다. 그러나 아토피 피부염이 있는 아이들은 피부에 열이 정체되어 습진이 나타나기 때문에 열이 더 많이 몰리게 되면 가려움증이 심해질 수밖에 없다. 그런데 대사산물로 열이 많이 생성되어도 그 처리 능력이 온전하면 문제가 되지 않는다.

아이들의 질병은 어른과 다른 방법으로 진찰해야 한다. 아이 개개인의 생리적 특징에서 부족한 부분들을 보충하는 것이 가장 중요하다. 아이엔여기한의원에서 개발한 '맑은한약'은 몸 안의 열이 체외로 순조롭게 빠져나가도록 도와준다. 또한 아이엔여기한의원의 외용제제는 피부에 몰린 열을 내려주어 가려움증을 완화시켜준다. 이때, 아이들은 스스로 열을 처리하는 능력이 떨어지므로 열을 과하게 발생시키는 음식을 제한하도록 도와줘야 한다.

치료 기간은 증상에 따라 조금씩 차이가 있지만 환자와 보호자가 인내심을 갖고 치료 프로그램을 잘 따라준다면 증상이 가벼운 경우엔 3~6개월에 충분히 호전되고, 심한 경우에는 8개월 내외의 시간이 걸릴 수 있다. 중요한 건 치료를 통해 자연치유력과 면역력이 향상되었으므로 완치 후에는 재발이 잘 되지 않고, 간혹 재발이 되더라도 증상이 가볍게 나타날 뿐더러 치료도 잘 된다는 것이다.

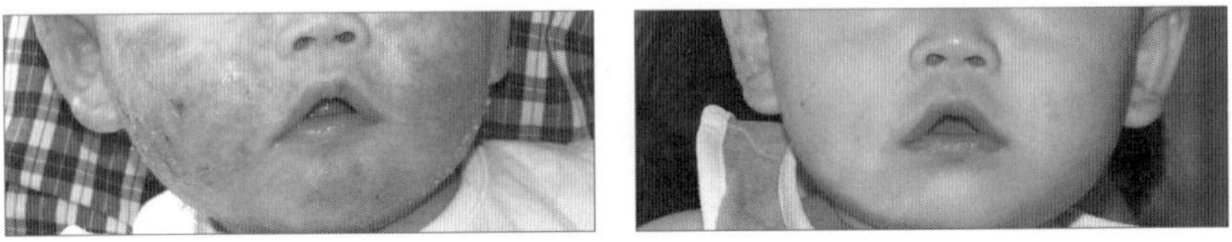

2세된 남자아이의 아토피 치료 전후 얼굴

▶ 아이들의 성장을 저해하는 기체증에 탁월한 '맑은한약'

'맑은한약'은 아이엔여기한의원에서 개발한 증류한약이다. 약재를 가열해 증류 과정을 통해 만들어졌기 때문에 물처럼 투명하고 맛이 쓰지 않아 어린이부터 어른까지 거부감 없이 누구나 쉽게 복용할 수 있어 장기간 치료가 필요한 아토피 피부염과 같은 질환에 안성맞춤이다. 엄격한 증류 과정을 거치면서 기존에 한약을 복용할 경우 나타날 수 있는 소화기장애를 포함하여 한약 제조 과정에서 올 수 있는 모든 문제점을 제거하였다.

맑은한약의 또 다른 이름은 '증류기해탕(蒸溜氣解湯)'이다. 증류기해탕은 글자 그대로 기의 순환을 원활하게 해주는 한약이다. 사람의 몸은 체온을 유지하고 신진대사 활동을 하면서 끊임없이 열을 만들어낸다. 이러한 열은 몸 구석구석으로 전달되어 고르게 순환되어야 한다. 그런데 한 부분에 열이 정체되고 순환되지 못하여 기가 정체된 상태를 '기체증(氣滯證)'이라고 한다. 기체증이 있는 아이는 작은 스트레스, 약간의 피로, 작은 환경 변화에도 여러 증상과 질환들이 발생한다.

상초기체증은 머리, 눈, 코, 귀, 입, 인후부, 기관지, 폐, 심장, 팔 등의 부위에 발생하는 기체증으로서 두통, 감기, 비염, 중이염, 천식, 야제증, 수면장애, 태열, 아토피 등의 병증으로 나타난다. 중초기체증은 위, 십이지장, 췌장, 담 등의 부위에 발생하는 기체증으로서 비만, 식욕부진, 식욕과다, 위염, 구취증, 다한증, 복통, 구토 등의 병증으로 나타난다. 하초기체증은 대·소장, 방광, 신장, 자궁, 허리, 다리 등의 부위에 발생하는 기체증으로서 설사, 변비, 성장부진, 성조숙증, 성장통, 요통, 무릎관절통 등의 병증으로 나타난다. 그래서 기체증을 풀어주어 순환이 잘 되도록 해줘야 한다.

증류기해탕은 막혀 있는 기의 흐름을 원활하게 해줌으로써 근본 원인을 해소하여 매우 빠르게 치료되도록 한다. 특히 아토피 피부염, 비염, 구내염, 중이염 등의 염증성 질환과 소아경기(간질)와 성조숙증, 소아비만 등의 열성 질환의 치료에 효과적이며 잘 낫지 않는 난치성 소아질환에도 치료 예후가 매우 좋다.

성장통·성장부진

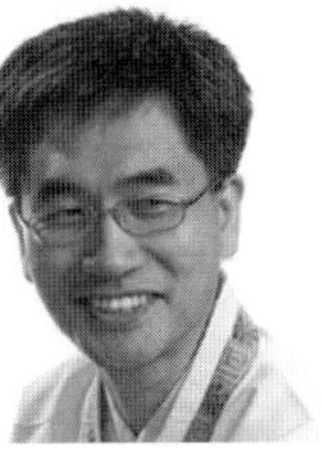

유용우
유용우한의원 원장
www.1000rian.com

■ 부모의 관심과 치료가 필요한 성장부진통

아이들은 잘 먹고 잘 자고 적당한 휴식과 적절한 운동을 하는 것만으로도 저절로 성장한다. 그것이 자연의 섭리이다. 그러나 세상의 모든 아이들은 각각 성장의 속도와 모습이 다르다. 유전인자를 포함한 선천적 요인과 후천적 요인에 의해 좌우되며 인종, 민족, 성별, 개개인의 성장호르몬, 성호르몬, 인슐린, 체질, 식습관 등등의 차이에 따라 다르게 발현되기 때문이다.

아이들의 성장에 있어서 핵심이 되는 곳은 성장판이다. 대개 팔과 다리 등 긴 뼈의 끝에서 활동적인 성장을 일으켜 키를 크게 한다. 연골로 구성되어 있기 때문에 '골단연골'이라고도 한다. 그런데 성호르몬이 분비되기 시작하여 2년 정도 지나면 성장판이 닫혀서 더 이상 키가 자라지 않는다. 평균적으로 여성은 중학교 2, 3학년, 남성은 고등학교 1, 2학년이 되면 성장판이 닫혀 성장이 멈춘다. 그러기 전까진 계속 성장을 하는 게 정상이다. 그런데 그 과정에서 성장을 방해하는 요인이 발생하면 성장이 순조롭게 이루어지지 못한다.

문제가 발생했을 때 저절로 소멸되기를 바라면서 방치하다가 중요한 성장시기를 흘려보낼 수가 있다. 성장기를 지나고 나면 더는 성장을 기대할 수 없고, 그대로 성인기를 살아야 한다는 점에서 일생 중 가장 중요한 때가 성장기라고 해도 과언이 아니다. 그런데 정작 본인들은 자신들의 신체변화를 제대로 체크할 수 없는 아이들이기 때문에 부모가 적극적인 관심을 보여주어야 한다.

아이들은 이유 없이 아픔을 호소하지 않는다. 그러니 아이가 넘어지거나 부딪치지 않았는데도 통증을 호소한다면 성장부진통은 아닌가 의심해봐야 한다. 통증은 몸의 균형이 어긋났을 때 발생한다. 몸이 균형 상태에서 불균형으로 갈 때엔 기분 나쁜 통증으로 나타나고, 불균형 상태에서 균형을 찾아가는 중에는 기분 좋은 통증을 동반한다. 아이들의 성장통은 하체, 즉 다리의 불균형에서 오는 통증이다. 일반적으로 발뒤꿈치의 통증을 많이 호소하는데, 이런 성장통을 겪은 아이들은 실제로도 그 후 키가 쑥 자라게 된다. 그러나 이런 류의 성장통보다는 성장부진에서 오는 통증이 아이들에게는 더 많다.

성장부진통은 기본적으로 말단순환의 장애로 아래로 말단인 다리에 기운이 없어 하지에 통증이 드러나는 것이다. 이런 아이들은 장부를 중심으로 그 허약한 기운이 몸 전체로 퍼져서 위로 아래로 옆으로 그 징후를 드러내게 마련이다. 가령 손톱이 잘 깨진다거나 손을 빠는 행위를 하고, 코의 발달이 안 되어 구조적 비염이 발생할 확률이 높고, 눈의 발달이 충분히 이루어지지 않아 이유 없이 눈물이 흐른다거나 눈곱이 잘 낀다. 그리고 치아 발달이 안 되어 부정교합이 발생하기도 한다.

성장통과 성장부진통의 차이

	성장통 (너무 빨리 키가 커서 아픈 경우)	성장부진통 (크고 싶지만 못 커서 아픈 경우)
아픈 부위	발뒤꿈치	무릎, 종아리, 발목
통증의 형태	주기성을 띤다. 보통 3주 혹 3개월에 한 차례 심하게 아프다. 아픈 이후 통증이 깔끔하게 사라진다.	수시로 아프다. 운동 후, 과로 후 아프다. 걷는 것을 싫어하고 힘들어 한다. 복통을 호소하는 경우가 많다.
결과	통증 이후 실제 키가 쑥 큰다. 대부분 평균 이상의 신장을 가진다.	성장부진 - 통증 이후 키가 크지 않는다. 평균보다 키가 작다. 허약 - 손발에 힘이 없다. 구조 비염 - 얼굴이 앳되고 코가 작다. 코에 혈액순환이 안 된다. 미남 미녀가 되기 어렵다.

■ 치료가 필요한 성장부진이란 무엇을 말하나

아이들이 성장한다는 것은, 오장육부의 균형이 잘 이루어지고, 뼈에 힘과 밀도가 생김으로써 뼈의 확장(성장)이 이루어지는 것을 말한다. 즉, 키가 크고 몸집이 자라는 것이다. 일반적으로 유아기와 사춘기를 제외하면 일년 평균 성장을 6cm±2cm로 보고 있다. 실제로는 5.5cm 정도가 평균이다. 그러므로 일 년에 키가 4cm 미만으로 자란다면 성장부진에 해당한다고 볼 수 있다. 여기에 맞추어 체중이 적절하게 늘어나야 한다. 이 과정에서 반드시 수반되어야 하는 게 뼈의 밀도가 높아지는 것이다. 뼈의 밀도가 높아져야 성장되는 몸을 온전히 받쳐주고 지탱해주기 때문이다.

요즈음은 평균 신장에서 단 1cm 내외가 부족해도 성장부진이라 칭하지만, 대개는 백분율로 3% 이하에 속해 있는 아이들을 성장장애 또는 성장부진으로 판단하고 있다. 성장판 검사상, 뼈의 나이와 실제 나이의 차이가 2년 이상일 때 참고로 삼고 있다. 특히 성장호르몬 수치가 정상 이하일 경우엔 적극적인 대처와 치료가 필요하다.

▶ 성장부진의 유형과 원인

1. 하체를 비롯하여 전체적인 성장이 부진한 경우

기의 흐름이 정체돼 순환이 원활하지 못한 상태인 '기체증(氣滯證)'에 의한 것으로,오장육부의 소화흡수기능이 정체돼 전체적으로 균형 있게 성장하지 못하고 있는 경우이다. 이런 아이들은 자신이 좋아하는 음식 한두 가지만 먹으려는 경향을 보이며, 음식을 씹어 삼키는 대신 입안에 오래 담고 있다가 뱉는 유형이 많다.

2. 부분적인 성장부진에 하체 성장이 불균형한 경우

비장, 췌장, 대장 같은 소화기 기능이 원활하지 못한 아이들에게서 나타난다. 비장의 기능이 원활하지 못하면 혈액순환이 잘 안 돼 다리로까지 기운이 미치지 못하게 된다. 이런 아이들은 소화 속도가 느려 배고픔을 잘 못 느낀다. 마찬가지로 머리로까지 기운이 미치지 못해 머리가 무겁다거나 두통을 호소하고 졸립다는 말을 자주 한다. 췌장의 기능이 떨어지면 소화가 안 되고 대사가 원활하지 못해 기운이 없다. 이런 아이들은 혀가 예민하고 입맛이 까다로워 고기만 먹거나 밥만 먹는 등 식욕이 불규칙하다. 대장은 소화를 담당하는 기관 중 말단 장부로, 비장이나 췌장 같은 선행 장부의 기능이 떨어지면 자연히 대장의 기능도 떨어진다. 대장의 발효환경이 깨지기 때문에 대장이 활발히 운동하지 못하고 영양 흡수력도 떨어진다. 이런 아이들은 헛배가 자주 부르고 배가 아프거나 손발이 차고 몸에 힘이 없다.

3. 전체적으로 성장이 잘 되면서 하체만 불균형한 경우

담이 예민한 아이들은 겁이 많고 서운함을 잘 느끼고, 억울함, 불안함 등에 대해 다른 아이들보다 더 잘 느낀다. 이런 아이들은 마음만 위축된 것이 아니라 기의 흐름도 안으로 위축돼 있어 대사효율이 떨어진다. 에너지보다 열 발생이 많아 땀이 많고, 추위나 더위를 견디기 힘들어 한다. 몸이 동글동글하고 과체중이며 덩치는 크지만 손발이 작고 얼굴이 귀여운 아이들이 많다.

▶ 성장부진 아이들에게서 흔히 나타나는 특징

① 이마가 앞으로 나와 있고, 앳된 인상을 준다.
② 안았을 때 무게감이 느껴지지 않고 가뿐하다.
③ 밥을 잘 안 먹고, 먹는 속도도 느리다. 헛배가 잘 부른다.
④ 성장통을 호소하는가 하면 가끔 복통을 호소한다.
⑤ 가끔 머리가 아프다고 하고, 어지럽다고 한다.
⑥ 뼈의 다른 측면인 치아가 부실하고, 손톱이 잘 깨지거나 피부가 거칠다.
⑦ 밤에 고통을 호소하면서 다리를 주물러달라고 한다.
⑧ 조금만 걸으면 업어달라고 한다.
⑨ 걸을 때 몸 전체가 흔들리는 것 같다.
⑩ 매년 키의 성장이 4cm 이하이고, 평균신장에 훨씬 못 미친다.
⑪ 성장판 검사상에서 뼈 나이가 2년 이상 미달된다.

■ 기체증은 성장부진과 허약체질로 이어진다

요즘 아이들은 과거에 비해 모든 면에서 성장이 빠른 편이다. 그러나 한편

으론 성장이 멈추거나 지체되는 경우도 적지 않다. 그만큼 식습관과 환경에 있어서 여러 가지 변수가 작용하기 때문이다. 아이들은 엄마 뱃속에 있을 때부터 온갖 위험요소에 노출되어 있다가 출생 후엔 더 많이 유해한 환경에 처하게 된다. 그럴 때 아기에게 영향을 미쳐 기의 순환이 정체되고 신진대사에 장애가 생기게 됨으로써 다양한 증상이 나타나게 되는데 한의학에서는 이를 '기체증'이라고 한다. 기운의 정체, 기분의 정체를 뜻하며 육체와 정서가 서로 영향을 주고받으면서 선순환 또는 악순환의 고리를 이룬다.

한의학에서는 기체증의 원인 중 하나로 임신기간의 산모와 산모 주변의 환경을 꼽고 있다. 임신중에 엄마의 심신상태와 스트레스 여부, 부부 간의 정서적 유대, 임신기간에 처해 있던 환경과 갈등 요소 등이 임신한 엄마에게 얼마나 악영향을 미쳤는지 여부에 따라 뱃속 아이에게도 영향을 준다고 보았다. 출생 뒤의 요인으로는 아기가 아무도 없는 곳에서 혼자 남겨졌을 때의 공포가 반복될 때, 어른들의 관심과 사랑이 결핍되었을 때, 소리/맛/냄새/빛 등에 지나친 자극을 받았을 때, 수면과 휴식이 원활하게 이루어지지 않을 때, 타인에 의해 지나치게 행동을 저지받을 때 기체증이 유발될 수 있다. 그리고 음식으로 인한 독소와 노폐물의 축적을 들 수 있다. 이런 요인들이 복합적으로 작용하여 아이들의 성장을 방해하고 성장통을 유발하는 것이다.

▶ 기체증이 의심되는 증상들

① 성장이 더디다.
② 음식 섭취량이 갑자기 줄었다.
③ 딸국질이 심해지고 아이가 한숨을 쉰다.
④ 노인처럼 큼큼거린다.
⑤ 변을 잘 보지 못한다.
⑥ 갑자기 침을 많이 흘린다.
⑦ 밤에 자주 깨고 악을 쓰며 운다.
⑧ 갑자기 소변을 너무 자주 본다.
⑨ 틈만 나면 누우려고 한다.

기체증의 치료를 늦추지 말아야 하는 이유는 아이를 허약체질로 만들 뿐만 아니라 이처럼 성장 자체를 방해하기 때문이다. 허약체질 아이들은 또래 아이들보다 키와 몸무게가 미달되는 것뿐만 아니라 기력과 근력도 많이 약하다. 수시로 감기에 걸리고 조금만 환경이 바뀌어도 적응을 못하고 잔병이 잦다. 소화력이 좋지 않은 데다가 편식이 심하고 수면중에 자주 깨고, 수면중 복통과 하지통을 자주 호소한다.

■ 유용우한의원의 성장클리닉은 왜 다른가

아이들은 성장을 막는 요인만 없다면 자연스럽게 성장을 이루어간다. 그런데 어떤 장애 요소가 있어서 순조롭게 성장하지 못하는 아이들은 다양한 성장부진통을 비롯하여 식욕부진으로 인한 허약체질로 이어진다. 이런 아이들은 아토피와 비염에도 취약하다. 모두 건강하게 성장한다 하여도 유전적인 요소, 환경의 영향, 식습관, 생활습관 등에 의해 성장이 체중으로 더 많이 가거나 키로만 가기도 한다. 비쩍 마르고 키만 자라거나 키는 안 크면서 체중만 늘어나는 아이가 있다면 한방 차원의 치료를 받아볼 필요가 있다.

유용우한의원의 성장클리닉에서는 몸의 기순환을 돕고 운동요법을 병행하게 함으로써 균형 있는 성장을 이루도록 하고 있다. 나아가 성인이 되어서까지 고른 성장을 유지할 수 있도록 신체 베이스를 단단하게 해주고 있다. 아이들의 성장부진의 가장 큰 이유는 기체증에 따른 성장호르몬 불균형 때문이다. 키가 잘 자라지 않는 아이들 중 기질적인 원인으로 성장호르몬이 부족한 경우는 전체의 1퍼센트가 되지 않는다. 일시적인 호르몬 불균형으로 인해 성장호르몬이 부족할 때 호르몬 주사요법으로 당장의 해결책은 될 수 있지만 성장 후에 더 큰 호르몬 불균형을 초래할 가능성이 높다.

한 사람의 성장이란 단지 육체적인 치수의 크기만을 의미하진 않는다. 거기엔 반드시 정신적, 정서적 건강까지 포함되어야 한다. 그러므로 육체와 정신을 하나의 순환적 유기체로 보고 있는 한의학적 원리는 이러한 의미에 가장 부합한 치료책이 될 수 있다. 그러므로 유용우한의원에서는 성장부진의 원인이 어디에서 기인하고 있는지를 알아내 그 문제를 해결하면서 전체적으로 장부의 기능을 상승시켜줌으로써 몸과 정신이 균형을 이룰 수 있도록 하고 있다.

부진의 원인이 췌장에서 비롯된 아이는 식습관의 불균형이 심할 수 있다. 이럴 경우 아이의 변덕스러운 식습관을 먼저 고쳐주고, 불균형한 영양 상태는 음식과 음료를 통해 채워주는 것이 성장에 더 효과적이다. 대장의 기능이 떨어져 있는 아이라면 대장의 발효환경을 개선해줄 수 있는 야채와 발효음식, 유산균 제제 등을 섭취하는 것이 좋다. 그리고 무엇보다도 평소 생활에서 예방적 차원의 식습관과 운동을 실천하는 것이 관건이다. 특히 성장기에는 하체운동이 중심이 되는 유산소운동을 해주는 게 좋다. 등산이나 승마처럼 호연지기를 기를 수 있는 운동을 권장한다. 줄넘기, 농구, 배구, 발레와 같은 발끝에 자극을 줄 수 있는 점핑운동도 아이들의 성장을 돕는데 효과적이다.

▶ 아이 때 치료 효과가 성인으로 이어지는 유용우한의원의 성장클리닉

1. 해독

성장을 저해하는 몸의 노폐물과 독소를 제거하여 기운의 정체를 풀어내어 스스로 살아나도록 유도한다.

2. 장부의 균형을 맞춰주는 한약 처방

몸의 공장인 5장6부의 균형을 맞춰줌으로써 영양공급이 원활하게 이루어지도록 한다. 또한 뼈의 기운을 살려 성장을 도모한다.

3. 뼈를 튼튼하게 해주는 환골(換骨)요법

골연령이 실제 나이보다 어리면 어린 만큼 오랫동안 키가 자라고, 골연령이 실제 나이보다 많으면 많은 만큼 키 성장이 일찍 멈춘다. 그러므로 어렸을 때 뼈의 골밀도를 높여주고 탄성도를 좋게 해주면 그만큼 골연령이 어려진다. 그러기 위해서 뼈의 탁한 기를 빼주고 뼈속 빈 공간의 독소를 제거해주며 모세혈관의 순환을 활발하게 해서 뼈속 신경체계를 강하게 해줌으로써 약해진 뼈의 밀집도를 높여주고 튼튼하게 만들어준다. 그럼으로써 몸의 성장에 가장 근간이 되는 뼈대에 힘을 불어넣어준다.

4. 선침으로 성장판을 자극한다.

성장은 밤에 이루어진다. 그러므로 선침으로 성장판을 자극해주면 수면중에 성장호르몬이 활발해져서 성장을 돕는다.

■ 건강한 성장을 위한 아이들의 생활수칙

1. 바른 식생활

① **잘 먹기 위한 조건** : 식욕이 왕성해야 한다, 맛있게 먹어야 한다(소화력이 좋다는 증거), 천천히 먹어야 한다(소화 과정을 돕기 위하여). 조금 적게 먹는다(영양흡수와 소화를 촉진하기 위하여). 많이 먹는 것과 골고루 먹는 것에 집착하지 않는다.

② **부모의 협조** : 잘 먹이기 위한 노력이 필요하다, 아이가 잘 못 먹는 것에 대한 이해와 배려가 필요하다, 음식에 대한 편견과 고정관념을 없앤다, 아이의 기분과 기운의 작용에 대한 음식의 파급효과를 이해한다, 아이를 위한 음식을 만들어 준다.

2. 바른 수면

① **수면시간 엄수** : 키가 자라기 위해선 성장호르몬이 분비되어야 한다. 성장호르몬은 잠을 자는 동안과 운동을 할 때 왕성하게 분비된다. 그래서 성장기에는 충분히 깊이 잘 자야 한다. 성장호르몬은 밤 10시에서 새벽 2시 사이에 가장 많이 분비되므로 일찍 자고 일찍 일어나는 것이 좋다.

② **수면 전 30분 대화** : 엄마 아빠와의 30분 대화는 최고의 치료제이다. 자기 전에 아이에게 낮에 있었던 일을 말하게 함으로써 나쁜 기억을 털어내고 마음을 가볍게 만들어 숙면에 이르게 해준다. 단, 이야기를 듣는 도중에 엄마 아빠가 절대 평가하거나 판단을 하지 말고 잘 들어준다.

③ 조도를 낮추어 푹 자게 한다. 깜깜해도 좋다.

④ 너무 시끄럽거나 너무 조용하지 않은 게 좋다. 약간의 소음과 잔잔한 음악은 좋다.

⑤ 아침에 스스로 일어나도록 한다.

⑥ 엄마나 아빠가 잠들기 전까지 옆에 있어서 심리적 안정감을 갖게 하는 게 좋다.

3. 적절한 운동

① 운동은 몸의 대사기능이 좋아져서 심폐가 건강해진다.

② 전신운동은 혈액순환을 활발하게 한다.

③ 점핑운동 등을 통해 직접적인 성장판 자극이 가능하다.

④ 함께 운동하면 일체감과 협동심에 대한 효과까지 나타난다.

⑤ 때론 힘든 운동을 통해 몸과 마음의 한계를 경험한다.

⑥ 등산이나 무술과 같은 운동은 호연지기와 자신감을 길러준다.

⑦ 운동 후 정리와 휴식에 대한 개념도 중요하다.

학습부진·정서불안·틱

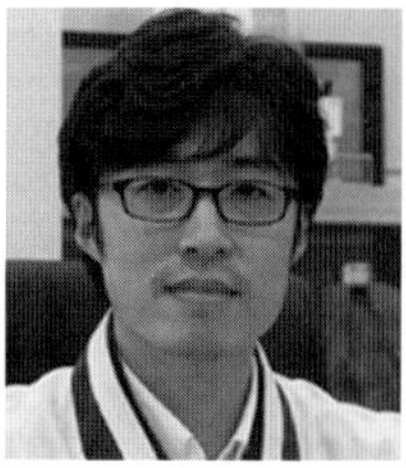

노충구
뇌움한의원 원장
www.brainwoom.com

■ 뇌를 알면 자녀들이 더 잘 보인다

뇌신경학적 측면에서 보면 '학습부진'과 '정서장애'는 전혀 다른 이야기가 아니다. 두 가지 경우 모두 뇌의 불균형한 성장에서 원인과 해법을 찾을 수 있기 때문이다. 모든 부모의 소망과는 달리 자녀가 학업, 사회성, 정서적 안정, 건강 등 모든 면에서 뛰어나기란 결코 쉽지 않다. 이런 역량들은 두뇌의 성장과 밀접하게 관계있는데, 각각의 기능을 담당하고 있는 뇌의 특정 부분들이 모두 똑같이 성장하지는 않는다. 조금씩 다른 속도와 다른 정도의 차이를 보이면서 성장하는 것이다. 이러한 뇌 성장의 편차가 해당 영역이 담당하고 있는 신체적, 정서적, 학습적 기능의 편차로도 이어진다.

"학습적 역량뿐 아니라 아이들의 정서적인 문제까지 뇌 발달과 관계가 있다고?"

뇌에 관한 전문지식이 없는 일반인에게 이런 의문은 자연스러운 것이다. 뇌 관련 정보가 예전보다 많아졌다고 하더라도 아직까지 일반인들에게 뇌는 '지능을 담당하는 신체기관' 정도로 강하게 인식되어 있기 때문이다. 하지만 뇌가 담당하는 영역은 생각보다 광범위하다. 또 각 영역별로 관여하고 있는 정도 역시 매우 깊숙하고 직접적이다.

뇌과학의 발전은 다양한 분야에서 적용되고 있는데, 성장기에 있는 어린이와 청소년들이 겪고 있는 여러 문제들의 근본적인 원인을 밝혀내고 해법을 찾는 데에도 결정적인 역할을 하고 있다. 단순히 심리적인 문제나 환경적인 문제로 치부되던 많은 증상들의 근본적인 원인이 뇌 성장의 불균형에 있다는 것이 밝혀지면서, 좀 더 과학적이고 현실적인 치료방법과 대안을 찾을 수 있게 된 것이다.

재미있는 사실은, 뇌과학 분야 연구의 상당 부분이 한의학적 이론과 일치되는 면이 많다는 사실이다. 한의학에서는 사람의 몸과 마음을 하나로 보는 '전일적 관점'을 가진다. '전일적 관점'이란 몸의 문제가 마음에 영향을 미치고, 마음의 문제가 몸에 영향을 준다는 가정 하에 인체와 여러 증상을 해석하는 것이다.

뇌움한의원의 통합치료 프로그램

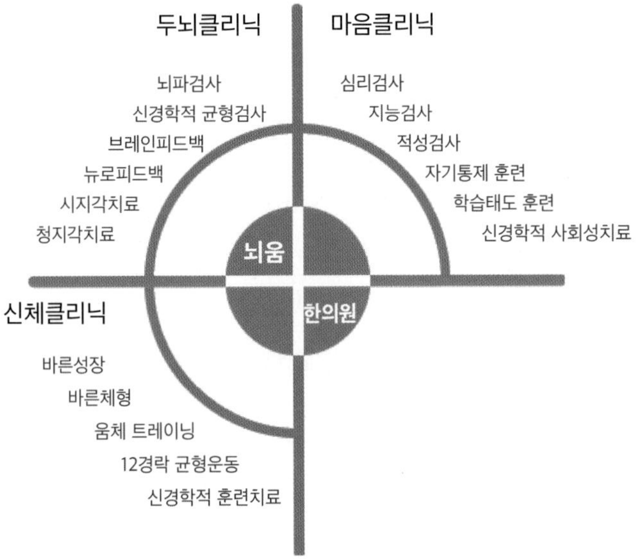

한의학에서는 뇌(腦)를 원신지부(元神之府)라고 한다. 의식, 기억, 사유 등의 정신기능이 모두 뇌의 활동에 의하여 수행된다는 뜻에서 붙여진 이름이다. 또한 뇌와 신체의 관계에 대해서도 자세하게 정의한다. 대표적인 신체기관인 오장(五臟 ; 肝, 心, 脾, 肺, 腎)에 각각 혼(魂), 신(神), 의(意), 백(魄), 지(志)가 간직된다고 본 것이다. 이런 사실들은 한의학이 뇌가 신체와 정신에 모두 연결되어 있다는 것을 이미 파악하고 있음을 분명하게 보여준다.

성장기 자녀를 둔 부모라면 앞에서 언급했던 걱정을 한두 번 이상은 해보게 마련이다. 이런 증상들의 대부분은 '뇌 성장의 불균형'과의 관계를 이해하면 원인을 정확하게 알 수 있다. 모든 문제의 해법은 원인을 아는 것에서 출발한다. 막연하게만 생각했던 고민들의 원인을 구체적으로 알게 되면 자녀의 양육과 교육에 많은 도움이 될 것이다.

■ 복합적인 원인에 의해 나타나는 학습부진

자녀의 학습능력에 대한 부모들의 걱정은 초등학교 입학을 전후하여 본격적으로 시작된다. 학년이 올라갈수록 부모의 걱정이 커지면서 학습능력을 끌어올리기 위한 온갖 노력들이 시도된다. 창의력을 발달시켜준다는 학원, 집중력을 향상시켜준다는 학원 등을 전전하며 자녀들의 학습력이 나아지기를 기대한다. 그러나 이런저런 시도에도 불구하고 효과가 없게 되면 마지막 희망으로 의학의 도움을 받고자 한다.

학습부진의 원인을 어느 한두 가지로 특정할 수는 없다. 일반적으로 학습부진 증상은 ADHD, 난독증, 발달지연 등 뇌기능 질환이 원인인 경우가 많다. 또한 이런 질환들은 동시에 복합적으로 나타나면서 학습부진으로 이어지게 마련이다. 단순히 환경적 이유로 인해 약간의 집중력이 부족한 것과 주의력결핍, 과잉행동장애(ADHD), 난독증 등은 분명한 차이가 있다. 따라서 자녀가 평소에 노력하는 것에 비해 지속적으로 학업성취 결과가 나쁘게 나오면 뇌기능의 불균형이 있는지 여부를 조기에 확인하는 것이 좋다.

학습부진을 불러오는 여러 증상들의 근본적인 원인은 '좌뇌와 우뇌의 성장 불균형'과 '전두엽의 성장 불균형'에서 그 원인을 찾을 수 있다. 한의학에서는 인체를 소우주라고 하여 자연의 원리와 생명의 원리를 다르지 않다고 본다. 자연은 모두 음과 양으로 나누어져 항상 변화하고 있다. 아무리 복잡해 보이는 현상도 결국은 음양의 변화에 의해 나타나게 된다. 사람의 두뇌도 음양으로 나누어져 있다. 좌뇌와 우뇌가 바로 그것이다. 또한 음양은 체(體, 형태)와

용(用, 작용 또는 기능)으로 교차하면서 발현되는데, 좌뇌가 교차하여 반대의 우측 신체로 연결되며, 우뇌가 교차하여 반대의 좌측 신체로 연결되는 것과 같다. 이런 원리는 인체의 유전자 구조가 두 쌍의 나선 구조로 교차하는 것에서도 쉽게 발견할 수 있다.

뇌가 발달하는 과정에서 오른손잡이와 왼손잡이가 구분되는 것처럼, 좌뇌와 우뇌는 대부분 생리적으로 우성영역과 열성영역의 성장 편차가 발생하게 되어 있다. 이러한 좌뇌와 우뇌의 성장 편차는 사람마다 다양한 성격과 적성 등이 결정하는 중요한 원인으로 작용한다. 그런데 이 성장 편차가 평균적인 생리적 범주를 넘어서 크게 벌어지기 시작하게 되면, 사람의 사고와 행동에 눈에 띄는 문제점이 드러나기 시작하는 것이다.

뇌는 인체의 모든 신경계를 통제하고 조절하는 '최고의 상위기관'이다. 그 중에서도 특히 뇌의 앞쪽에 위치한 전두엽은 뇌기능 중에서 가장 고급기능인 사고, 학습, 계획, 통제 등을 담당하는 영역이다. 사람과 동물을 구분 짓는 뇌 영역이 바로 전두엽이며, 학습능력에 가장 직접적으로 관계되는 영역이다. 따라서 학습능력을 향상시키기 위해서는 반드시 전두엽의 성장발달이 전제되어야 한다. 그렇다면 어떻게 해야 학습능력에 중요한 전두엽 발달과 좌우뇌 균형을 도울 수 있을까? 의외의 소리 같을 수도 있지만 학습과 관계된 두뇌발달의 열쇠는 '자세균형 훈련'에서 찾을 수 있다. 세상의 모든 학습행위에는 바른 자세가 요구된다. 수영, 스키, 달리기, 테니스, 탁구, 골프 등의 스포츠는 물론이고 피아노, 바이올린 등의 각종 악기 연주나 심지어는 성악을 할 때에도 바른 자세를 취하는 것이 기본이다.

'자세균형 훈련'의 최종 목적은 좌뇌와 우뇌가 담당하는 신경간의 조화와 균형을 바로잡는 것이다. 모든 신경계가 제대로 작동하려면 그에 적합한 자세가 필연적으로 요구된다. 그래야만 특정 부위의 신경에 부담을 주지 않고 각각의 신경들이 제 역할을 할 수 있다. 제대로 이루어지는 신경작용들은 직접적으로 뇌의 해당영역을 자극하게 된다. 자세균형 훈련을 통해 반복되는 긍정적 자극들이 균형 있는 뇌의 성장을 지속적으로 촉진시키는 이른바 '선순환'을 만드는 것이다. 바른 자세는 단순히 몸의 건강상의 문제가 아니라는 점을 절대로 잊지 말아야 한다. 학습능력에 가장 큰 영향을 미치는 능력으로 알려진 '집중력' 역시 전두엽을 발달시키는 '임독맥 균형훈련'을 통해 크게 향상시킬 수 있다. 바른 자세 없이는 집중력도 없다. 집중력에 문제를 보이는 어린이들은 특정자세로 단 몇 분도 버티기 힘들어하는 특징을 보인다. 균형이 깨져 있어서 악순환이 반복되고 있는 것이다.

> ▶ **학습부진을 위한 뇌움 처방**
>
> 학습부진을 근본적으로 해결하기 위해서는 좌뇌와 우뇌의 균형 있는 성장을 도모해야 한다. 그러기 위해서는 좌뇌와 우뇌에 연결되어 있는 신체의 불균형한 문제들을 '12경락 균형훈련'을 통해 해결해야 한다. 이 때 신체적 정서적인 부분과 관련되는 자율신경계의 문제들도 함께 해결하여야 한다. 또한 집중력 발달을 위해서는 전두엽의 성장을 위한 '임독맥 균형훈련'과 뇌움탕이 함께 처방된다. 또한 시각과 청각의 불균형으로 인한 난독증과 청각과민을 동반한 경우에는 그에 해당하는 '5감 경락훈련'이 함께 진행되어야 한다.
>
> 뇌움탕 처방에서는 성장과정에서 발생한 두뇌 성장의 불균형 지점을 정확하게 찾아내는 것이 중요하다. 좌뇌, 우뇌, 전두엽 등 개별영역에서 나타나는 문제에 따라 각각 다르게 처방을 한다. 일반적으로 학습역량을 담당하는 뇌영역은 한의학적으로 심, 폐, 비, 위와 관계가 많고 양명경락, 태음경락, 태양경락과 관계가 많다. 대표적으로 석창포, 백복신, 원지, 산조인, 천마 등의 천연약재들이 사용된다.

■ 두뇌의 성장발달을 방해하는 정서불안

일반적으로 정서불안이라고 하면 성장환경 때문에 나타나는 성격적인 문제나 심리적으로 큰 충격을 받았을 때 생기는 일종의 '마음의 병' 정도로 치부되는 경향이 있다. 물론 그런 요인들이 정서적으로 영향을 주는 것은 틀림없다. 하지만 외부적인 요인에만 집중하느라 정서불안의 출발점을 놓치게 되면 초기에 바로잡을 수 있는 기회 역시 놓칠 수 있다. 불안장애, 강박증, 우울증 등과 같은 정서장애는 뇌를 긴장, 위축시켜서 두뇌의 성장발달을 방해하게 된다. 이런 증상들은 자녀의 뇌가 발달하는 시기에 중위뇌 영역의 성장이 지연되는 경우에 흔하게 나타나곤 한다.

연령별 뇌 발달 순서

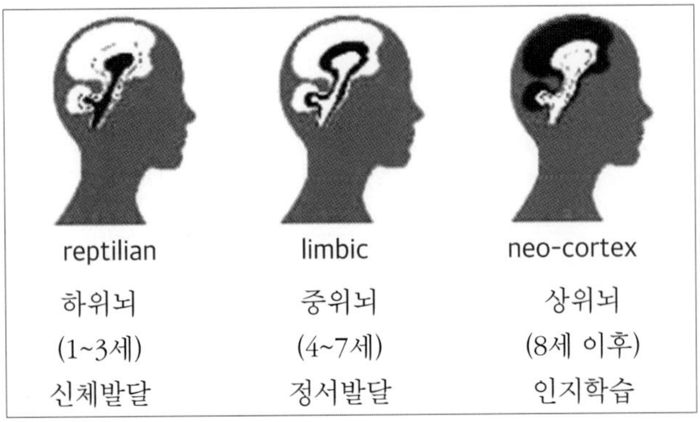

위 그림에서 보듯이 뇌의 중간 부위의 변연계, 기저핵, 간뇌 영역은 주로 정서와 관련된 영역들이다. 뇌의 중간에 위치하여 '중위뇌'라고 한다. 이 영역에서는 분노, 두려움, 기쁨 등의 감정을 만들어내고 그에 관한 기억들이 저장된다. 중위뇌가 안정적일 때에는 열정과 의지 등의 긍정적인 정서가 나타나게 된다. 하지만 불안정할 때에는 불안, 공포, 우울, 무기력 등의 부정적 감정들이 주로 나타난다.

정서적으로 발달하는 단계에서 보이는 어린이들의 행동 변화는 다음과 같다.

0단계 : 감정의 표현 자체가 없음

1단계 : 감정의 미숙한 표현, 비언어적 행동으로 표현(긴장, 불안, 우울, 분노 등)

2단계 : 감정의 능숙한 표현, 언어적으로 표현(감정의 상태를 언어로 표현 가능)

3단계 : 감정 해소, 전환 가능 (부정적 감정을 풀어내고, 긍정적 방향으로 전환)

의외로 많은 부모들이 잘못 알고 있는 것이 하나 있다. 바로 0단계를 지나고 있는 어린 자녀를 조용하고 차분한 성격을 가진 것으로 오해하는 것이다. 자녀가 지나칠 정도로 차분해 보이고 감정표현을 오랫동안 하지 않는다면 적절한 조치를 취해주는 것이 좋다. 우선적으로 긴장된 신경을 이완시켜주는 것이 중요하다. 가벼운 마사지나 반신욕 등을 통해 신체적 긴장을 풀어주고 부모와의 신체적 교감을 나누는 것이 좋다. 또한 적절한 균형훈련을 통하여 신경계를 안정시켜주는 것도 좋다. 성장기 어린이의 신경라인을 올바로 잡아주는 것은 정서적 측면에서도 예외가 될 수 없다.

신경계 균형훈련을 위해서 하는 운동은 신체를 균형적으로 사용할 수 있는지의 여부를 고려해야 한다. 레저 개념의 운동은 즐겁긴 하지만 신경계의 균형과 성장 차원에서 보면 그다지 좋은 운동은 아니다. 잘 쓰는 곳만 집중적으로 쓰게 되기 때문이다. 정서불안 증상을 완화하기 위한 운동으로는 몸의 중심이 강화되는 운동이 좋다. 줄넘기, 자전거 타기 등의 신체 양쪽을 골고루 사용하며 코어를 강화할 수 있는, 기초체력을 다지는 운동이어야 한다. 요가, 필라테스 등도 어느 정도 시간 여유가 된다면 자녀와 함께 배우면 좋은 신경계 안정 운동들이다. 운동에 포함시킬 수는 없지만 피아노 연주도 신경계 조절과 통제능력을 키울 수 있는 좋은 훈련방법 중 하나로 추천한다.

0단계부터 뇌성장 치료를 진행하게 되면 각 단계별 행동 특성을 보이면서 점차적으로 정서불안 증상이 사라지게 된다. 대부분 1단계를 거치면서 전에는 볼 수 없었던 문제 행동들이 나타나게 된다. 치료를 시작하니 오히려 아이가 분노, 불안, 긴장들을 드러내게 되면 부모 입장에서는 당혹감을 느끼는 경우가 많다. 하지만 이런 과정은 정서를 담당하는 뇌의 영역이 발달하면서 오는 자연스러운 성장과정이다. 이후 정상적으로 훈련치료과정을 밟게 되면 점차 2단계, 3단계로 발전하게 된다.

다른 증상도 마찬가지지만 정서불안 증상을 보이는 자녀에게 부모의 역할은 어떤 질환보다 중요하다. 절대적으로 신뢰할 수 있는 대화 상대가 되어주는 것. 의학적 지식이 없는 부모 입장에서는 자녀에게 해줄 수 있는 가장 큰 역할이기도 하다. 하지만 부모가 준비되어 있다고 해도 어린 자녀들이 처음부터 부모와 조리 있는 대화를 시작하기란 아주 어려운 일이다. 정서불안 증상 자체가 짜증이나 분노 등의 감정이 쉽게 발현되는 것을 의미하기 때문이다. 부모가 인내심을 가지고 천천히 단계를 밟아나가는 마음으로 믿을 수 있는 대화 상대가 되어 줘야만 한다.

그러기 위해서 부모가 꼭 잊지 말아야 할 것이 있다. 자녀의 말에 '공감'해주는 것이다. 공감해주되, 원칙은 있어야 한다. 들어주고 공감해주면서 충분히 신뢰를 얻은 후에 어떻게 대처해갈 것인가를 구체적으로 알려줘야만 한다. 공감이 없는 상태에서 행해지는 훈육은 그저 잔소리로 인식될 수 있다. 무엇보다도 정서장애는 뇌를 긴장, 위축시켜서 두뇌의 성장발달을 심각하게 방해한다. 따라서 자녀가 어느 순간부터 예민하고 불안한 듯 행동을 하기 시작하면 반드시 전문의의 진단을 받아봐야 한다.

▶ **정서불안의 뇌움 처방**

정서불안증상을 치료하기 위해 중위뇌(정서뇌)에 저장되어 있는 불안 상태를 직접 뇌신경 교정 또는 경혈자극을 통해서 깨뜨리고 풀어주는 훈련이 필요하다. 신경의 불안정성을 개선하는 중심강화 코어훈련과 소양, 궐음경락 강화 훈련을 통해 신경의 불균형을 회복하는 것이 좋다. 또한 해당 신경계 훈련과 함께 처방하는 뇌움탕은 심신을 안정시키는 데에 집중되어야 한다.

정서를 담당하는 뇌영역은 한의학적으로 심, 간, 담의 장부와 연관되어 있다. 따라서 심장과 간, 담, 신의 에너지를 조절하여 불안감과 공포감을 개선해야 한다. 정서적인 불안상태가 지속되면 뇌와 신경이 위축되고 굳어지게 되는데 이는 소양경락, 궐음경락과 연관이 많기 때문이다. 이러한 긴장된 뇌의 상태를 개선하기 위해 처방되는 뇌움탕에는 주로 시호, 지실, 죽여, 백작약 등의 천연약재가 사용된다. 이러한 처방은 심신의 부족한 기운을 보충시켜주며, 머리를 맑고 총명하게 하며 정서적 안정을 가져오게 해준다.

■ 신경계의 불균형으로 오는 틱

'틱'은 타인에게 거부감을 줄 수 있는 행동이나 소리가 자신의 의지와 상관없이 반복되기 때문에 심리적인 스트레스도 그만큼 큰 질환이다. 틱 중에 70%는 그냥 두면 자연스럽게 사라지지만 나머지 30%는 치료를 하지 않을 경우 성인이 되어서까지 계속된다.

틱은 유전적인 요인과 환경적인 요인이 결합되어 발생하는 것으로 알려져 있는데, 가장 큰 원인은 역시 해당 신경계의 불균형이라고 할 수 있다. 신경계의 통로가 되는 척추의 비틀림, 내장기의 불균형과 외부적 요인에서 오는 심리적 스트레스 등이 뇌신경계를 압박하게 된다. 이로 인해 과부하가 걸리게 되는 뇌신경계의 전달정보에 오류가 발생하고 그에 따른 오작동을 하게 되는데 이것이 틱으로 나타나게 되는 것이다. 어린이들이 겪는 틱은 필연적으로 주변 친구들로부터 놀림을 받게 된다. 자존심에 상처를 입는 건 물론이고 언제 또 틱이 튀어나와 놀림을 받을지 모른다는 강박 때문에 2차적 장애까지 올 수 있다.

따라서 증상이 처음 나타날 때 스트레스를 주는 문제들을 줄여주는 것이 좋다. 자녀들 입장에서는 아무래도 학업 스트레스가 가장 클 수 있으므로 우선은 학습 부담을 덜어줘야 한다. 어느 정도 기한을 두고 안정을 시키면 자연스럽게 없어질 수 있지만 증상이 나아지지 않고 지속된다면 근본원인을 발견하기 위한 전문적인 검사를 받아야 한다.

예민한 아이들은 환절기의 기온변화에도 틱과 같은 증상이 나타날 수 있고, 새학기에 접어들면서 만나는 낯선 선생님과 친구들로 인한 스트레스 때문에 나타날 수도 있다. 그만큼 흔하고 사소해 보이는 환경적 변화가 원인이 될 수도 있는 증상이라는 것을 부모들이 이해해야 한다. 그러므로 그런 증상이 나타날 때 호들갑을 떨면서 아이를 혼내지 말고 치료될 수 있다는 가벼운 마음으로 전문가에게 도움을 요청해야 한다.

꼭 알아두어야 할 것은 틱은 완치라는 단어가 오히려 혼란을 많이 줄 수 있는 질환이라는 것이다. 치료를 통해 틱 증상이 사라졌다고 해도 장시간 동안의 스마트폰 사용, 게임, 과도한 학습, 정서적인 스트레스, 흥분 상태의 지속 등에 노출되면 또 다시 틱 증상이 나타날 수 있다. 때문에 치료 후에도 환경과 정서, 체력, 학습에 대한 꾸준한 관리가 필요하다.

아이에게서 처음 틱 증상을 발견하게 되면 많은 부모들이 당황스러운 마음에 혼을 내곤 한다. 다시 한 번 강조하지만 틱 증상은 의지로 조절할 수 있는 것이 아니다. 자신의 의지와는 상관없이 나오는 행동 때문에 혼이 나는 자녀가 할 수 있는 것은 반항과 이어지는 자기원망뿐이다. 틱 증상을 보일 때 자녀와 자연스럽게 대화를 나누고 정서적으로 불안하거나 스트레스를 주는 상황이 무엇인지 알아보는 노력이 필요하다. 주변의 친구들이 놀릴 때를 대비해서 자연스러운 대처방법을 알려주는 것도 좋다. 틱 증상에는 시각적 청각적 부문에 대한 감각과잉노출이 매우 안 좋은 영향을 미친다. 따라서 컴퓨터나 스마트폰을 장시간 사용하지 않도록 적절하게 통제해주는 것도 중요하다.

부모와 함께 가벼운 스트레칭 시간을 가지고 서로 마사지를 해주며 몸과 마음의 여유를 계속 유지하는 것도 잊지 말자. 이런 것들은 주기적, 지속적이 생명인데 어린 나이의 자녀에게 자발적 실행을 기대하는 것은 무리일 것이다. 반드시 부모가 같이 실행하면서 습관으로 만들어 가는 자세가 필요하다.

▶ 틱의 뇌움 처방

신경계의 불균형 때문에 기질적으로 예민해져 있는 어린이들이 환경 변화, 학업 등으로 인한 스트레스를 지속적으로 받게 되면 틱 증상이 심해질 수 있다. 이런 신경계의 불균형을 해결하는 근본적인 치료법으로써, 신경계의 긴장과 위축을 개선하는 이완훈련과 12경락의 통합을 위한 자율훈련을 함께 처방한다. 그러기 위해선 뇌와 신경 간의 문제와 불균형 상태를 섬세하고 정확하게 진단해야 하며 불안, 긴장 등을 담당하는 뇌영역의 불균형과 감각, 운동신경의 불균형을 동시에 고려한 처방이 필요하다. 또한 수면, 면역, 체온, 소화, 배설 등의 자율신경계의 문제도 함께 고려해야 한다. 체질과 증상에 따라 각각 다른 구성의 뇌움탕이 처방되지만 대표적으로 백작약, 목과, 우슬, 계지 등의 천연약재가 자주 사용된다.

소변장애·야뇨·유뇨

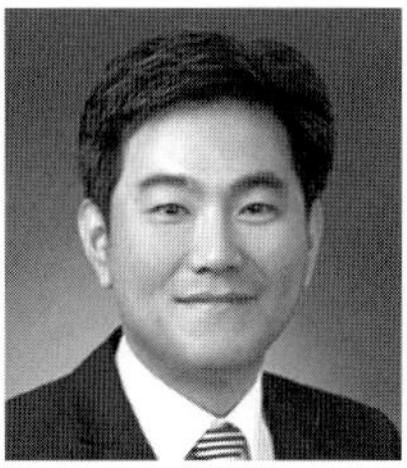

방찬국
린한의원 원장
www.bedwetter.co.kr

■ 야뇨증, 아이의 마음과 정서부터 읽는다

부모 입장에서 아이가 오줌을 가리지 못하고 밤마다 요를 적신다면 여간 난감한 일이 아니다. 그럴 때마다 요를 빨아야 하는 어머니로선 귀찮고 짜증이 나게 마련이다. 그러다 보니 오줌싸개를 둔 집안에서는 아이를 혼내는 건 물론이고 시도 때도 없이 망신을 주기도 한다. 과거에는 오줌을 싼 아이에게 키를 머리에 씌워 이웃집에 가서 소금을 얻어오게 하는 풍습이 있었다. 그러면 소금을 주면서 동네 아낙들이 한마디씩 했다.

"네 나이가 몇 살인데 아직도 오줌을 싸니?"

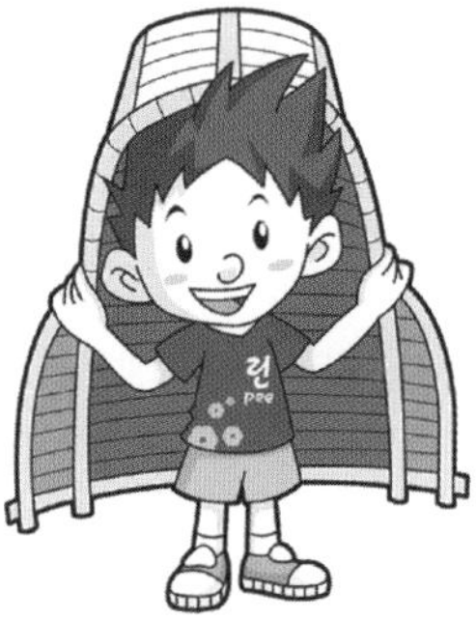

이런 식의 주의와 창피함을 느끼게 하는 건 아이들의 야뇨증을 고치는 데에 전혀 효과가 없다. 오히려 아이를 주눅들게 하고 스트레스를 받게 해서 증상을 더 악화시킬 수 있다. 아이들도 어른들과 마찬가지로 자존심이 있고 창피함을 느끼는 데에 민감하다. 극소수를 제외하고 대부분의 오줌싸개는 어느 하나의 원인에 의해서가 아닌 복합적인 원인이 작용하여 일어나는 현상이다. 그 중에는 아이의 정서와 심리 상태도 영향을 미치고 있다. 오줌싸개 아이들 중에는 부모들이 부부싸움을 자주 하거나 이혼을 한 경우가 많다는 것만 보더라도 알 수 있다. 정서가 불안한 아이들 중에서 오줌싸개의 습관이 나타나고, 반복해서 야뇨를 보이면서 자신감이 떨어지고 위축이 되어 내성적이고 소심한 성향을 보이게 되니 오줌싸개 치료가 반드시 조기에 이루어져야 하는 중요한 이유이다.

오줌싸개 아이를 둔 부모는 아이를 혼내기보다는 아이를 위로해주려는 마음가짐이 우선되어야 한다. 아이에게 야뇨를 탓하고 혼내는 게 더러워진 이부자리를 세탁하는 번거로움 때문이라는 인상을 주기보다는 아이 자신을 위해서 고쳐야 하는 증상이라는 인식을 심어주는 게 좋다. 충분히 주변 여건을 판단할 만큼 나이를 먹은 아이일수록 자신의 야뇨증으로 겪는 마음의 상처가 크다. 아침에 눈을 뜨자마자 자신이 또 요에 오줌을 쌌다는 걸 인지하는 순간 얼마나 창피하고 슬프고 스스로에게 화가 나겠는가. 그런 아이를 상대로 "또야?" "넌 동생만도 못해!" 하며 구박하는 건 아이를 막다른 골목으로 모는 언행일 수 있다.

그러므로 아이의 야뇨가 아이의 잘못만은 아니라는 위로를 줄 필요가 있다. 그리고 얼마든지 나아질 수 있고 그렇게 되도록 부모가 옆에서 도울 거라는 믿음을 주는 게 좋다. 아이가 오줌을 쌌다는 사실을 주변 사람들에게 알리지 않는 건 물론이고 아이의 형제들에게도 감춰주는 게 좋다. 그런 배려를 통해 아이의 정서가 안정되면서 정신적인 위축감이 없어져야 자연스럽게 야뇨로부터 벗어나려는 의지를 갖게 된다.

■ 야뇨증은 아이의 신체와 정신의 정상적인 발달까지 방해한다

오줌싸개를 야뇨(夜尿)라고 표현하는데 정확한 표현은 아니다. 야뇨는 수면중에 요의(尿意)를 느껴 자기 의지로 일어나 소변을 보는 것을 의미한다. 이와 달리 자신의 의지와 상관없이 자기도 모르게 오줌을 싸는 건 유뇨(遺尿)라고 해야 정확한 표현이다. 현대의학에서는 야뇨증을 '소변이 저절로 배출된다'는 의미로서 '유뇨(遺尿)'와 같은 'enuresis'라고 표기하고 있다. 아이들이 밤에 자다가 이부자리에 소변을 보는 걸 '야간유뇨'라고 하고, 낮에 활동하다가 자기도 모르게 오줌을 싸는 '유뇨'와 구분하여 치료한다.

야뇨증은 5세 미만의 어린이 중 15%가 경험한다는 통계가 있을 정도로 흔한 질환이다. 하지만 대부분은 일시적이어서 문제가 되지 않는다. 그런데 그 중 일부의 아이들은 초등학교에 들어갈 때까지 증상이 계속 나타나기 때문에 전문적인 치료를 필요로 한다. 태어난 후부터 한 번도 소변을 가리지 못하고 계속 밤에 오줌을 싸는 경우를 원발성 또는 일차성 야뇨증이라고 하고, 최소한 6개월 이상 소변을 가리던 시기가 있었다가 다시 야뇨증 증상이 나타나는 경우를 속발성 또는 이차성 야뇨증이라고 한다.

오줌싸개, 즉 야간유뇨는 한마디로 수면 중에 수의적인 배뇨조절이 안 되는 것을 말한다. 오줌싸개는 비정상이라고 생각하기보다는 성장발달의 과정으로 생각해야 한다. 소변을 저장하고 참을 수 있도록 기능이 아직 완전하지 않아서, 자기 뜻과는 상관없이 배뇨하게 되는 경우이다. 아기들이 잘 때 기저귀를 사용하는 것도 소변을 저장하고 참지 못하기 때문이다.

이차성 야뇨증의 양상을 보이는 아이들을 살펴보면 환경의 변화, 심리상태, 정신적 충격 등이 커서 발병하는 경우가 많다. 소변을 잘 가리던 아이가 동생이 태어나고부터 갑자기 오줌을 가리지 못하는가 하면 부모의 이혼 이후 할머니 손에서 자라면서 야뇨증을 보이기도 한다. 이런 경우엔 심각한 스트레스와 심리적 이유 때문인데 오줌을 쌌다고 혼을 낸다면 오히려 증상을 악화시킬 수 있다.

이 외에도 야뇨증을 보이는 데에는 유전적 요인, 방광 및 신경발육 지연, 소화기 호흡기 허약, 수면시 각성장애, 자율신경의 조절 기능 미숙, 정신장애나 행동장애, 신경계통의 성숙지연, 알레르기 반응, 요로감염, 항이뇨호르몬 분비 변화 등이 제시되긴 하지만 아직까지 확실한 원인이 밝혀지진 않고 있다. 특히 야뇨증의 원인 중 하나인 가족력에 있어서는 부모 모두 야뇨증이 있었던 경우엔 자녀의 77%, 한쪽만 있었던 경우엔 자녀의 44%, 부모가 모두 야뇨증이 없었던 경우엔 자녀의 15%에서 야뇨증이 발생하는 것으로 알려져 있다. 야뇨증이 나타나는 데에는 다양한 발병 원인들이 서로 유기적으로 연결되어 나타나는 것이므로 종합적 진단과 검사가 필요하다. 야뇨증은 단지 오줌을 가리지 못하는 것으로만 그치는 문제가 아니다.

한의학에서는 야뇨의 가장 큰 원인으로 신허(腎虛)와 방광의 미성숙을 꼽고 있다. 신장은 뇌하수체호르몬의 작용과 뼈의 발육과 관련, 키 크는 것과 밀접한 관계가 있는 장기로 신장과 방광이 허약한 야뇨증 아이들에게 절대적인 영향을 미치게 된다. 따라서 신장이 약한 아이는 체중이 적게 나가고 발육상태가 늦거나 소변을 자주 보는 야뇨증을 겪기 쉽다. 또한 소변을 만들고 저장하고 배설하게 하는 방광 기능의 미성숙도 야뇨의 큰 원인이다.

항이뇨호르몬은 야간에 상승하여 밤에 소변을 만드는 것을 감소시키는 것이 정상이다. 그러나 야뇨증이 있는 소아의 경우 야간에 항이뇨호르몬의 분비가 증가하지 않아 밤에도 소변이 많이 만들어지고, 이 때문에 야뇨증이 발생한다는 이론이 최근에 널리 받아들여지고 있다. 반복된 야뇨가 나타나게 되면 아이들은 정서불안과 자신감 결여 등 대인관계와 같은 사회성 발달에까지 영향을 미친다. 소변을 가리지 못한다는 것 자체가 아이의 심리를 위축시켜 인성 발달 및 성격 향상을 저해하는 요소로 작용하기 때문이다. 그러기 때문에 아이의 야뇨증은 부모가 적극적으로 치료를 해주어야 한다. 간혹 치료하기에는 너무 이른 경우를 제외하고는, 아이와 부모가 필요성을 느낀다면 6~7세 이후에는 치료에 적극적일 필요가 있다.

■ 약물치료의 한계와 야뇨경보기의 효과

일반적으로 야뇨증의 치료에는 행동조절요법과 함께 경보장치가 달린 패드를 부착하여 패드가 소변에 젖으면 경보를 울려 잠에서 깨도록 하는 야뇨경보기와 데스모프레신과 같은 항이뇨제, 그 외에 이미프라민과 같은 항우울제, 부교감신경 억제제 등을 사용하고 있다. 이미프라민은 방광에 대한 직접적인 항콜린성 작용과 수면 각성도를 높여주는 작용을 하여 주로 6세 이상에서 쓰고 있다. 데스모프레신은 뇌하수체 후엽에서 분비되는 항이뇨호르몬인 아르기닌 바소프레신과 유사한 '합성 폴리펩타이드'로 가격이 비싸지만 야간에 오줌을 싸는 아이들에게 주로 쓰이고 있다. 옥시부틴은 방광에 항콜린작용, 근육이완작용, 국소마취 효과가 있기 때문에 방광 용적을 늘려주기 위해 사용되고 있다. 그 외에 야뇨치료에 전기자극 요법과 방광훈련 등도 시도되고 있다.

그런데 야뇨증의 약물치료에 대해서는 의학계에서 여전히 조심스러운 입장을 보이고 있다. 국내외의 야뇨학회에서도 약물치료를 야뇨증치료에 있어서 최후의 방법으로 권고하고 있는 실정이다. 약물 투여에 따른 부작용과 투약 중단 시 재발 및 소화불량 등을 간과할 수 없기 때문이다.

서양에서는 오래 전부터 약물 치료를 해도 효과가 없는 오줌싸개에게 야뇨경보기를 이용한 치료를 시행하고 있다. 야뇨경보기란 아이의 속옷에 감지기를 부착하여 아이가 소변을 봤을 경우 강한 소리와 자극을 줘 아이가 잠에서 깨도록 하는 방법으로 일종의 조건반사를 이용한 치료법이다. 야뇨경보기를 통해 점차 소변보는 것을 인식하면서 방광에 소변이 찼을 경우 실수를 하기 전에 스스로 일어나 소변을 보는 습관을 몸에 익히게 유도한다.

최소 6~7세 아이들에게 사용되며 그 중에서도 매일 수면 중 오줌을 싸는 아이들이 사용할 경우 더욱 효과적이다. 그러나 야뇨경보기는 아이가 수면 중 일어나 화장실에서 소변을 볼 수 있는 상태까지는 개선할 수는 있으나, 야간 수면시간에 요의를 느끼는 것은 완전히 해결하지 못하는 경우가 많다. 따라서 상담과 치료를 통해 아이의 신체적 문제점을 파악하고 치료하는 것이 가장 좋다.

물론 약물치료 없이 행동요법만으로 야뇨증에서 벗어날 수 있다면 가장 좋겠지만 야뇨의 원인이 다양하고 복합적이듯 치료 과정도 쉽지 않다. 그러므로 약물치료를 완전히 배제할 수도 없는 현실이다. 치료 과정에서 어떤 방법들을 얼마나 효과적으로 적용하느냐에 따라 우수한 치료 결과를 가져올 수 있기 때문이다. 2004년 삼성서울병원 비뇨기과 박관현 교수팀의 연구에 의하면, 약물치료에 효과를 본 14명과 약물치료에 효과가 없어 야뇨경보기 치료를 함께 시도한 14명 등 28명을 최대 3년간 장기 추적한 결과 양쪽 모두 완치율 92%, 재발률 7.7%의 치료 효과를 보였다.

1차 약물 치료에 실패해 야뇨경보기를 함께 이용한 14명의 경우 치료 전 1주일 중 야뇨 일수가 평균 5.6일이었으나 치료 10주 후에는 평균 2.38일로 호전됐으며, 야뇨증이 완전히 사라질 때까지는 25.83주가 소요됐다. 이에 비해 약물치료로 효과를 본 14명의 경우 치료 전 1주일 중 평균 야뇨 일수가 6.6일이었으나, 치료 10주 후에는 0.25일로 줄었고, 완전히 야뇨가 사라질 때까지는 19.8주가 소요됐다.

이런 결과를 바탕으로 박교수는 "대부분의 어린이 야뇨증은 약물치료 효과가 뛰어나지만 효과가 적거나 야뇨증이 재발한 경우엔 별다른 치료법이 없었다. 이때는 야뇨경보기 치료를 더 적극적으로 시도할 필요가 있다"고 하였다. 즉, 야뇨증 치료에 있어서 야뇨경보기가 매우 긍정적이라는 의견이다.

한림대학교 의과대학 비뇨기과학교실, 순천향대학교 의과대학 부천병원 비뇨기과학교실, 연세대학교의과대학 세브란스병원 비뇨기과학교실 팀이 2008년『대한비뇨기과학회지』49권에「야뇨증 환아에서 설문조사에 근거한 야뇨경보기 적용 현황과 치료 성적」이란 제목의 논문을 보면 이런 내용이 있다.

"야뇨경보기를 이용한 행동치료는 치료 성공률이 40-70%로 단기간의 효과뿐만이 아니라 장기적 효과도 우수하여 유럽에서는 일차적 치료로 권장되고 있으며 재발률은 20-30%로 약물치료에 비해 상당히 낮다."

이처럼 야뇨경보기는 일단 치료에 성공하면 매우 효과적이고 재발률이 적다는 장점을 지니고 있긴 하지만 사용 초기 1~3개월 동안에는 시행이 어렵고 번거로워 부모와 아이 사이에 굉장한 노력을 필요로 한다. 무엇보다도 잊지 말아야 할 것은 이 기기의 사용이 야뇨로 고생하고 있는 아이를 돕기 위한 것이지 훈육하기 위한 것이 아니라는 사실이다.

경보가 울리면 부모는 아이를 깨우거나 스스로 일어나 반드시 화장실에서 소변을 보도록 도와야 한다. 주말이나 여행 시에도 계속 사용하고, 아이를 칭찬하고 북돋워주면서 자신감을 갖도록 해야 한다. 6주 이상 지속적으로 사용하고, 밤에 오줌을 싸지 않는 날이 최소 14일 이상이 될 때까지 사용을 중단하지 않아야 한다. 6주가 되도록 호전되지 않는다면 치료를 멈추고 다른 치료책을 강구해야 한다.

야뇨경보기는 유선형, 무선형의 여러 가지 모델이 있지만 현재 시판되고 있는 것들은 대부분 아이들이 자면서 몸부림을 치면 기기가 아이의 몸에서 이탈될 수 있다는 단점이 있다. 그래서 야뇨경보기의 효과를 충분히 볼 수 없었다. 이런 점을 보완하기 위해 린한의원에서 '스티커형 야뇨경보기'를 자체 개발하였다.

스티커형 야뇨경보기는 아이들의 속옷에 밀착시켜 붙일 수 있도록 얇고 가볍게 만들었기 때문에 아침까지 잘 부착되어 있고 몸에서의 이질감도 거의 없기 때문에 아이들이 불편해하지 않는다. 이 제품은 야뇨증으로 고생하는 한국의 아이들뿐만 아니라 야뇨치료에 경보기 사용이 일반화된 선진국 아이들에게도 널리 애용될 것으로 내다보고 있다.

■ 린한의원의 야뇨증치료법

오줌싸개를 위한 린한의원의 치료는 린의원과 연계한 양한방 진료를 펼치고 있다. 체계적이고 다양한 검사를 통해 야뇨의 원인과 몸의 이상 여부를 확인하고, 자연친화적 전통의학과 과학적 현대의학을 통해 야뇨의 근본적 치료를 위해 노력하고 있다. 특히 양한방 협진을 하고 있기 때문에 다양한 검사를 통해 간과하기 쉬운 야뇨의 원인과 아이의 기본 건강상태, 몸의 이상 여부를 확인하고 다양한 방식의 치료를 통해 좀 더 효과적이고 효율적인 치료를 얻도록 노력하고 있다. 이를 통해 신체적 문제점을 개선하고 아이의 바른 성장과 발달을 도와주고 있다.

환자의 체질과 장부관의 기능을 알아보는 한의학적 각종 검사, 자율신경계검사, 체액량과 방광의 기능을 알아보는 검사, 기초적인 소변검사, 요척추신경검사, 필요한 경우 방광경검사, 호르몬검사 등을 할 수 있다. 검사의 1차적 목적은 요붕증, 소아당뇨, 요척추질환 등 주요 질환의 이상 유무이며, 2차적 목적은 다양한 접근방식의 결정을 위한 과정이다. 이러한 검사를 바탕으로 야뇨 정도를 분석한 다음 부모와 상담을 통해 정확한 원인을 분석하고 치료 일정을 잡는다. 필요에 따라 관련 종합병원 전문의와 연계하고 아이들 개개인에게 가장 잘 맞는 방법을 선택하여 효과적 결과를 얻기 위해 노력하고 있다.

무엇보다도 야뇨증은 오래 방치할 경우 정서 불안과 자신감 결여 등 대인관계와 같은 사회성 발달에 지장을 초래할 수 있다. 소변을 가리지 못한다는 것 자체가 아이의 심리를 위축시켜 인성 발달 및 성격 형성을 저해하는 요소로 작용하기 때문이다. 따라서 야뇨 증상을 보일 시 체벌을 가하는 것보다는 아이의 심리적 압박 요인을 찾아보고 이를 함께 해결해나가려는 노력이 필요하다는 점을 부모들에게 이해시키고 있다.

린한의원에서의 야뇨증치료는 건뇨탕 및 건뇨환 등의 한약 처방, 수면요법, EMDR & SSEM, 색광치료, CST 및 CCB, Magnetic acupuncture, SGB, 체외자기장치료, 괄약근훈련기, 행동요법, 약물요법 등과 함께 아이의 정서를 평안하게 안정시킴으로써 치료 효과를 높이고 있다. 치료에 있어서 반드시 지켜야 하는 사항은, 요의에 상관없이 밤에 자는 아이를 깨워서 소변을 보게 하지 말라는 것이다.

신장 가운데의 세뇨관에 작용해 재흡수를 촉진, 오줌의 양을 적게 하는 기능을 지닌 항이뇨호르몬은 밤에 숙면을 취하는 동안에 분비량이 증가한다. 그런데 밤에 자고 있는 아이를 억지로 깨워 소변을 보게 하면 수면 리듬이 흐트러지면서 항이뇨호르몬의 분비가 방해를 받게 된다.

그런 사정은 고려하지 않은 채 밤에 억지로 소변을 보게 하면 당장은 오줌량이 줄어 야뇨가 나은 것처럼 보이지만 실제로는 밤중에 많은 양의 오줌이 나오는 상태가 계속 되어 야뇨가 낫다고 할 수 없다. 뿐만 아니라 방광 크기의 정상적인 발달에도 영향을 주게 된다. 방광의 크기는 낮에 비해 밤에 자고 있을 때 1.5배에서 2배로 커지게 된다. 밤에 깊이 잠들었을 때 방광의 크기는 가장 커진다. 하지만 밤마다 자는 아이를 깨워서 오줌을 누게 하면 방광의 크기도 크지 않게 되고 야뇨가 좀처럼 치료되지 않기 때문에 야뇨증 치료에 전혀 도움이 되지 않는다.

■ 오장육부 등 신체·심리 치료 병행되어야

야뇨를 치료한다는 것은 이러한 모든 문제를 고려한 치료를 말한다. 또한 몸의 수분대사를 조절하는 폐, 신장의 기능이 약한 경우, 심리환경적 영향에 의해 심의 기운에 열이 생기거나 예민해져 생기는 경우 등등 오장육부로 나누어 진단하고 치료해야 한다. 야뇨 증상이 있는 아이는 자신의 증상에 대해 매우 민감하게 받아들이고 반응하므로 진료와 치료, 그리고 집과 사회활동에 있어서도 섬세하게 배려해야 한다.

야뇨증을 보이는 아이들 중에는 완벽주의 성향을 가진 부모들이 많아서 아이들에게 기대치가 높고 엄격한 잣대를 가지고 아이를 판단하기 때문에 스트레스를 받고 있는 아이들이 많다. 특히 낮에 오줌을 싸는 아이들은 밤에 오줌을 싸는 아이보다 훨씬 더 큰 스트레스를 받을 수 있다. 아이들의 활동이 대부분 낮에 이루어지다 보니 다른 아이들로부터 더 많은 창피함과 모멸감을 받게 된다. 낮에 오줌을 싸는 아이의 경우 해부학적 기능장애나 손상 혹은 신경학적 문제일 경우가 많으며 야뇨에 비해 쉽게 처리되는 경우도 있다.

야뇨증으로 고생하는 아이를 데리고 내원하는 부모들이 가장 먼저 물어보는 물음 중 하나가 "얼마나 치료하면 나을까요?"이다. 야뇨증의 치료는 아이들마다 각각의 원인에 따라 예후와 치료 경과 등이 달라지기 때문에 일률적으로 치료 기간을 정할 수 없다. 증상이 아무리 비슷할지라도 치료에 대한 반응이 아이에 따라 다르게 나타나기 때문이다. 그러나 대부분 3~6개월의 치료 기간을 필요로 하며 본인의 의지와 부모의 관심, 정확한 진단과 치료를 통해 6개월 이내 95%의 완치율을 기대할 수 있다. 야뇨증이 있는 아이를 둔 부모들은 더 늦기 전에 치료를 서둘러 부모와 아이 모두 평안한 밤을 맞게 되기를 바란다.

미용성형의 명의들

- 눈성형_김병건
- 코성형_김재훈
- 안면윤곽·양악수술_정지웅
- 메디컬 스킨케어·동안피부_김태은
- 가슴성형·힙업·바디라인_박성수
- 페이스리프트·안티링클_이종희
- 광대축소술·퀵안면윤곽_이승렬
- 지방흡입·바디타이트_장두열
- 쁘띠성형_이동진
- 얼굴 지방이식_이하영
- 치아관리·치아미용성형_최승호

눈성형

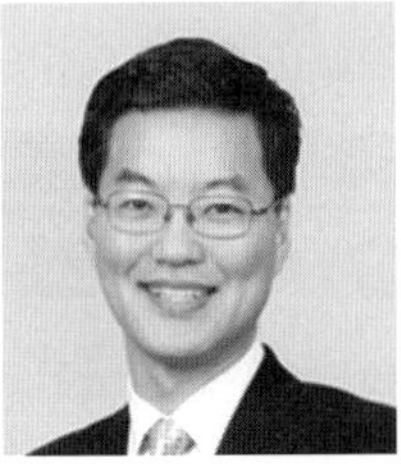

김병건
BK성형외과 원장
www.BKhospital.com

■ 눈은 첫인상과 이미지를 좌우한다

모르는 사람을 처음 볼 때 눈을 가장 먼저 본다는 사람들이 많다. 눈은 그만큼 첫인상과 이미지를 좌우하는 중요한 부위이다. 크고 또렷한 눈이나 선한 눈매에서 사람들은 호감이나 신뢰감을 갖는다. 그에 반해 눈꺼풀이 처져 있거나 작은 눈을 보면 무기력한 인상을 받거나 답답해 보인다는 생각을 한다.

좋은 인상을 갖고 있으면 대인관계에서 유리하게 작용한다. 성공한 사람들의 공통점 중 하나는 그들의 인상이 사람들에게 신뢰나 호감을 준다는 것이다. 그래서 사람들은 미적인 차원과 이미지 제고 차원에서 쌍꺼풀 수술을 하거나 눈성형을 한다. '국제미용성형수술협회'에 의하면 한국 여성 5명 중 1명은 성형수술을 했고, 그 중 눈성형이 가장 많았다. 동양인의 반 이상이 쌍꺼풀이 없고 상안검 피부가 처져 있기 때문에 요즘 트렌드의 얼굴을 갖기 위해서 쌍꺼풀 수술과 눈매교정술을 많이 하고 있다.

눈성형에 있어서 관건은 '조화와 균형미'이다. 성형은 한 번 하고 나면 쉽게 되돌릴 수 없으므로 '여배우 누구처럼'과 같은 성형은 배제해야 한다. 아무리 예쁜 눈이라도 자신의 얼굴에는 부조화를 이룰 수 있기 때문이다. 성형은 더 예뻐지려고 하는 수술이다. 수술을 해서 전보다 더 부자연스럽고 이상해진다면 안 하느니만 못하다. 가장 이상적인 성형 결과란 더 예뻐지는 건 말할 것도 없고 수술 흔적 없이 자연스러워야 한다. 눈의 경우엔, 원래부터 그 사람의 눈이었던 것과 같은 느낌을 주어야 한다. 자연스러움을 배제한 성형은 결코 아름다움에 도달할 수 없다. 따라서 BK성형외과가 추구하는 가장 아름다운 눈이란, 그 사람에게 가장 잘 어울리고 예쁘며 자연스러운 눈을 만들어주는 것을 말한다.

쌍꺼풀 수술은 크게 매몰수술법과 절개수술법으로 나눈다. 절개법은 눈꺼풀을 절개하여 고정하는 방식이고, 매몰법은 절개 없이 피부에 구멍을 뚫고 실로 고정하는 방법이다. 흔히 '눈을 찝는다'라고 말하는 방법이 매몰법이다. BK성형외과에서 '단매듭 연속매몰법'을 보급시킨 이후 지금은 대부분의 성형외과에서 보편적으로 시행하고 있는 쌍꺼풀 수술법으로 자리잡았다. 최근에는 환자의 눈 상태, 눈 주변의 피부 상태, 환자가 원하는 조건에 따라 매몰법과 절개법 중에서 선택을 하기도 하고 두 방법을 절충한 부분절개법을 시행하기도 한다.

사람들이 최근에 가장 선호하는 눈성형은 전체적인 얼굴과의 비율을 따져 자연스럽고 조화를 이루는 것이다. 눈은 피부와 근육, 지방, 안검판 등 여러 조직이 복잡하게 구성되어 있고 사람마다 가진 눈의 모양과 구조가 각각 다르다. 수술 후 만족도를 극대화하고 싶다면 병원과 의사 선택에 신중해야 한다. 치료나 문제 해결이 목적인 다른 외과적 수술과 달리 성형수술은 수술의 목적이 '예뻐야 한다'는 데에 있는 만큼 아무 병원 아무 의사여선 안 된다. 신중한 선택은 수술 만족도를 높이는 동시에 재수술의 가능성도 줄여준다.

■ 한국 쌍꺼풀 성형의 시작점, BK성형외과의 눈성형

1. 쌍꺼풀 수술

① 흉터 없이 자연스러운 BK매몰법

흉터를 남기지 않으면서 잘 풀리지도 않는 현재의 매몰법은 BK성형외과에서 개발한 것으로, 기존의 매몰법이 3회 정도 찝어주는 것에 비해 그 이상으로 묶어주기 때문에 심한 자극에도 풀어지지 않으며 흉터도 거의 없다. 절개법이 부담스러운 경우, 자연스러운 눈매를 원하는 경우, 눈꺼풀이 얇거나 피부 탄력이 좋아 많이 처지지 않는 경우, 수술 흉터가 걱정되는 경우에 잘 맞는다.

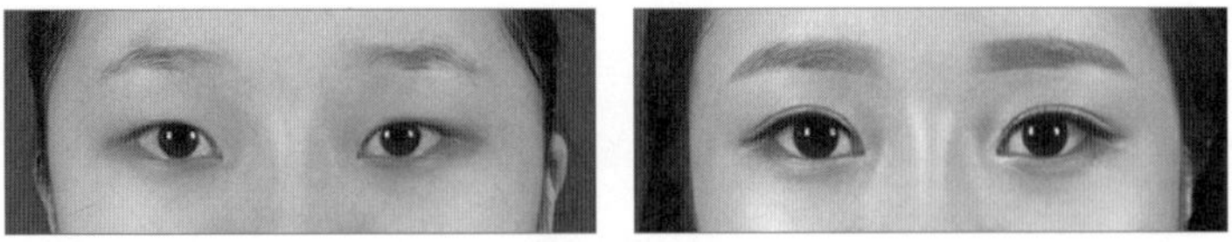

BK매몰법 수술 전후

② 부기가 적고 회복이 빠른 자연유착법

피부와 피부 밑 조직 간의 유착을 유도하는 수술법으로 절개에 의한 흉터가 전혀 남지 않아 본래 자신의 쌍꺼풀처럼 자연스러운 쌍꺼풀을 만들어준다. 간혹 쌍꺼풀이 풀리는 매몰법과 달리 전혀 풀리지 않으며 피부가 늘어지지 않는다. 수술 시간이 20분 이내로 짧고 부기가 적어 회복이 빠르다.

③ 선명한 라인을 만들어주는 절개법

미세한 작은 구멍을 통하여 봉합사만으로 근육과 피부를 연결해주는 매몰법과는 달리 눈꺼풀의 피부를 절개하여 지방과 근육, 결합조직을 적당량 제거하면서 쌍꺼풀 라인을 만들어주는 수술법이다. 눈꺼풀에 지방이 많아 두툼한 경우, 지방이 없더라도 잦은 쌍꺼풀액의 사용 등으로 눈꺼풀이 늘어진 경우, 선천성 및 후천성으로 안검하수가 있는 경우, 눈매 교정이 필요한 경우, 매몰법이나 부분절개법 후 쌍꺼풀이 풀린 경우, 쌍꺼풀 재수술이 필요한 경우에 효과적이다.

④ 매몰법과 절개법의 장점을 살린 부분절개법

매몰법과 절개법의 중간 형태로 최소 부위만 절개하여 지방을 제거한 후 눈꺼풀 피부와 눈을 뜨게 하는 근육을 봉합사로 연결하는 방법이다. 부분 절개법의 장점은 '최소절개 지방제거'이기 때문에 쌍꺼풀 수술 후의 부기와 치료 기간이 단축되고 수술 흉터가 거의 남지 않는다는 것이다. 눈꺼풀에 지방이 많아 두툼한 경우, 눈꺼풀이 늘어지지 않는 경우, 눈꺼풀 피부가 두꺼운 경우에 잘 맞는 수술법이다.

2. 눈매 교정

① 매직서클 눈매교정

위 눈꺼풀이 검은 눈동자를 많이 가리게 되면 졸리고 피곤한 인상을 준다. 대개 안검하수가 주원인으로 눈꺼풀을 들어올리는 근육의 힘이 약하기 때문에 생기는 증상이다. 매직서클 눈매교정으로 눈꺼풀 속이나 쌍꺼풀 선을 절개하여 눈꺼풀을 들어올리는 근육을 짧게 만들어준다. 안검하수로 인해 눈꺼풀이 처진 경우, 쌍꺼풀 수술 후에도 변화가 없는 경우, 눈의 크기를 더 크게 하고 싶은 경우, 양쪽 눈의 크기가 차이 나는 경우에 효과적이다.

② 비절개 눈매교정

기존의 안검하수는 대부분 절개를 한 데에 비해, 비절개 눈매교정은 피부와 결막의 절개 없이 안검하수를 효과적으로 절개하는 수술법이다. 눈매가 더 또렷해지면서도 절개법에 비해 수술 시간과 회복 기간은 짧다. 경증 안검하수일 때, 매몰법 쌍꺼풀 수술을 하고 싶은데 안검하수가 있을 때, 한쪽 눈만 처졌을 때, 기존의 쌍꺼풀 라인은 둔 채 졸려 보이는 인상만 없애고 싶을 때, 빠른 눈매교정을 원할 때 등에 효과적이다.

3. 매직 앞트임 수술

몽고주름(mongolian fold)은 동양의 몽고인종에게만 나타나는 특징으로 눈시울(눈언저리의 속눈썹이 난 곳)을 덮는 눈꺼풀의 주름이다. 흉터 없는 몽고주름 교정술은 BK성형외과에서 개발한 방법으로, 2002년 국제성형외과학회에서 '흉터 걱정 없는 몽고주름(앞트임) 수술'이란 주제로 수술 기법과 성공적인 수술 사례를 발표한 이후 다른 병원에서도 적극적으로 차용되어서 지금은 보편적인 수술로 많이 시행되고 있다. 눈 사이의 거리가 먼 경우, 쌍꺼풀이 짧고 답답하게 느껴지는 경우, 눈의 좌우 폭이 지나치게 짧은 경우, 눈 앞쪽 주름의 모양이 깔끔하게 보이지 않는 경우, 눈매가 사나워 보이는 경우, 눈 앞쪽의 모양이 지나치게 뾰족해 강한 인상을 주는 경우에 필요한 수술법이다.

4. 3D 뒤트임

이 수술은 눈꼬리 쪽을 이용해 눈의 가로폭을 늘려주는 수술법이다. BK성형외과의 '3D 뒤트임'의 특징은, 눈꼬리의 연결선은 훼손시키지 않고 눈꼬리 안쪽의 함몰된 부위를 절개함으로써 본래의 눈꼬리 모양이 그대로 유지되며, 눈꼬리 아래에 상처가 없으므로 서로 붙지 않는다는 것이다. 안구가 돌출되었거나 눈의 상하 길이만 긴 경우, 눈이 처져 졸려 보일 경우, 앞트임으로 원하는 만큼 효과를 못 본 경우, 눈과 눈 사이가 가까워 앞트임을 할 수 없는 경우, 눈의 가로폭이 짧아 답답한 눈매를 가진 경우, 좀 더 시원한 눈매를 원하는 경우, 눈꼬리가 올라가서 날카로운 인상을 주는 경우에 적합한 수술법이다.

5. 눈꼬리 내리기

BK성형외과에서 처음으로 개발하고 보급한 수술법으로, 눈꼬리가 눈 앞머리보다 높게 위치해 있어 사나운 인상을 줄 때 눈꺼풀의 바깥쪽을 밑으로 내려주는 수술이다. 눈 안쪽의 결막을 통해서 수술하므로 흉이 보이지 않고 수술 후 녹는 실을 사용하므로 따로 실밥을 뽑지 않아도 된다. 앞트임과 뒤트임 후에도 만족하지 못하는 경우, 원래 눈동자의 위와 아래 폭이 짧은 경우, 눈꼬리가 올라가 날카로운 눈매를 가진 경우, 앞트임으로 눈이 안쪽으로 몰려 보이는 경우에 해당하는 수술법이다.

■ 처음보다 더 신중해야 하는 재수술

눈성형을 하는 사람들이 많아진 만큼 재수술을 하는 사람들도 많아졌다. 수술 자체의 실패도 원인이 되지만 사람마다 고유의 미적 기준이 달라서 본인 기대에 미치지 못하는 경우의 재수술도 적지 않다. 처음부터 재수술을 염두에 두고 성형을 하는 사람은 없을 것이다. 그러나 성형에는 여러 변수가 내재되어 있기 때문에 막상 수술을 받고 났을 때 본인의 기대에 부합되지 않을 수 있다.

재수술은 처음 수술할 때보다 더 신중하게 알아보고 결정해야 한다. 재수술에서는 손상된 조직들을 원상태로 복원함과 동시에 원래 기대했던 성형 효과가 같이 나타나야 하기 때문에 수술과정이 훨씬 더 복잡해질 수밖에 없다. 따라서 전문의와 충분한 상담을 해서 1차 수술에서의 문제점을 개선하는 현명한 재수술을 받는 것이 3차, 4차 재수술을 피하는 최선의 방법일 수 있다.

단순히 결과가 마음에 들지 않아서 재수술을 결심했다 하더라도 일단은 3~6개월 기다려볼 필요가 있다. 그러나 재수술이 꼭 필요한 상황이고 수술 초기라면 흉터가 더욱 단단해지기 전인 2주 이내에 하는 것이 좋다. 눈의 상태에 따라 재수술이 가능한 시기가 다르므로 전문의와 충분히 상담을 해서 결정하도록 한다. 재수술은 기존에 한 수술의 문제를 교정하면서 그 흔적조차 없애야 한다는 점에서 처음의 집도의보다 더 숙련된 솜씨와 안목이 필요하다. 간혹 재수술 병원 선택을 잘못해서 역효과를 초래하는 일도 있다.

1. 쌍꺼풀 재수술

① 쌍꺼풀이 짝짝이인 경우

양쪽 눈의 모양이 조금씩 다른 경우가 있으니 성급하게 재수술을 결정하지 말고 일단 지켜보다가 비대칭이 심한 경우에 한다. 양쪽 쌍꺼풀 라인의 높이가 다른 경우엔 한쪽 라인을 풀어 원하는 쪽과 맞추어 다시 라인을 만든다. 한쪽이 느슨하게 풀린 경우엔 그 라인을 다른 쪽의 강도에 맞추어 조정해준다. 한쪽 눈의 안검하수로 인해 양쪽 눈 뜨는 근육의 힘이 다를 때엔 문제가 있는 쪽의 눈 뜨는 근육을 교정해준다.

② 쌍꺼풀 라인이 희미하거나 풀린 경우

매몰법으로 수술하면서 눈꺼풀이 두껍거나 지방이 많은데 제거하지 않았을 때 라인이 희미해지거나 풀릴 수 있다. 근육이나 지방제거가 필요한 경우엔 절개법으로 한쪽 라인을 정리한 다음 교정해준다. 근육이나 지방 제거가 불필요한 경우엔 2~3mm의 부분절개법으로 재수술한다.

③ 쌍꺼풀 라인이 여러 겹인 경우

쌍꺼풀 라인이 여러 겹이면 눈이 퀭해 보이면서 강한 인상을 줄 수 있다.

유착된 조직을 풀어 기존의 라인들을 모두 제거한 후 다시 하나의 라인으

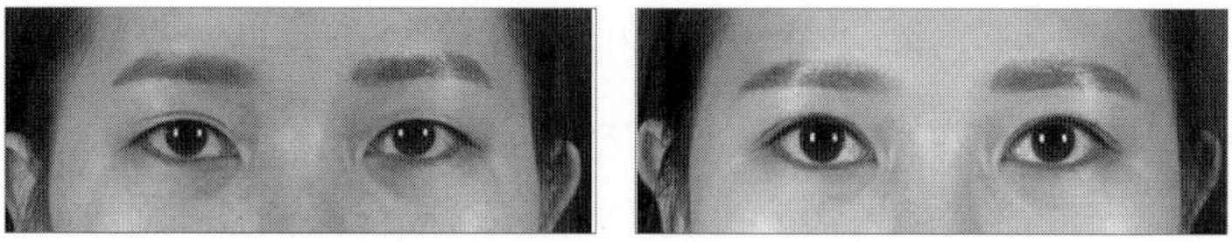

쌍꺼풀 라인이 풀린 경우의 재수술 전후

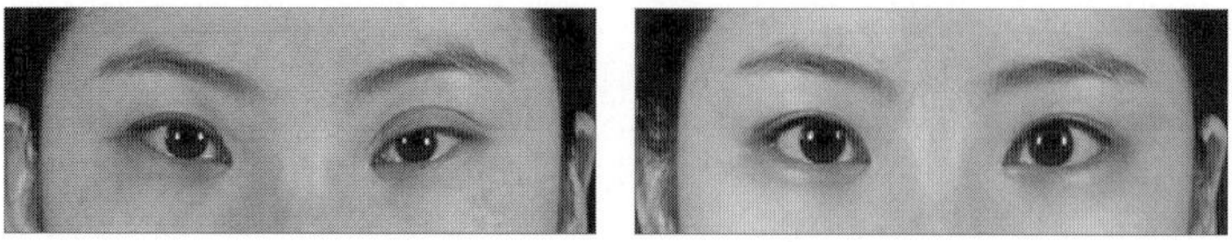

안검하수에 쌍꺼풀 라인이 풀린 경우의 재수술 전후

로 만들어준다.

④ 그 외

쌍꺼풀이 너무 얇고 낮은 경우, 쌍꺼풀 수술을 하기 전과 별로 차이가 없거나 오히려 눈이 더 작아 보이는 경우, 쌍꺼풀 라인의 흉터가 심한 경우 등에는 각각의 문제들을 바로잡은 재수술을 해준다.

2. 몽고주름 재건술

여러 학술대회를 통해 우수성을 인정받은 BK성형외과의 '몽고주름 재건술'은 해부학 구조를 모르면 함부로 시행되어선 안 되는 수술이다. BK성형외과만의 숙련된 노하우는 단순히 복원시키는 수준을 넘어 다양한 미용 효과까지 만들어내고 있다. 몽고주름 부위를 너무 많이 건드려 빨간 살이 많이 보이는 경우, 몽고주름 수술 자국이 너무 많이 보이는 경우, 몽고주름 수술로 오히려 날카로워 보여서 다시 둥글게 만들고 싶은 경우에 해당하는 수술이다.

3. 뒤트임 재건술과 재수술

뒤트임 재건술은 뒤트임을 했다가 필요에 의해 원래대로 회복시켜주는 수술이고, 뒤트임 재수술은 처음의 수술 결과가 미흡할 때 추가적으로 다시 해주는 수술이다. 뒤트임을 했다가 기호 혹은 취향이 바뀐 경우, 부자연스럽게 뒤트임이 된 경우, 기존 수술법으로 덜 열린 경우, 다시 붙은 경우, 눈물이 흐르는 경우, 붉은 점막이 뒤집어진 경우, 눈썹이 안구를 찌르는 경우, 안구와 피부가 직접 닿는 경우에 해당하는 수술이다.

4. 눈꼬리 올리기

나이가 들거나 젊은 사람도 눈꼬리가 심하게 내려가 있는 경우에는 왠지 우울해 보이고 나이가 들어보인다. 하안검 수술을 했을 때나 사고를 당한 경우에도 눈 아래쪽이 많이 처져서 보기 어색하다. 이러한 경우 눈꼬리를 올려줌으로써 더 젊고 생동감 있게 보일 수 있다. 수술은 눈 뒤쪽에 약간의 절개선만을 이용하여 수술을 하므로 흉도 거의 보이지 않고 비교적 효과가 좋은 수술방법이다.

코성형

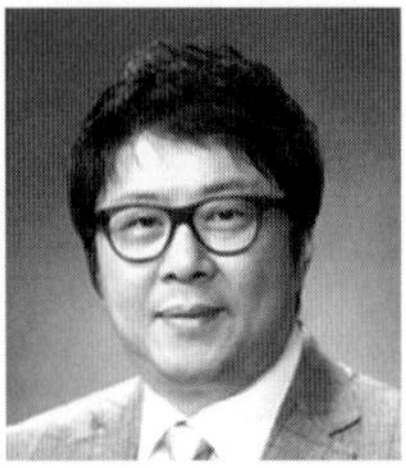

김재훈
4월31일성형외과 원장
www.april31.co.kr

■ 코는 인상과 이미지를 좌우한다

좋은 모양의 코를 가지고 있는 사람은 대부분 잘 산다는 의미로 '귀 잘 생긴 거지는 있어도 코 잘 생긴 거지는 없다'란 속담이 있다. 관상학에서도 코는 '재백궁(財帛宮)'이라 하여 재복과 경영 능력을 판단하는 핵심 부위로 보고 있다. 흥미롭게도, 복을 부르는 좋은 코에 대한 관상학적 조건이 성형외과에서 규정하고 있는 이상적인 코의 모양과 상당 부분 일치한다. 미적으로 좋은 얼굴은 좋은 인상을 만들고, 좋은 인상은 사람들에게 호감을 주므로 그만큼 삶에 긍정적인 영향을 미치게 된다는 점에서 두 관점이 일치하는 건 이상한 일이 아니다.

한국인이 코성형을 많이 하는 건 한국인들은 대부분 몽골계 아시아인 특유의 낮은 콧대와 펑퍼짐한 코끝을 가지고 있기 때문이다. 매부리코, 들창코, 화살코, 휜코 등도 그 사람의 이미지를 제한한다는 측면에서 성형의 큰 이유가 되고 있다. 이렇게 된 배경에는 입체적인 서구형 외모가 각광을 받게 된 요인이 크다. 얼굴의 중심축인 코가 살아나야 입체적인 얼굴 모양을 만들 수 있기 때문이다.

그러나 코를 무조건 높인다고 예뻐지는 건 아니다. 그 사람의 얼굴형에 맞는 코를 설정하고 거기에 맞는 수술법과 보형물을 선택해야 최상의 결과를 만들어낼 수 있다. 사실 불과 수년 전까지만 해도 아시아인의 해부학적 특성 때문에 코성형을 할 때 지나친 연골 조직은 불필요하며, 서양인처럼 좋은 결과를 기대하기도 어렵다는 생각이 지배적이었다. 그러나 열정을 가진 한국 성형외과 의사들의 적극적인 연구와 수많은 임상적 경험을 통해서 다양한 코끝 성형술을 적용하여 아시아인에게도 이상적인 코의 모양을 만들어낼 수 있게 되었다.

코는 얼굴의 중심에 위치한 만큼 전체적인 균형과 조화가 우선되어야 한다. 코 수술을 하려는 사람은 거울을 보면서 코만 집중해 보지만 다른 사람들은 코가 아닌 얼굴 전체를 본다. 그렇기 때문에 코 하나만 예쁘게 만든다고 해서 얼굴에 대한 인상이 덩달아 좋아지는 게 아니다. 그 사람의 얼굴형에 가장 잘 맞는 코란 결국 그 사람의 얼굴과 전체적으로 조화를 이루고 있는 코를 말한다.

우선 턱끝의 높이를 비롯해 이마와 입술의 비율이 맞아야 그 사람에게 어울리는 코가 된다. 옆에서 봤을 때 이마와는 자연스러운 S선을 이루고, 코끝과 턱끝을 이었을 때엔 입술이 1~2㎜ 안쪽에 자리하는 것이 이상적이다. 이마와 턱이 지나치게 낮다면 코만 높였을 경우 더 어색한 얼굴이 되기 십상이다. 훌륭한 성형외과 의사들은 그만큼 훌륭한 미학적 감성을 가진 사람들이다. 그래서 환자가 생각하는 그 이상을 내다보고 판단할 수 있다. 환자가 주관적인 관점으로 예쁜 코를 상상할 때, 의사는 합리적이고 객관적으로 그 환자에게 가장 이상적인 코가 어떤 코일지를 판단할 수 있는 것이다.

누구나 다른 사람들에게 좋은 인상을 주고 싶어 한다. 그러나 좋은 마음만 가지고는 좋은 인상을 주는 데에 때론 한계가 있다. 특히 코의 모양 때문에 강한 인상을 주거나 대인관계에서 감점 요인이 된다면 코성형을 해보는 것이 좋은 해결책일 수 있다.

1. 자연스럽게 높여주는 다이내믹 코끝성형

몇 년 전까지만 해도 코끝성형수술을 받으면 코끝이 딱딱해져서 돼지코 모양을 만들 수 없었다. 그래서 코성형 의혹을 받는 연예인들은 TV에 나와선 자기 코를 위로 밀어보이며 "이것 봐요, 돼지코를 만들 수 있잖아요. 성형하지 않았다는 거 증명되었죠?" 하면서 결백을 주장하곤 했었다. 그러나 다이내믹 코끝성형술은 얼마든지 자연스럽고 부드러운 코끝 모양을 만들어내기 때문에 그것만으로는 성형 여부를 판단할 수 없게 되었다. 특히 들창코를 비롯하여 동양인 특유의 특성을 가진 코끝성형에는 다이내믹 코끝성형술이 매우 효과적이다.

역동적이라는 의미의 '다이내믹 코끝성형술'은 코끝을 고정할 때, 코끝의 날개 연골과 비중격 등 원래의 조직을 자유롭고 역동적으로 변형하여 조작하는 수술기법으로 최대한 자연스러우면서도 인위적이지 않은 코 모양을 만드는 데에 중점을 두고 있다. 그러기 위해선 본인의 코끝 날개 연골의 모양과 상태를 잘 구별하여 양쪽 콧구멍 사이에 있는 코 기중과 입술 사이의 각도, 얼굴 비례에 맞춰 비중격(비강을 좌와 우로 나누는 칸막이벽)이나 귀의 연골 등 부드러운 자가연골조직만을 이용한다. 또한 코의 기둥을 튼튼하게 만들더라도 코끝은 최대한 부드럽게 유지시켜줄 수 있어야 한다.

① 선천적으로 코끝이 들린 경우

코끝 날개 연골을 충분히 이완하여 다시 올라가지 않도록 연골로 지지를 해주어야 하며, 이때 코끝 높이도 균형 있게 맞추어 준다. 입의 돌출 여부에 따라서 콧대 및 얼굴과의 균형이 잘 맞도록 해준다.

② 수술 후 구축에 의해 코끝이 딸려 올라간 경우

다이내믹 코끝성형술 및 이중박리 이완법으로 심한 흉조직까지 완전하게 이완하여 코의 피부뿐 아니라 변형되고 뒤틀어진 연골을 바로잡아 충분히 코끝을 내려주고 귀의 연골이나 비중격 혹은 갈비 연골 등으로 연장 고정해주어야 한다.

③ 비중격 연장술

들린 코끝을 내려주고 동양인의 두꺼운 코끝을 효과적으로 높여줄 수 있는 수술 방법으로 많이 시행되고 있다. 4월31일성형외과의 다이내믹 코끝성형술을 병행해주면 일정 기간이 지난 후 부드럽고 자연스러운 코끝을 유지할수 있게 된다.

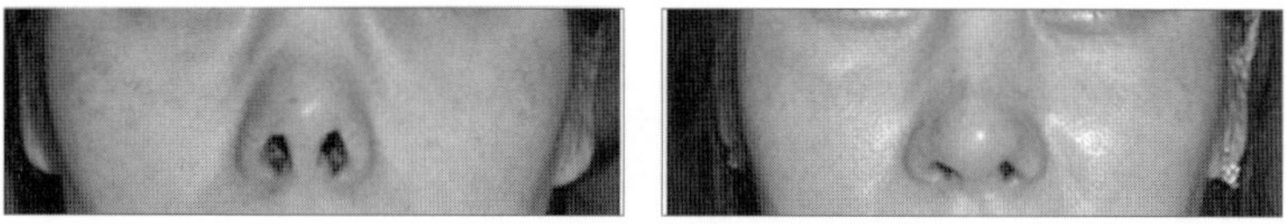

다이내믹 코끝성형 전후(정면)

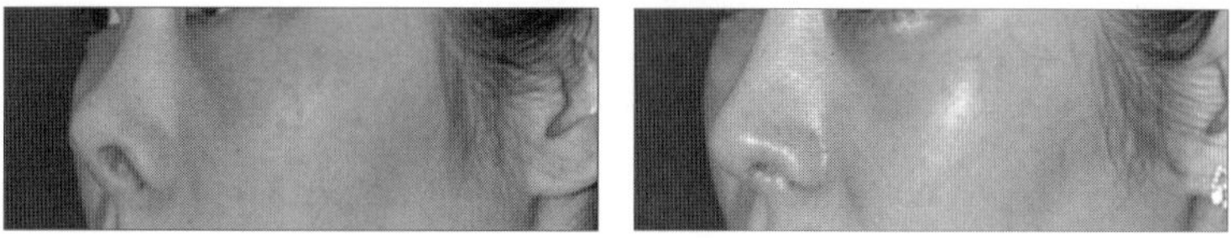

다이내믹 코끝성형 전후(측면)

2. 낮은 콧대와 코끝을 세우고 살려주는 융비술

낮은 콧대에는 실리콘, 실리텍스, 써지폼, 고어텍스, 자가조직(늑연골, 엉덩이진피) 등의 보형물을 사용하고, 코끝은 자가조직을 이용하여 높이를 조절해 준다.

3. 세련된 이미지로 바꿔주는 콧방울(콧볼)성형

일반적으로 동양인은 서양인에 비해 높이가 낮고 옆으로 퍼진 형태로 인상이 펑퍼짐해 보인다. 그래서 콧방울이 넓으면 복스러운 이미지는 있지만 세련된 이미지는 줄 수 없다. 콧방울이 퍼진데다 콧구멍까지 큰 경우는 양쪽의 넓은 콧방울을 적당량 잘라낸 뒤 꿰매주면 콧방울의 퍼진 부분도 줄어들면서 콧구멍도 좁아진다.

4. 강한 인상을 부드럽게 바꿔주는 코 모양 교정술

매부리코, 화살코, 휜코 등을 한 사람들은 강한 인상을 주기 때문에 살아가면서 크고 작은 불이익을 겪게 된다. 하지만 이런 부분도 얼마든지 성형으로 교정이 가능하다. 교정 후에는 인상 자체가 부드럽게 변하기 때문에 만족도가 높다.

① 매부리코

매부리코는 콧등이 흡사 매의 부리처럼 생겼다. 코뼈, 코의 외측 연골, 코의 비중격 연골이 만나는 콧등의 중간 부위가 혹처럼 돌출된 모양을 하고 있

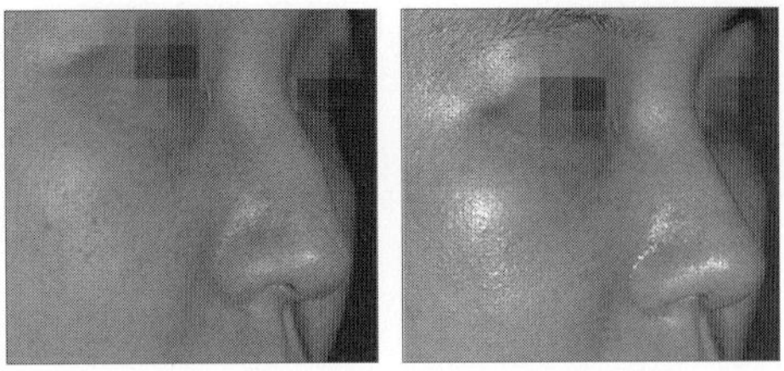

매부리코 성형 전후(측면)

다. 교정에는 처진 코끝을 오똑하게 세워주는 동시에 굴곡진 콧등 부위를 미세하게 다듬어 주어야 한다. 콧등 부위를 다듬게 되면 편평해진 부위를 좁혀 주기 위해 양쪽 코뼈를 절골하여 안으로 모아주게 되는데, 4월31일성형외과에서는 완전한 시야 아래서 정확한 절골을 원칙으로 하여 직접 절골선을 도안하여 절골을 하는 방법을 시행하고 있다. 가능하면 보형물을 사용하지 않고 균형 있는 자가조직을 이용하여 콧등을 다듬는 것이 좋으며, 보형물을 사용하더라도 수술 전에 정확한 계측을 통하여 신중하게 선택하는 것이 좋다.

② 화살코

코끝이 길게 처지거나 내려온 형태의 코를 말하며 옆면에서의 코 모양이 화살과 같이 생겼다 하여 화살코라고 부른다. 대개 매부리코를 동반하는 경우가 많은데 콧등의 중간 부위는 툭 튀어나와 있고 코끝은 입술 쪽으로 숙여져 있어 동화책 속에서 흔히 마귀할멈의 코로 그려지곤 한다. 비중격 연골이 너무 긴 경우엔, 비중격 연골의 끝쪽 일부를 자른 후에 연결시켜줌으로써 비중격 연골의 길이를 줄여주어야 한다. 비중격 연골만 잘라낼 수 없는 경우에는 비중격 연골과 함께 위쪽 연골도 잘라내어 전체 길이를 줄이면서 모양을 만들어주어야 한다. 비익 연골이 입술 쪽으로 빠져나와 있는 경우엔, 비중격 연골의 길이는 정상이기 때문에 잘라내지 않고 대신 비익 연골의 일부를 잘라내고 연결시킴으로써 길게 늘어진 코끝을 올라가게 만들어 준다.

③ 휜코

휜코는 단순히 미용적인 문제만이 아니라 기능에도 영향을 미쳐서 한쪽 코가 막히는 비염 등의 질환을 야기할 수 있다. 코뼈의 휘어짐뿐만 아니라 연골도 바로잡아야 휘어진 코의 모습과 함께 코막힘 증상도 개선할 수 있다. 휜 정도에 따라 가벼운 경우엔 콧등에 실리콘을 안측 부분에 잘 맞도록 다듬어 삽입하여 반듯해 보이도록 해준다. 좌우 경사가 차이가 나는 경우에는 연골이나 진피를 넣어주면 덜 휘어 보인다. 휜 정도가 심한 경우엔, 비중격 성형술과 함께 코뼈 바깥쪽을 절골하여 옮겨주는 외측 절골술과 휘어진 외측 연골 등을 절제하거나 재위치해서 교정하는 등의 복합적인 방법으로 수술해야만 재발없이 반듯한 코를 만들어 줄 수 있다.

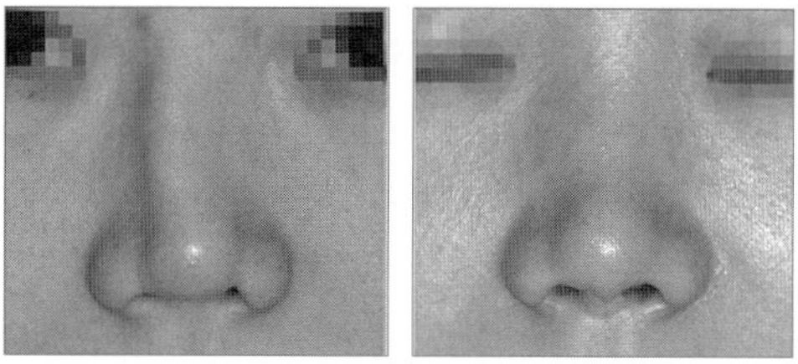

휜코 성형 전후

④ 긴코

긴코는 코끝이 처져 있거나 웃을 때 화살코처럼 코끝이 아래로 떨어지는 현상이 자주 발생하는데 그럴 경우 지루하고 게으른 인상을 주기 쉽다. 다이내믹 코끝성형술로 처진 코끝의 연골을 올려주고 코끝도 올려준다. 그렇게 되면 코의 모양이 좋아지면서 밝고 활기찬 인상이 된다.

5. 잘못된 수술을 교정하고 개선해주는 코 재수술

흔히 성형 재수술이라고 하면 수술이 잘못 되었을 경우라고 생각할 수 있지만 그런 경우는 극소수이다. 통계상 코를 재수술하게 되는 확률은 10% 정도이다. 재수술의 이유에는 본인의 주관적인 불만족, 트렌드에 따른 미적 기준의 변화, 주위 사람들의 평판 등이 있다. 그 외에 첫 번째 수술로 인한 염증과 심한 비대칭이 문제가 되기도 하지만 전체의 1~2% 정도밖에 되지 않는다.

재수술의 시기와 수술 여부에 대한 판단은 주관적으로 정할 일이 아니다. 염증 상태 혹은 명백한 재수술의 사유가 있다면 재수술을 늦추지 않는 게 좋다. 그렇지 않은 경우라면 피부조직이 안정화가 될 때까지 3~6개월 정도 기다려본 다음 결정하는 게 좋다. 성급하게 재수술을 받게 되면 조직에 문제가 생길 수 있기 때문이다. 일단 재수술을 받아야겠다는 결심이 서면 병원을 선택할 때 실력과 경험이 충분히 갖춰진 의사에게 상담을 받도록 한다. 재수술이 또 다른 재수술로 이어질 수 있기 때문이다.

안면윤곽·양악수술

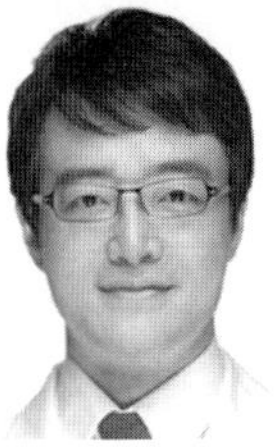

정지웅
다카포치과 원장
www.dacapo.co.kr

■ 안면윤곽, 아무나 받아서도 안 되고 아무 데서나 받아서도 안 된다

25세 전후로 콜라겐과 엘라스틴이 감소하면서 피부 탄력이 떨어지고 얼굴의 볼륨감도 줄어든다. 그러면서 사각턱과 광대 등의 굴곡이 드러나고 턱선도 무너지게 된다. 피곤하고 나이 들어보이는 건 물론이고 미적으로 상당한 감점요인이 된다. 이렇게 나이가 들면서 얼굴형이 변하기도 하지만 선천적으로 교정이 필요한 얼굴형을 가진 사람들도 있다.

작고 갸름한 V라인형 얼굴이 예쁜 얼굴형으로 각광받으면서 안면윤곽수술에 관심을 갖는 사람들이 많다. 자가지방이식이나 보톡스, 필러 등을 이용해 얼굴의 볼륨감을 살리는 방법도 있지만 영구적이지 않기 때문에 아예 수술을 받으려는 사람들이 점점 늘어나고 있다. 안면윤곽술에는 얼굴형과 얼굴 조건에 따라 양악수술, 사각턱축소술, 광대축소술, 주걱턱교정, 무턱수술, 돌출입교정, 안면비대칭, 이마윤곽, 보형물 삽입을 이용한 귀족수술 등이 시행되고 있다.

지금은 양악수술이나 안면윤곽수술이라는 용어를 모르는 사람이 없을 정도로 비중 있는 미용성형 장르로 자리잡았지만 내가 레지던트 시절만 하더라도 양악수술은 심각한 안면기형이나 비대칭 등 극소수의 환자들을 대상으로만 이루어지던 수술이었다. 실제로도 수술시간이 8시간 이상 걸리는 큰수술이었고, 수술 후 중환자실에서 2~3일씩 입원을 해야 했다. 그러다 보니 같은 구강외과 의사들 사이에서도 양악수술에 관심을 갖는 사람이 드물었다. 그러던 양악수술이 대형병원들의 스타마케팅에 의해 미용성형의 하나로 각광을 받기 시작한 건 최근 몇 년의 일이다. 수요가 늘어난 만큼 의사들의 수술 기법이 발전하면서 지금은 2~3시간이면 끝날 정도가 되었다.

그럼에도 불구하고 양악수술은 여전히 위험하고 아프다는 인식이 있다. 어떤 여배우는 자신의 출산 경험에 비추어 양악수술의 고통이 출산의 10배는 되었다는 표현을 했다. 지금 기준으로 따지면 그 말은 맞기도 하고 맞지 않기도 하다. 안면윤곽수술 스킬과 의료 환경이 아무리 발전하였다고 해도 모든 병원들이 최고의 수준을 갖춘 것은 결코 아니기 때문이다. 그러므로 어느 병원에서 누구에게 받느냐에 따라서 안면윤곽수술은 여전히 엄청난 고통과 위험이 수반된다.

"전문가란 아주 작은 영역에서 일어날 수 있는 모든 실수를 이미 해본 사람이다."

덴마크의 물리학자닐 보어가 한 말인데, 위험도가 높은 수술을 하는 의사로서 동의하지 않을 수가 없다. 사실 성형외과란 장르에서 어느 한 의사가 눈이고 코고 가슴이고 안면윤곽이고 모두 다 잘하기란 쉽지 않다. 특별히 더 잘하는 분야가 있다면 덜 잘하는 분야도 있게 마련이다. 그러다 보니 실수도 더러 하게 된다. 하지만 그 실수라는 것도 상식적으로 납득이 되는 수준이어야 한다. 소위 전문의 소리를 듣는 의사라면 자신이 하는 수술에서 일어날 수 있는 모든 실수의 가능성을 예측할 수 있어야 하고 처치할 수 있어야 한다.

그런 점에서 그 어떤 수술보다도 안면윤곽을 고려하는 사람이라면 병원 선택에 신중해져야 한다. 수술이 잘못되었을 경우 리스크가 크고 심한 경우 돌이킬 수 없는 결과를 초래할 수 있다. 무엇보다도 자신의 얼굴을 교정하는 데에 있어서 안면윤곽이 꼭 필요한 수술인지를 잘 판단해야 한다. 다른 사람이 수술 뒤 몰라보게 예뻐졌다고 해서 충동적으로 결정해서는 안 된다. 자신에게 수술이 꼭 필요한지, 어떤 수술법이 맞는지, 자신이 원하는 교정효과를 가져올지 등등에 대해 수술 전에 충분한 상담을 받는 것이 좋다. 특히 안면윤곽수술은 얼굴의 주요 신경과 구강과 치아, 혈관이 밀집돼 있는 턱과 광대 부위의 수술이 많기 때문에 엑스레이와 3D CT 등의 검사 시스템이 있는지, 마취과 전문의가 상주하고 있는지, 적절한 안전장치가 되어 있는지 등등을 충분히 고려한 후 수술을 결정하는 것이 바람직하다.

■ 다카포치과의 안전한 양악수술

음식을 씹거나 물거나 삼키는 데 어려움이 있는 사람, 부정교합으로 인해 턱관절의 통증과 두통이 있는 사람, 입을 다물었는데도 위쪽 치아와 아래쪽 치아에 공간이 있는 사람, 얼굴의 외상이나 선천적 기형이 있는 사람, 안면비대칭이 심한 사람, 주걱턱, 무턱, 돌출입, 비정상적으로 긴얼굴, 과도한 잇몸 노출 등을 교정하는 데에 있어서 양악수술만큼 효과적인 수술은 아직까진 없다.

양악수술은 이런 문제들을 해결해주고 기능을 개선해줌과 동시에 외모를 획기적으로 개선시켜주는 수술법이기도 하다. 주걱턱과 돌출입의 경우 드라마틱한 변화를 얻을 수 있고 심한 비대칭도 개선된다. 그리고 상악골이 회전하면서 축소되어 아래쪽 얼굴이 안쪽으로 들어가고 턱도 들어가 얼굴 길이가 많게는 10~15mm 작게는 4~7mm 작아지는 효과가 있다. 그래서 많은 사람들이 양악수술을 얼굴축소수술이나 예뻐지는 수술로만 인식하는 경향이 있다.

그러나 일반적으로 알려진 양악수술의 효과만 생각하고 섣불리 수술을 감행했다가 영영 후회를 남길 수 있다. 양악수술의 결과가 어느 병원이든 같지 않고 그 차이는 일반인들이 짐작하는 것보다 훨씬 크다. 수술 전후의 변화량이 클수록 이중턱이 되거나 턱밑살이 늘어날 수 있고, 입천장과 턱끝의 감각이 수술 전에 비해 90~95%로 떨어질 수 있다. 한국의 양악수술이 선진국과 비교해도 뒤떨어지지 않을 만큼 발전했다고는 하지만 어디까지나 그런 실력을 갖춘 의사들에 한해서이지 여전히 양악수술은 신중한 선택을 요하는 수술이다.

특히 양악수술은 턱뼈를 움직이는 수술인 만큼 정상적인 저작기능을 보존해주기 위한 치과교정치료가 필요할 수 있다. 기능 교정과 외모 개선이라는 최상의 결과를 위해서는 시간이 조금 더 걸리더라도 치아교정을 통해 본래의 치아를 유지할 수 있는 치료 계획을 세우는 것이 수술받는 환자의 턱과 치아 기능 회복에 도움이 된다.

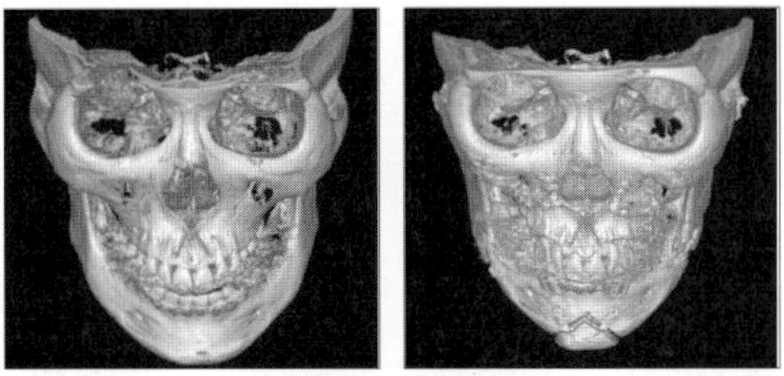

양악수술 전후(정면)

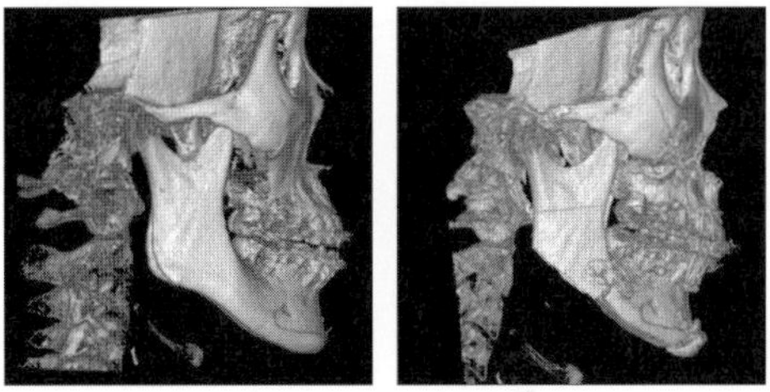

양악수술 전후(측면)

▶ **돌출입의 경우, 돌출입수술 또는 양악수술의 판단**

입이 돌출되어 교정을 하러 병원에 갔을 때 어느 병원에서는 돌출입수술을 권하고 어느 병원에서는 양악수술을 권한다면 어떤 수술을 해야 할까? 돌출입수술은 치아를 좌우 각 한 개씩 발치를 하고 나서 그 공간을 이용해 후방으로 집어넣는 수술이다. 위험한 해부학적 구조물이 없어서 안전하다는 장점이 있지만, 치아를 4개나 빼야 한다는 단점이 있다. 그래도 양악수술보다는 간단하고 안전하니 돌출입교정에는 돌출입수술을 받는 게 맞을까?

일반적으로 돌출입수술시 발치하는 치아는 송곳니 바로 뒤의 치아인 제1소구치이다. 이 치아의 폭은 대략 7~8mm인데 돌출입수술시에 최소한 4~5mm 정도는 후방이동을 해줘야 한다. 그런데 자칫 진단을 잘못하면 합죽이가 될 확률이 높다. 반면에 양악수술은 후방이동량을 적절하게 조절할 수 있다. 하지만 후방이동량이 너무 클 경우엔 상악의 고정이 약해질 수 있고 약간 무턱 성향이 있는 사람들에게는 턱끝의 전방이동량이 너무 클 수 있다. 따라서 양악수술이 답이다, 돌출입수술이 답이다를 판단하는 건 의사의 몫이다. 내 경우는 상악의 후방이동량이 5mm가 넘어가면 양악+돌출입수술을 하거나 아니면 돌출입수술만 하고 있다. 그만큼 수술 여부 못지않게 어떤 수술을 하느냐는 매우 중요한 사항이다.

■ V라인의 황금률을 만들어내는 매직미러 사각턱축소술

사각턱 하면 가장 먼저 연상되는 게 보톡스이다. 하지만 사각턱의 원인이 뼈 때문이라면 보톡스를 맞아도 효과가 없다. 이럴 때엔 사각턱축소술이 가장 효과적이다. 사각턱축소술은 각진 뼈를 잘라내 V라인을 만들어주는 안면윤곽술 중 하나로 난이도가 높은 수술 중 하나이다. 그런데 광대수술을 두려워하는 사람은 많아도 의외로 사각턱수술을 두려워하는 사람은 많지 않다. 하지만 광대 주변엔 해부학적으로 큰 혈관이나 중요한 신경이 거의 없는 반면에 사각턱 주변엔 큰 혈관과 신경이 존재하기 때문에 사각턱수술의 위험도가 훨씬 크다. 사각턱수술 역시 병원과 집도의에 따라 얼마든지 결과가 달라질 수 있다.

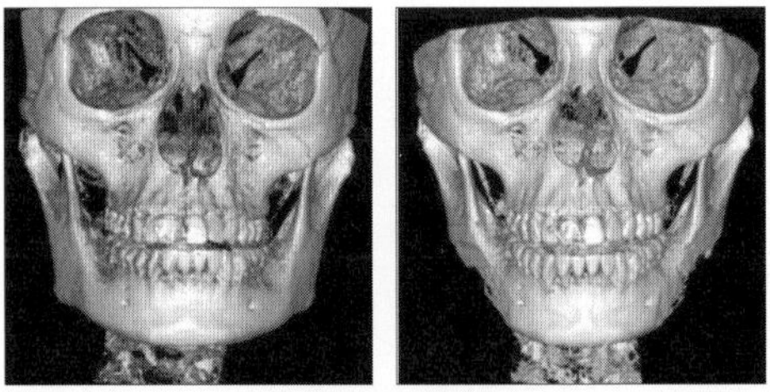

사각턱축소술 전후(정면)

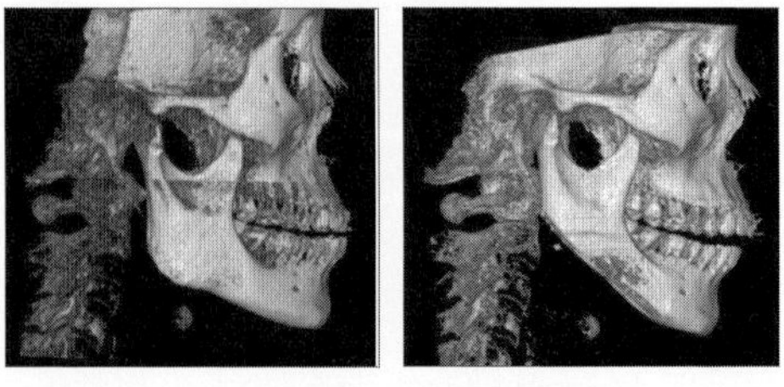

사각턱축소술 전후(측면)

다카포치과의 '매직미러 사각턱축소술'은 자체개발한 특수거울(내시경)과 수술용 특수톱을 이용해 각진 뼈 부분만 자르는 것이 아닌 턱의 앞쪽까지 길고 부드럽게 잘라주기 때문에 측면뿐 아니라 정면에서의 미적 개선효과까지 있다. 즉, 수술받는 사람의 얼굴에서 황금률에 가까운 V라인을 만들어주는 것이다. 간혹 볼처짐 현상이 나타나는 경우 환자 상태에 따라서 지방을 제거해주는 아큐리프트 시술 또는 처진 살을 올려주는 리프팅 시술을 병행해주는 것이 좋다.

■ 강한 인상을 부드럽게 해주는 3D회전광대술

광대가 돌출되면 얼굴선이 울퉁불퉁해지면서 억세고 사나운 인상을 줄 수 있다. 이럴 때 광대축소술을 받으면 돌출된 광대가 축소되어 부드러운 인상이 된다. 어느 만큼을 어떻게 깎아낼지에 따른 정교함과 섬세함이 필요한 수술이다. 옆광대가 돌출된 경우, 광대가 얼굴 전체를 차지한 경우, 45도 광대가 발달된 경우 등 각각의 유형에 맞는 광대축소술을 시행해주어야 한다.

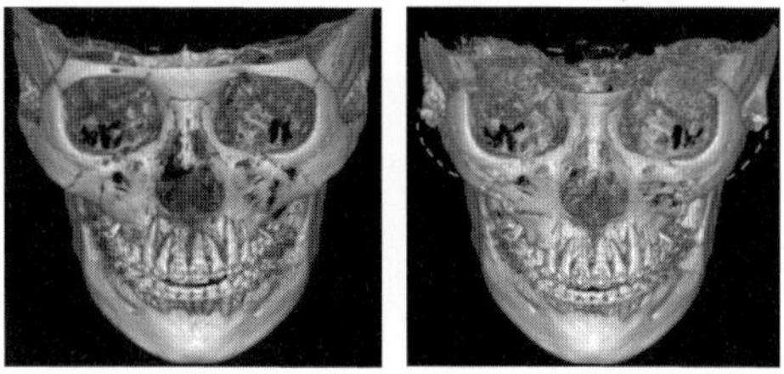

광대축소술 전후(정면)

광대축소술의 최대 고민은 수술 후 뼈가 잘 붙지 않는 불유합 현상과 볼처짐이다. 광대수술 후에 오는 볼처짐은 과연 피할 수 없는 것일까? 광대뼈에는 교근이라고 불리는 거대한 근육이 아래턱과 연결되어 있다. 교근은 입을 닫을 때 사용되는 근육인데, 광대수술을 하고 나면 강한 힘으로 아래쪽으로 당기면서 볼처짐 현상이 발생할 수 있다. 나이가 많거나 피부 탄력이 떨어지는 사람일수록 볼처짐 현상이 더 잘 나타난다.

따라서 사각턱수술의 성패는 안전성 확보와 볼처짐 예방에 달려 있다고 할 수 있다. 볼처짐을 막기 위해서는 최소한의 박리, 광대뼈의 앞뒤 고정, 광대뼈의 내측 위쪽 이동이 선행되어야 한다. 다카포치과의 '3D회전광대술'은 앞광대, 옆 광대, 45도 광대에 모두 변화를 주어 얼굴의 크기를 작게 하는 것뿐만 아니라 얼굴 전체의 윤곽이 살아날 수 있도록 볼륨감을 넣어줌으로써 볼처짐과 같은 부작용을 예방하고 있다. 특히 어느 각도에서 봐도 매끈하고 입체감 있는 동안형 얼굴라인을 만들어주는 안면윤곽술이다.

그 동안 나는 기존 광대수술법에서 나타났던 부작용을 줄이고 효과를 극대화시키는 새로운 수술법으로 '광대회전술'을 시행해왔다. 이에 관한 논문을 SCI급 저널인 『The Journal of Craniofacial Surgery』 2015년 1월호에 「Rotation Technique of Reduction Malar Plasty」라는 제목으로 발표하여 호평을 받았다. 앞으로도 환자 중심의 효과적인 안면윤곽술에 대한 연구를 지속적으로 해나갈 생각이다.

■ 그 외 주걱턱과 무턱, 안면비대칭의 교정과 이마윤곽술

주걱턱 교정

주걱턱인 경우 얼굴이 원래보다 더 길어 보이고 인상이 다소 억세 보일 수가 있다. 또한 부정교합을 동반한 경우가 많다. 주걱턱의 유형에는 크게 아래턱의 턱 끝부분만 앞이나 아래로 과도하게 자란 것뿐만 아니라 턱을 이루고 있는 턱뼈 전체가 앞으로 나온 경우와 치열 상태는 정상이나 아래턱 끝만 앞 또는 아래로 과도하게 자라 겉으로 보았을 때 주걱턱처럼 보이는 경우가 있다. 다카포치과에서는 각 유형에 적합한 수술을 하여 미적인 부분과 기능적인 부분을 함께 개선해주고 있다.

무턱 교정

턱끝이 뒤로 빠져 있거나 길이가 충분하지 않아 얼굴 아래쪽이 없어 보이는 경우를 무턱이라고 부르는데, 아래턱과 목의 경계가 모호해지면서 목이 짧아 보이고 돌출입이 아닌데도 입이 튀어나와 보이는 단점이 있다. 무턱의 유형에는 크게 턱끝만 조금 작은 경우, 턱끝만 뒤로 간 경우, 무턱이 심한 경우, 무턱과 돌출입이 동반된 경우가 있다. 자연스러운 V라인 턱선을 만들기 위한 무턱교정 방법에는 필러나 보형물 삽입, 앞턱절골이동술, 자가지방이식 등이 있다.

안면비대칭 교정

선천적으로 안면비대칭인 경우 미적인 문제뿐만 아니라 기능적으로도 불편이 따르기 때문에 교정이 필요하다. 입술이 기울어지면서 턱끝이 비뚤어진 경우에는 대개 부정교합도 동반하고 있는데, 위턱과 아래턱의 위치가 비뚤어져서 생긴 현상으로 양악수술과 치아교정을 함께 해주는 것이 좋다. 좌우 뼈의 크기가 달라 안면비대칭인 경우는 한쪽 면의 뼈만 과도하게 자라서 발생하는 현상으로 광대축소술 또는 사각턱축소술 등으로 절제되는 양을 달리하여 교정해줘야 한다. 피하지방과 근육이 발달하여 생긴 안면비대칭의 경우엔 지방이식, 지방흡입, 교근퇴축 등으로 교정할 수 있다.

이마윤곽술

이마가 너무 납작하거나 굴곡이 있는 경우, 좁거나 넓은 경우에도 얼굴 전체의 인상을 흐린다. 이런 경우 보형물과 자가지방을 이용하여 적당한 볼륨감을 만들어주게 되면 예쁜 이마가 되어 얼굴 전체의 인상이 달라진다.

메디컬 스킨케어·동안피부

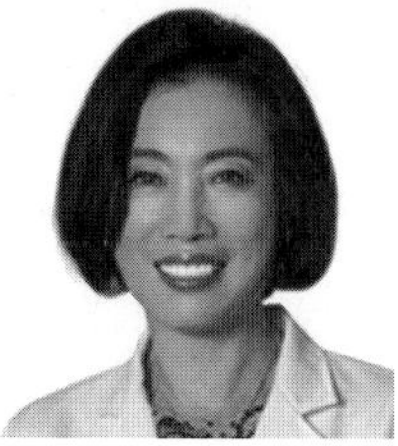

김태은
은피부과 원장
www.eunskin.com

■ 메디컬 스킨케어는 피부의 속과 겉을 젊게 만든다

남녀노소 구분 없이 아름답고 젊게 보이고자 하는 욕망이 있다. 그러려면 가장 먼저 피부가 맑고 건강해야 한다. 그런데 피부의 노화 원리와 피부 구조를 잘 모르면 손상된 피부를 회복, 재생시키는 데에 정확하게 도달하지 못할 수 있다. 피부과학의 차원에서 피부를 지켜내고 개선시킨다는 것이 바로 '메디컬 스킨케어'이다. 단지 피부의 겉만 관리하는 것이 아니라 피부의 속과 겉을 '치유'의 개념으로 관리하여 젊은 피부로 만들어주는 것이다.

이런 개념으로 1990년대부터 메디컬 스킨케어의 개념을 도입하여 현재에 이르렀다. 그 시간을 거치면서 수많은 사람들의 피부를 접해왔고 각각의 문제를 해결하면서 깨달은 건 사람마다 얼굴이 다르게 생겼듯이 피부 타입도 다 다르다는 것이다. 그러므로 누군가에게 좋은 방법이라도 다른 사람에게는 맞지 않을 수 있다. 사람마다의 고유의 피부 특징을 진단하여 그에 맞는 관리를 해주었을 때 효과가 극대화될 수 있다.

피부가 갖고 있는 문제와 보이는 현상의 원인을 찾아보면 대부분 피부 속 문제이며 나아가 몸의 문제였다. 따라서 감기에 자주 걸리는 허약환자에게 감기약만 처방해주는 것이 아니라 면역력이 좋아지도록 환자의 몸을 건강하게 만들어서 감기에 잘 걸리지 않도록 해주는 것이 최선의 치료인 것처럼, 메디컬 스킨케어의 핵심은 피부 속을 치료하고 건강하게 함으로써 피부가 젊고 아름답게 발현되도록 하는 데에 있다.

피부는 피부 속의 상황을 알려주는 바로미터이다. 피부 안의 문제가 피부 표피에 그대로 드러나기 때문이다. 그런데 피부가 지닌 문제를 근본적으로 개선하지 않은 채 보이는 상태만 해결하게 되면 그만큼 지속성도 떨어지고 효과도 약하다. 사람마다 얼굴이 다르게 생겼듯이 피부 타입도 모두 다르다. 피부과의 스킨케어는 더 전문적이고 정확한 개별관리가 가능하기 때문에 그 사람에게 최적의 피부 조건을 만들어 줄 수 있다. 그래서 꾸준히 피부 관리를 받는 사람은 세월이 지나도 자기 나이보다 훨씬 젊고 건강한 피부를 유지하게 된다.

■ 문제성 피부를 동안피부로 만들어주는 토털뷰티 프로그램

나이보다 훨씬 어려보이는 외모를 가진 여성 스타들에게 비결을 물으면 "특별한 관리는 하지 않고 물을 많이 마셔요" "부모님께 좋은 피부를 타고 났어요" 하고 대답하기 일쑤이다. 과연 좋은 피부를 타고나는 것만으로, 평소 물을 많이 마시는 것만으로 나이가 들어서까지 계속 좋은 피부를 유지할 수 있을까?

피부의 노화는 인간의 자연스런 과정이다. 아무리 타고난 피부미인이라고 해도 나이가 들면 눈밑이 꺼지고, 얼굴과 목에 주름이 늘고, 얼굴의 라인이 처지고 늘어나면서 얼굴 크기도 커지게 된다. 윤기를 잃은 피부는 푸석해지고, 모공도 넓어지고, 기미와 같은 잡티도 많이 생기게 된다. 그런데 누군가의 피부가 나이보다 훨씬 젊고 탄력이 유지되며 반짝반짝 빛이 난다면 그 사람은 자기 피부를 위해 무엇이든 하고 있다는 것이다.

노화된 피부와 주름을 개선시켜주며 피부 탄력을 높여주는 치료에는 여러 방법과 여러 기기들이 사용된다. 그 중에서 피부 진피층에 층별로 레이저를 조사하는 MLT(Multi-layer laser therapy)나 젠틀맥스레이저의 G3 화이트닝 등을 이용한 복합 레이저 리프팅은 노화된 피부에 뛰어난 효과를 보여준다. 복합 레이저 리프팅이란 탄력을 주관하는 진피층의 상층, 중간층, 하층에 각기 침투되는 레이저를 복합적으로 조사하여 탄력층 전 층에서 자가 탄력섬유가 만들어지도록 유도하는 것을 말한다. 특히 G3화이트닝은 얇은 딱지가 불과 3~4일이면 떨어지기 시작하여 일주일 이내에 웬만한 잡티는 없어져 얼굴이 깨끗하게 된다. 딱지가 떨어진 후에도 거의 흔적이 남지 않을 뿐 아니라 시술 후 바로 세안과 샤워가 가능하다.

일주일 후에는 피부 바탕이 밝고 환해지면서 1~3개월에 걸쳐 피부 탄력이 좋아지므로 굵은 주름은 얕게 되고 얕은 주름은 없어지는 등의 안티 링클 효과를 보인다. 또한 모공이 촘촘하게 타이트닝 되고 살이 차올라 눈밑이 단단해질 뿐만 아니라, 처진 눈꺼풀도 올라가고 얼굴 전반의 미세한 주름도 사라지게 된다. 그러면서 전반적으로 피부가 건강해져서 시술 전과 비교해 최소한 몇 년은 더 젊어보이게 된다. 1회만으로도 놀라운 피부 개선 효과가 있는 Promise Laser, 각질 제거와 블랙헤드를 동시에 해결하며 수분공급까지 해주는 Hydra facial(Aqua ST), 기미와 색소침착을 비롯하여 탄력 개선에 효과적인 Ruby Melastar, 4D-1, N-Lite 등 건강하고 아름다운 피부를 위한 다양한 첨단기기들과 20년 이상 된 피부과 전문의의 노하우로 얼마든지 피부 고민을 해결해줄 수 있다.

그렇다고 피부 문제를 의료 시술에만 의존하라는 건 아니다. 평소 생활에서 노화를 예방하려는 노력이 먼저 이루어지는 것이 맞다. 항산화 작용을 하는 식품을 꾸준히 챙겨먹고 건강식품과 여성호르몬 또는 여성호르몬 대체식품을 복용해주는 것도 좋은 방법이다. 피토에스트로겐은 식물성 성분으로 인체 내에서 에스트로겐 역할을 하여 암과 기타 종양의 성장을 억제해주므로 이 성분이 함유된 식품을 충분히 섭취하고, 호르몬 분비를 좋게 하는 이소플라보노이드 함유 식품을 많이 섭취하는 것도 좋다. 그리고 피부노화를 예방하고 동안피부를 유지하기 위한 생활습관을 지키는 것이 꼭 필요하다.

▶ 동안피부를 위한 은피부과의 토털뷰티 MLT 프로그램

문제성 피부의 세포를 건강한 세포로 개선해주는 체계적인 관리 프로그램으로서, 과도하게 활동하는 멜라닌 세포의 생산을 저하시키고 각질세포를 탈락시키는 동시에 아기 같은 세포로 재생해준다. 피부 속에서 콜라겐과 엘라스틴이 생성됨으로써 일시적인 피부 개선이 아닌 전반적인 피부 개선과 탄력성이 복원되는 근본적인 치유 개념의 피부 개선 프로그램이다. 거친 피부, 칙칙한 피부, 기미, 잡티, 주근깨, 색소침착, 탄력 없는 피부, 넓어진 모공 및 여드름자국, 잔주름, 여드름, 얕은 여드름 흉터 및 흉터 등의 치료 또는 개선에 탁월하다.

토털뷰티 MLT

레이저 Therapy 6주 클리닉	Multi-Laser-Therapy로 Multi-Layer-Target(MLT)요법 다양한 피부문제의 깊이에 따라 피부층별 공략 피부 상태에 따른 매번 다른 맞춤 치료!
Promise Skin care 재생 유지 클리닉	다이오드 레이저를 이용한 피부 재생 케어로 Skin care의 혁명이라고 할 수 있으며, 치료의 연장선으로 이어지는 최고급 안티에이징 재생 유지 요법 클리닉이다.
Home Care 요법	피부과 전문의 처방의 Medicated Cosmetics (의약품+화장품)으로 Home Care까지도 완벽하게

■ 투명피부를 방해하는 여드름흉터·모공·다크서클

1. 여드름

여드름은 생겼을 때에도 골칫거리지만 자칫하면 흉터를 남기기 때문에 치료 과정이 중요하다. 일단 여드름이 생기면 외형상으로도 보기에 안 좋고 지저분한 인상을 주기 때문에 예민한 사춘기에 생기는 여드름은 심하면 대인기피증으로까지 이어지기도 한다. 가장 많이 생기는 때의 성장기 여드름은 재생력이 좋은 시기라 큰 흉터를 남기지 않지만, 성인 여드름은 피부 재생력이 떨어지므로 방치하면 쉽게 흉터가 생기고 거뭇거뭇하게 색소침착으로 발전하기도 한다.

여드름은 잘 생기는 사람에게만 반복해 생기는 특징이 있는데, 사춘기에 안드로겐 호르몬이 증가하면서 모낭 피지샘에서 피지 분비가 늘어나 모낭에 존재하는 '프로피오니 박테리움 아크네' 균의 작용에 의해 분비된 피지가 유리 지방산으로 바뀌게 된다. 이 지방산이 모낭벽 상피세포를 자극하고 모낭 입구를 더욱 각질화시켜 털구멍을 막으면서 염증이 유발되어 여드름의 형태로 나타나는 것이다. 최근에는 식습관과 환경변화로 인해서 성인 여드름도 급격하게 늘어나고 있다.

여드름과 여드름흉터를 좀 더 안전하고 빠르게 치료하고 싶다면 일반 피부관리실이나 비전문의료기관이 아닌 여드름 전문 피부과에서 과학적이고 체계적인 치료를 받을 필요가 있다. 여드름 치료는 그 원인이 복합적인 만큼 치료 역시 복합적으로 이루어져야 하기 때문이다. 우선은 근본적인 원인이 되는 여드름균과 피지의 과다분비를 억제해주면서 환자의 상태에 따라 면포 압출이나 스킨 스케일링을 병행해주는 것이 좋다. 환자의 피부 특성에 따라 약물치료와 함께 IPL 또는 메디오스타와 같은 레이저기기로 치료하기도 한다. 그 외에 여드름과 피지 억제 치료가 가능한 PDT(Photodynamic therapy) 치료를 하게 되면 약물을 복용하지 않고도 짧은 시간에 탁월한 치료 효과를 볼 수 있다.

'레블란 PDT' 치료는 햇빛에 노출되면 화학반응을 일으키는 레블란이라는 광감작 물질을 투여해 병든 조직에 달라붙게 한 뒤 빛을 쪼여 조직을 파괴하는 광과민성 각화증 치료법으로 1999년에 FDA에서 승인을 받았다. 여드름균은 특정 파장(415㎚)의 광선에 노출되면 포피린이라는 물질을 만드는데 이 물질이 다시 여드름균과 피지선을 파괴해주는 것이다. 이 원리에 착안해 여드름 부위에 집중적으로 흡수되는 약물(레블란)을 피부에 바르고 광선을 쬐어 여드름균과 피지선을 파괴시키는 것이다. 레블란 PDT 여드름 치료는 일주일 내로 효과가 나타날 정도로 빠르고, 피부 재생효과까지 있어서 피부 톤이 개선되고 여드름 재발 방지에도 좋다.

2. 여드름흉터

남녀노소 누구나 매끄러운 도자기 피부를 갖기 원한다. 그러다 보니 심한 염증성 여드름 혹은 여드름 관리를 소홀히 하여 패이고 얽은 피부를 가진 이들의 고민이 크다. 하지만 전문치료를 통해 얼마든지 문제성 피부를 고운 피부로 변화시킬 수 있다. 먼저, 여드름흉터로 인하여 푹 패인 흉터 부위엔 CO2 프락셀 레이저를 이용해 흉터의 깊이와 크기에 맞게 패인 흉터를 섬세하게 뚫어준다. 피부에 열 손상을 주지 않아서 아프지 않고 홍조 현상도 없는 어븀야그 DRT 레이저를 이용해 울퉁불퉁한 피부결을 매끄럽게 다듬어준다. 그리고 DEAGE 레이저를 이용해 진피층 깊숙한 곳까지 RF 고주파 에너지를 전달해 콜라겐 재생을 도와줌으로써 흉터를 차오르게 한다. 이 과정을 1주일 간격으로 6~8회 진행해준 뒤 6개월이 지나고 나면 원래 있던 여드름흉터의 70~85%가 개선되어 있는 걸 확인할 수 있다.

3. 모공확장증

피부의 결이 좋다거나 매끄럽다는 건 모공이 작다는 것이다. 나이가 들면서 피부노화로 인해 모공도 커지게 된다. 그 외에도 성호르몬의 영향, 유전력, 식습관, 환경, 음주와 흡연 등에 의해서도 모공 크기가 달라진다. 특히 여드름에 의한 피지 과다 분비와 탄력저하로 모공확장 현상이 나타난다.

치료로는 아이소트레티노인이라는 성분의 약제를 복용하여 피지선의 기능을 억제시키는 방법, 살이 차오르도록 돕는 특수약물을 모공에 도포하여 모공이 좁아지도록 하는 방법, 피부 손상 없이 진피층의 탄력섬유 재생을 촉진시킴으로써 넓어진 모공을 줄여주는 레이저요법 등이 있다. 진피 재생력이 촉진되면 피부 탄력도가 높아지고 피부가 탱탱해지면서 모공도 작아지게 된다. 피부 속을 건강하게 함으로써 피부가 다시 젊어지기 때문이다.

4. 다크서클

아무리 예쁜 얼굴이라도 다크서클이 짙게 드리워져 있다면 어둡고 피곤한 인상을 준다. 다크서클의 원인은 멜라닌 색소침착으로 인해 발생되기도 하지만 눈밑의 피부 탄력저하로 인해 멜라닌 색소의 밀도가 상대적으로 높아 보이는 경우도 많다. 다크서클은 유전적 요인, 색소침착, 지방이 빠져나간 경우, 살이 얇아 혈관이 비치는 경우, 눈 아래의 피부가 얇아 안에 있는 혈관이 검푸르게 비쳐 보여서 나타나게 된다. 그 외에도 눈가에 멍이 든 경우 색소침착을 남길 수 있으며 습진이나 다른 염증으로 인해 염증 후에도 과색소침착이 되기도 한다.

다크서클이 심한 사람들은 눈을 자주 비비거나 밤에 늦게 자는 습관을 가진 경우가 많다. 따라서 치료를 받게 되면 이런 생활습관도 개선해야 더 큰 효과를 볼 수 있다. 멜라닌 색소의 침착으로 인해 눈밑에 다크서클이 생긴 경우에는 우선 미백 연고를 사용하여 일주일에 한두 번 정도 미백관리를 하면 더욱 효과가 좋다. 또한 원인에 맞는 광화학치료(LED)나 레이저 치료를 통해 눈 아래 부위의 과색소 분해와 함께 피부탄력을 증가시켜주면 피부가 건강해지고 재생력이 높아져서 다크서클 치료와 함께 피부에 새살이 오르는 것처럼 탄력도 생긴다.

■ 안색을 어둡고 칙칙하게 만드는 색소침착

색소침착 이상증이란 정상 또는 이상 색소가 피부조직에 침착, 결손 또는 피부조직에서 떨어져나가는 것으로서 대부분 멜라닌 색소의 증감으로 인해 나타나는 증상이며 때론 그 이외의 색소에서 생기는 수도 있다. 색소침착이 표피의 문제이냐 진피의 문제이냐에 따라서 치료방법이 달라진다. 많은 여성들에게 고민이 되는 대표적인 색소침착으로는 기미와 주근깨가 있다.

1. 기미

기미는 주위 피부보다 특정 피부 부위가 검어진 것으로 과다색소침착에 해당한다. 특히 이마, 뺨, 윗입술 위에 발생하는데 어두운 부위는 종종 얼굴의 양 측면에 거의 동일한 양상으로 나타나기도 한다. 아직까지 기미가 발생하는 명확한 원인이 밝혀지지 않았지만 자외선과 호르몬, 스트레스의 영향이 큰 것으로 알려져 있다. 임신을 하거나 경구피임약을 복용하면서 호르몬에 변화가 생겨 기미가 발생하는 경우가 많다.

기미의 경우 오타모반 등의 다른 피부질환과 구분이 쉽지 않고 치료 방향도 다르기 때문에 많은 연구와 임상경험을 통해 축적된 노하우를 가지고 있는 전문병원에서 치료받는 것이 좋다. 기미를 대부분의 여성들이 싫어하고 병원에서도 골치 아픈 피부질환으로 보는 이유는 치료가 어렵고 재발 빈도가 높기 때문이다.

지금까지의 치료법으로는 레이저토닝, 이온자임 관리, 고용량의 Vitamin C제, 트란자믹산 내복 등을 주로 해왔다. 그러나 재발이 잦고 근본적인 기미 치료가 되지 않는다는 한계가 있었다. 이런 문제를 보완하기 위해 MLT(Multi-Laser Therapy, Multi-Layer-Target)요법과 Acoustic 4D -I을 도입하였으며 은피부과에서 자체 개발한 'Safe Magic Peeling(Seaweed Exfoliator와 Botanical Exfoliator)'으로 기미 치료에 있어서 차별화된 결과를 보여주고 있다. 기미가 완전히 떨어져 나가는 동시에 재발하지 않는 기미 치료 시대를 연 것이다. 또한 피부세포를 건강한 새로운 세포로 환원시킴으로써 건강하고 맑은 피부의 꿈을 이루게 된 것이다.

2. 주근깨

주근깨가 많은 사람은 민낯으로는 외출도 하지 않으려고 한다. 시중에 주근깨를 약하게 해준다는 고가의 화장품들도 많지만 실제로 효과는 미미하다. 주근깨는 유전적인 영향을 많이 받기 때문에 모녀나 형제 간에 많이 볼 수 있다. 보통 코, 뺨, 손등, 앞가슴에 흔히 나타나며 햇빛을 받는 양과 비례하여 발생한다. 그리고 한 번 생긴 주근깨는 좀처럼 없어지지 않는다. 주근깨 치료에는 대표적으로, IPL 혹은 표피에 있는 주근깨 색소를 분해하는 Q스위치 루비레이저나 엔디야그레이저 치료가 효과적이다. 그 외에 얼굴 표면을 환하게 하고 피부탄력을 강화시키며 주근깨와 잡티를 동시에 없애주는 젠틀맥스레이저의 3G레이저 화이트닝은 1석3조의 치료라고 할 수 있다. 어떤 방법으로 얼마나 치료를 할 것인가는 의사의 판단과 노하우에 따라 다르기 때문에 일단 전문의에게 상담을 받아볼 필요가 있다.

가슴성형·힙업·바디라인

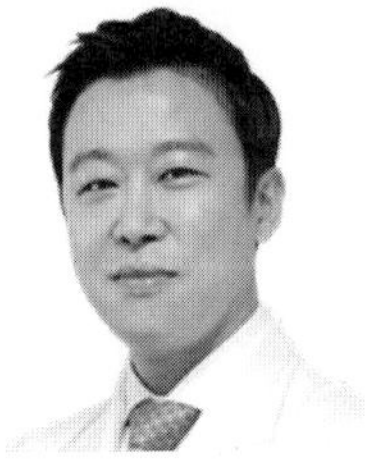

박성수
봉봉성형외과 원장
www.bongbongclinic.com

■ 이상적인 S라인에 대한 여성들의 로망과 노력들

여성에 대한 '아름답다'는 찬사는 이제 얼굴에 국한된 얘기가 아니다. 얼굴부터 발끝까지 비율과 조화가 잘 되어 있는 여성을 가리켜 사람들은 그렇게 말한다. 아름다운 체형에 대한 이런 열풍은 우리나라뿐만 아니라 전 세계적인 흐름이기도 하다. 그 결과 세계 성형 관련 시술 통계에서 지방흡입을 비롯한 체형성형의 비중이 가장 높은 순위를 차지하고 있다. 즉, 아름다운 몸매를 만들어주는 지방흡입술, 가슴확대술, 엉덩이확대술, 종아리근육퇴축술 등을 받는 여성들이 많아졌다는 것이다.

십여 년 전까지 마른 체형의 여성들이 대세였다면 요즘은 건강한 여성미가 부각되고 있다. 그래서 적당한 볼륨의 가슴과 힙이 아름다운 체형의 필수조건이 되었다. 특히 유방은 여성을 여성스럽게 하는 성적 심벌로서, 남성들을 매혹하는 신체 부위 중 가장 우선시 되는 부위이기도 하다. 때문에 여성들의 성형수술 중 유방은 중요한 부분을 차지한다.

한 가지 재미있는 사실은 근대 동서양 미술 작품 중 누드화를 통한 여성의 신체 비율을 살펴보면 그녀들의 옆구리에는 다소의 지방이 축적되어 있으며, 힙이 포함된 하반신의 볼륨감이 유방을 포함한 상반신보다 상대적으로 크게 표현되고 있다는 것이다. 이는 곧 당시의 미적 기준이 작품에 반영되었다는 것과 함께 시대에 따라 미의 기준이 변화한다는 사실이다. 실제로 요즘 병원에 방문하는 여성 환자들은 꽉 찬 'B컵'에서 'C컵' 사이즈인 유방을 원하는 경우가 많다.

큰 유방과 함께 허리는 잘록하고 골반과 힙은 풍만하며, 허벅지의 슬림은 기본이고 덤으로 종아리까지 길어야 하는 그야말로 만화영화나 가상의 캐릭터를 선망하는 여성들도 적지 않다. 현재 유방성형에 대한 관심과 필요성의 증가 및 앞으로의 발전 상황 속에 집도를 해야 할 의사는 환자의 이런 요구를 정확히 파악하여 적절한 수술 방법을 결정해 나가야 하며, 환자 또한 수술에 대한 안목을 키워나가 안전한 수술을 받는 것이 중요하다.

최근에 와서 여성의 외적인 아름다움을 언급할 때 'S라인' 여부가 중요한 기준이 된다. 전 세계의 여성들이 바로 이 S라인을 아름답게 가꾸기 위해서 다이어트를 하기도 하고 운동을 하기도 하고 몸매성형을 하고 있다고 해도 과언이 아니다. 그런데 여성들이 이상적으로 생각하는 바디라인에서 주목할 점은, 허리는 점점 가늘어지는 반면에 엉덩이 사이즈는 더 늘어났다는 것이다. 외모에 관한 표현이 더 적극적으로 변하고 다양한 미용성형을 통하여 외모를 변화시킬 수 있는 의술이 계속 진화되어온 최근 수십 년 사이에 실제로 여성들의 엉덩이 평균 사이즈가 10cm 정도 더 늘어났다는 건 결코 우연이 아니다.

허리가 아무리 날씬해도 엉덩이 모양이 예쁘지 않으면 뒤태미인 소리를 듣기 어렵다. 더욱이 스키니진을 비롯하여 바지류와 몸에 딱 맞는 미니스커트를 즐겨 입는 요즘의 여성 패션에서 힙업의 여부는 매우 중요하다. 같은 체형을 가졌다 하더라도 힙업이 된 여성은 그렇지 않은 여성보다 훨씬 다리가 길어 보이고 매력적으로 보인다. 그런데 마른 체형이라서 엉덩이에 볼륨이 없는 여성들은 여성성과 섹시함을 어필하는 데에 한계가 있다. 그런 여성들은 힙업이 잘 되어 있으면서 풍만하기까지 한 다른 여성들의 엉덩이를 보면서 자괴감에 빠지기도 한다. 이처럼 가슴에서 허리, 힙으로 이어지는 S라인에 대한 로망과 관심은 연예계뿐만 아니라 21세기를 살고 있는 요즘 사람들의 패션과 비주얼에 있어서의 주요 테마라고 할 수 있다.

■ 빠르고 안전한 원데이 가슴성형

가슴성형 수술을 결심한 사람들을 보면 아름다울 자신의 모습을 기대하는 동시에 많은 고민을 갖는다. 가령, 바라던 대로 수술 결과가 나오지 않았을 때나 수술 후의 통증, 흉터, 구형구축 그리고 전신마취에 대한 부담 때문이다. 그런 부담과 부작용을 최소화하기 위해 봉봉성형외과는 10년 이상 축적된 노하우로 안전성과 과학성을 갖춘 출혈 없는 '원데이 가슴성형' 기법을 국내에 도입했다.

원데이 가슴성형은 환자의 기대치를 충족할 만한 가슴성형 방법이다. 입원이 필요하지 않은 하루 만의 수술이기 때문에 직장인 및 해외 거주자와 같이 시간이 촉박한 분들에게도 유용하다. 일반적인 가슴성형에 비해 출혈이 거의 없으며 피주머니와 압박붕대가 필요하지 않다. 또한 보통의 수술시간은 2~3시간이 소요되는 데에 비해 수면마취 하에 40분 정도만 소요된다. 수술 후 통증 및 늑골막 주변의 작은 출혈로 생기는 구형구축 또한 신경분포 등을 사전에 파악한 후 선제적 지혈방법을 사용해 출혈이 거의 없게 만들어 이러한 부작용을 차단하고 있다.

1. 원래 내 가슴처럼 자연스럽게 볼륨을 키워주는 가슴확대수술

대다수 여성들은 풀 B컵~C컵 정도의 이상적 볼륨감과 깊고 좁은 가슴골을 선망하는 동시에 촉감이 부드럽고 이물감이 없어야 하며, 누웠을 때의 자세 또한 자연스럽게 가슴이 퍼지는 이른바 다이내믹한 움직임을 선호하는 것으로 알려져 있다. 이런 기대치에 부응하기 위해 고안된 것이 봉봉성형외과에서 세계 최초로 개발한 하이브리드 가슴성형이다.

가슴확대수술은 보형물을 사용하는 것과 지방이식을 이용하는 방법으로 나눌 수 있는데 각각의 장점과 단점이 있다. 보형물 가슴확대는 원하는 만큼의 가슴 사이즈로 자연스럽게 확대해줄 수 있지만, 가슴 표면의 지방조직이 얇을 경우 비침 현상이 생길 수 있다. 지방이식을 이용한 가슴확대는 몸의 지방이 충분할 경우 자연스럽게 볼륨을 키울 수 있다는 장점이 있긴 하지만, 이식된 지방의 일부가 생착하지 못하고 흡수된다는 단점이 있다. 하이브리드 가슴성형은 양쪽의 이런 단점을 보완하고 장점만을 살린 수술로, 전 세계 성형외과 의사들에게 가슴성형에 대한 패러다임의 전환을 가져오게 하였다.

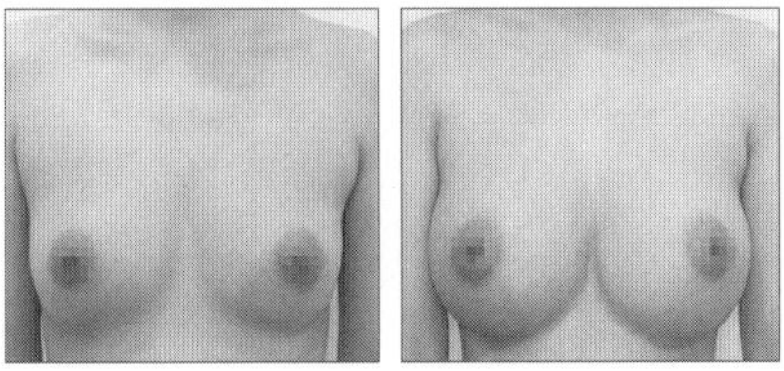

가슴확대수술 전후(정면)

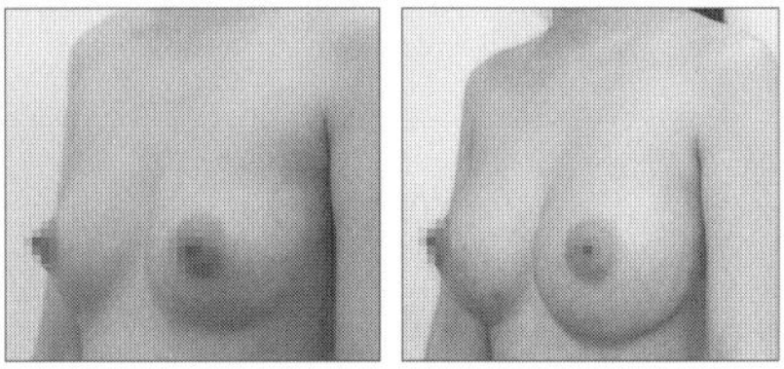

가슴확대수술 전후(측면)

2. 잃었던 자존심까지 올려주는 처진가슴교정술

처진가슴은 유두가 가슴의 중앙보다 아래에 위치하는 것을 의미하는데 보통 노화와 출산, 수유에 의한 가슴처짐은 피부와 가슴조직의 탄성섬유가 약해져 가슴의 무게를 견디지 못하고 아래로 늘어지게 되는 것이며, 미혼 여성의 경우 급격한 다이어트에 의해서도 나타난다. 큰 가슴을 가졌던 여성의 경우 임신과 수유를 반복할 시 급속한 팽창과 수축이 되풀이되어 가슴 안의 내용물은 빠져나가고 피부만 그대로 남아 심하게 처지게 된다.

처진가슴교정술은 유방 확대 및 축소보다 상대적으로 수술의 난이도가 높으며, 처짐의 단계별과 볼륨의 변화에 따라 두 가지 방법으로 나눌 수 있다. 첫째, 가슴의 크기를 키우면서 처진 것을 올리는 경우로 가장 흔한 방법이며, 처진가슴을 올리면서 보형물을 삽입하게 된다. 절개방법은 유륜절개와 밑선절개를 사용한다. 둘째, 가슴의 크기는 그대로 두면서 처진 것만 올리는 경우로 가슴 크기가 적당한 경우에 해당되는 방법으로 수직절개법을 사용하여 처짐을 교정하고 보형물은 사용하지 않는다.

처진가슴을 교정하지 않고 단순 확대수술만 시행했을 경우 윗가슴이 불룩해지거나 이중 주름이 발생할 수 있다는 점이다. 또한 보형물을 근육 위로 삽입하고 유륜 주위 피부를 너무 많이 제거할 시 심각한 혈액순환장애를 초래하여 피부에 심각한 부작용이 생길 위험이 있어 주의해야 한다.

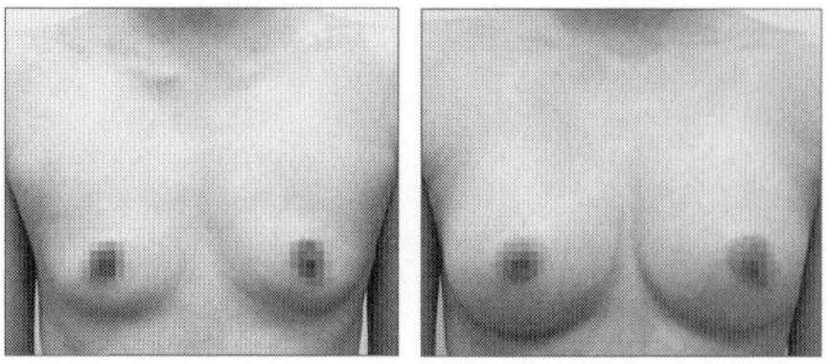

처진가슴교정술 전후(정면)

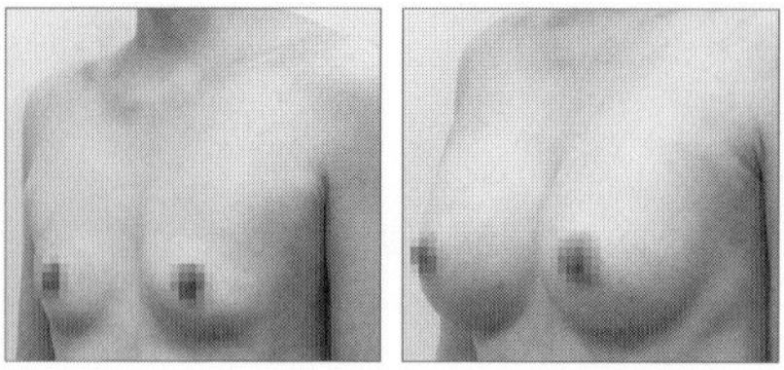

처진가슴교정술 전후(측면)

3. 적당한 사이즈로 만들어주는 가슴축소술

많은 여성들이 큰 가슴을 부러워하지만 너무 큰 가슴은 당사자들 입장에선 큰 고민거리가 되기도 한다. 사람들의 이목이 집중되는 것도 부담이지만 유방의 무게로 인해 체중이 앞쪽으로 쏠리면서 목이나 허리에 통증이 오고, 유방의 주름진 부위에서 습진이 생기는 불편함도 있다. 이런 비대한 유방의 조직을 일부 제거하여 적당한 크기의 예쁜 가슴으로 만들어주기 위한 축소술에는 수직절개법, '오'형절개법, 유륜절개법이 있다.

수직절개법은, 유륜 주위에서 아래로 길게 일자형으로 축소하는 방법으로 수술 흉터가 적고 유두 부위의 감각이 보전된다는 장점이 있다. '오'형절개법은, 유두에서 가슴 밑 주름까지 '오' 모양으로 절개한 후 유선조직과 피부를 제거하고 유두의 위치를 조절하는 방법이다. 수술 결과 예측이 쉽고 큰 가슴에 효과적이지만 수술 흉터가 남는다는 단점이 있다. 유륜절개법은, 유륜 둘레에 절개를 하여 속에 있는 유선조직을 제거하고 잉여피부를 절제하여 가슴의 볼륨을 줄여주는 수술법이다. 흉터가 유륜 주위에만 적게 남는다는 장점이 있고, 가슴의 형태와 기능을 자연스럽게 유지시켜주며 출혈이 적어 회복이 빠르다. 중증도 이하의 유방비대 여성에게 적합하다.

4. 가슴을 잃었다는 아픔까지 복원해주는 유방재건술

아무도 예측하지 못하는 상황 속에서 암 또는 불의의 사고를 대면하게 될 때 여성들은 뜻하지 않게 유방을 상실할 수 있다. 그러한 점에서 유방재건술은 상실된 유방을 최대한 복원시켜 여성의 자신감을 회복시켜줄 수 있는 하나의 힐링 수술이라고 할 수 있다. 하지만 단순히 없어진 가슴을 복원시켜 나가는 것에 그치지 않고 양쪽 가슴을 최대한 복원하는 동시에 아름다운 가슴으로 만들어야 하는 복잡한 수술이기에 무엇보다 전문적인 병원 선택이 중요하다.

유방재건술의 방법으로는 일반적으로 자가조직을 이용하는 방법과 보형물을 사용하는 방법으로 나눌 수 있다. 자가조직을 이용한 방법은 유방암 수술 후 피부에 여유가 없는 경우, 오랜 방사선 치료로 인해 피부의 탄력이 없는 경우 또는 조직 확장기를 사용해봤지만 좋은 결과를 얻지 못한 경우에 시행하게 된다.

일단 보형물을 삽입하기 위해선 조직 확장을 통해 보형물이 들어갈 공간을 확보해줘야 한다. 그 다음 조직 확장기를 가슴근육 아래 삽입하여 2~3개월 동안 피부를 늘려준 후 개인에 맞는 보형물을 삽입해준다. 유방재건술은 수술 전과 수술 후에 첨단 초음파 진단을 통해 평생 동안의 이상 여부를 조기에 체크해야 하며, 3차원 가상성형 시스템으로 비대칭 정도를 사전에 파악하며 모양의 완성도를 높여준다. 또한 수술 후 보기 싫은 흉터는 줄기세포치료 등으로 완화해준다.

5. 그 외

유두가 비정상적으로 크게 튀어나오거나 처진 경우에 해주는 유두축소술, 함몰된 유두의 결함을 교정하고 개선해주는 함몰유두교정술, 여성처럼 유방이 발달한 남성들의 여유증수술 등이 있다.

■ S라인을 완성시키는 봉봉성형외과의 하이브리드 힙업수술

엉덩이를 통해 표현되는 여성의 섹시함은 현재뿐만 아니라 아주 오래 전인 석기시대의 벽화에서도 그 특징을 찾아볼 수 있다. 특히 여성의 몸 중 복부와 엉덩이가 크고 풍만하게 표현되어 있다는 것을 통해 이때부터 여성의 엉덩이가 생식과 다산을 상징하는 최고의 여성성으로 해석되었다는 것을 알 수 있다. 그러한 뿌리 깊은 인식과 함께 본능적으로 남성들은 아름다운 외적 여성미에 대한 갈망으로 크고 건강한 여성을 찾는 성향을 갖게 되었고 여성들 또한 이러한 남성들에 맞춰 자신을 어필하고 만족감을 찾고자 잘록한 허리와 풍만한 엉덩이를 강조하게 되었다.

국내 여성들은 체형의 특성상 엉덩이 윗부분에 볼륨감이 적고 납작한 편이며, 상대적으로 허리나 허벅지 부위에 과도한 지방 축적으로 인해 이상적인 허리와 엉덩이의 비율을 갖지 못하는 경우가 많다. 따라서 엉덩이 확대수술에 대한 필요성과 요구가 증가하는 추세이며 수술의 빈도도 함께 증가하고 있다.

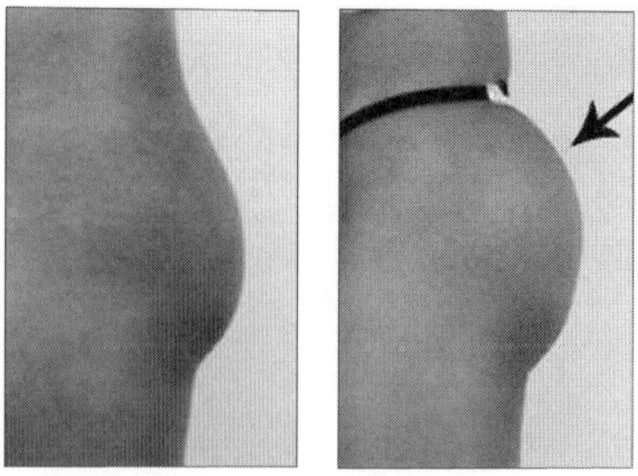

힙업수술 전후(측면)

엉덩이를 확대하는 방법으로는 크게 3가지로 나눌 수 있다. 우선 자연스러운 엉덩이 확대를 원하는 여성들에게 가장 적합한 자가지방이식법과 원하는 크기대로 확대가 가능한 보형물 힙업 성형법 그리고 원하는 크기만큼 확대가 가능하면서도 자연스런 곡선미와 촉감을 더해주는 하이브리드 힙업 수술이다.

하이브리드 힙업 성형은 보형물을 이용한 힙업 성형수술을 받은 수많은 환자들의 모습을 여러 차례 분석한 결과 수술 전 자신의 엉덩이에 대한 볼륨감을 갖고 있었던 여성들이 수술 후에도 모양과 촉감 면에서 자연스러웠다는 점과 허리와 힙, 허벅지 둘레가 서로 이상적인 비율을 보일 때 더 아름답고 조화로운 체형이 될 수 있다는 점을 착안하여 보형물 삽입술과 자가지방이동술을 함께 시행하게 되었다.

대체로 마른 체형을 가졌거나 골반의 형태와 엉덩이의 볼륨에서 좌우 차이가 심할 경우 또는 허리와 힙, 허벅지로 이어지는 하체의 굴곡 없이 전체적으로 밋밋해 보이는 경우에 시행하게 되면 볼륨감이 뛰어나면서도 더 자연스럽고 좌우 밸런스가 좋은 엉덩이를 만들 수 있다. 뿐만 아니라 보형물 삽입을 통한 힙업 수술을 받고 부작용이 발생했을 경우에도 엉덩이의 촉감을 개선하고 볼륨이 부족한 특정 부위에 연조직을 보충하여 부작용을 치료하는 방법으로도 매우 효과적이다.

각 개인의 얼굴이 다르듯이 엉덩이와 뒤태의 모양도 모두 다르다는 것은 누구나 아는 사실이다. 이렇듯 S라인을 위한 힙업 성형수술을 계획하기 전엔 세심한 진찰과 전문가와의 충분한 상담 후 본인에 맞는 수술법으로 진행되어야 할 것이며, 자신에게 가장 적합한 방법을 찾아내 안전하고도 아름다운 몸매를 만드는 것이 무엇보다 중요하겠다.

▶ 봉봉성형외과 힙업성형의 특징

1. '3ㅎ(허리-엉덩이-허벅지) 뒤태미학'을 추구한다.

여성의 뒤태에서 아름다움을 결정짓는 포인트는 허리-엉덩이-허벅지로 이어지는 곡선이다. 이 세 부분의 볼륨감이 각각 일정한 비율을 갖도록 함으로써 최상의 아름다움을 유지하도록 하는 것이 '3ㅎ 뒤태미학'이다. 섬세하고 예술적인 안목과 숙련된 감각을 통해 허리와 힙이 이상적인 황금비율을 이루도록 하며 어떤 각도, 어떤 자세에서 보더라도 아름답게 보일 수 있도록 수술하는 것에 주안점이 있다.

2. 세계적인 수준의 기술력

브라질리언 힙업 수술을 비롯하여 미국 등 세계 여러 나라에서 직접 배워온 수술기법들은 현재의 힙업 수술에 적극적으로 응용되고 있다. 특히 미국의 톱스타들까지 찾아가 성형을 받고 돌아올 정도로 뛰어난 실력을 가진 20세기 미용성형의 선구자이자 브라질의 성형외과 의사인 이보 삐땅기, 1984년에 처음으로 미용성형의 목적으로 지방흡입술을 시도하고 학문적인 체계를 세운 프랑스 의사 제라드 일루즈, 미국 체형성형의 대가 훈스테드, 미용성형외과학회 회장 피터 포도르, 멕시코의 힙업 수술의 대가로 알려진 의사 페나 등 실력이 뛰어난 의사들과의 교류를 통해 터득한 수술기법을 한국 여성의 신체 골격과 피부 특성에 맞게 특화시켰다. 이러한 노하우는 다른 사람이 쉽게 흉내낼 수 없는 세계 최고의 기술력이라고 자신할 수 있다.

3. 통증은 최소화시키고 효과는 극대화시켰다.

힙업 수술을 고려할 때 환자들이 가장 염려하는 것 중의 하나가 통증이다. 보형물이 자기 몸 안에 들어오는데 그 수술이 과연 아프지 않겠느냐는 것이다. 물론 전혀 아프지 않을 수는 없다. 그러나 봉봉성형외과의 축적된 기술력과 노하우로 조직 손상을 최소화하는 정확한 박리와 최소한의 출혈로 통증을 극도로 줄이고 빠른 회복을 도와 만족감을 최대치로 높이고 있다.

4. 고품질 보형물만 사용한다.

한 번 이식된 보형물은 아무 문제 없이 20년 이상 지속되어야 한다. 그러기 위해서 최상의 품질인 브라질 실리메드사의 엉덩이용 보형물만을 수입하여 사용하고 있으며, 이

보형물은 엉덩이 수술용으로 KFDA(한국식품의약품안전청)에서 승인한 안전한 보형물이다.

5. 힙업 수술을 위한 최고와 최적의 시스템을 갖추었다.

엉덩이성형에는 보형물이 사용되며 수술 부위가 서혜부와 인접해 있는 만큼 철저한 살균이 필요하다. 염증과 감염을 방지해주고 합병증을 예방하는 '스마트레이저 살균 시스템'이 갖춰져 있어서 환자의 빠른 회복을 돕고 있다. 현재까지 봉봉성형외과에선 감염률 0%의 기록을 유지하고 있다. 뿐만 아니라 수술 후 빠른 일상으로의 복귀를 위해 전문 테라피스트가 사후관리를 해 수고 있다.

■ 지방제거에 타이트닝 효과까지 있는 코르셋 복부성형

40~50대의 남성과 여성들이 달고 다니는 수식어 중 하나를 꼽자면 단연 아줌마와 아저씨'라는 단어가 큰 타이틀이 아닐까 싶다. 무엇보다 아줌마 또는 아저씨라는 단어를 연상시키자면 십중팔구 중 복부비만을 떠올릴 것이다. 요즘은 젊은 여성들 중에서 잦은 음주문화와 운동 부족, 고칼로리 식습관 등으로 체중은 많이 안 나가는데 복부가 나온 '마른비만형' 여성도 많다. 전체적인 사이즈 감소가 아닌 복부 사이즈만 선택적으로 졸이는 것은 운동이나 일반적인 다이어트보다 복부 중심의 지방제거에 주력해야 한다.

복부를 중심으로 한 지방흡입술이 있긴 하지만 수술 시간이 다소 길고 출혈, 신경 손상 등의 부작용이 있다고 알려져 왔기에 많은 사람들이 걱정과 불안 속에 수술을 감행한 경우도 있었을 것이다. 봉봉성형외과는 이러한 걱정과 환자들의 불편을 최소화하기 위해 기존에 시행했던 복부성형과 같이 등과 옆구리 복부 전반의 지방흡입 시행 및 신경과 혈관을 자르는 박리를 거의 하지 않고 복부 윤곽을 개선해주는 '코르셋 복부성형'을 개발하게 되었다.

코르셋 복부성형은 지방을 제거하는 동시에 늘어진 살을 타이트닝시키는 수술로서 출산 후 늘어져버린 뱃살 또는 임신으로 인한 복부 튼살, 다이어트로 인해 처진살, 그리고 지방흡입 부작용으로 울퉁불퉁해진 뱃살, 제왕절개의 흉터 및 튼살이 많은 분들에게 효과적인 수술이다. 먼저 윗배, 아랫배, 허리 그리고 등 부분에 지방흡입을 충분하게 시행하여 피부를 넉넉하게 만들어준 다음 남은 피부를 정확히 측정하여 모양을 다듬어주게 된다. 피부와 바닥 사이를 박리하지 않기 때문에 중간에 있는 신경과 혈관이 다치지 않고 그대로 보존하게 되므로 출혈이나 감각 손상의 부작용이 없다.

봉봉성형외과는 가슴, 체형성형을 전문으로 시행하는 성형외과병원으로서 늘어진 뱃살과 주름 또는 튼살로 고민하는 분들에게 희망이 되고 있다. 또한 수술 후 체계적인 관리 프로그램인 줄기세포 클리닉에서 남아 있는 흉터를 철저하게 관리하여 환자들의 지속적인 만족도를 높여가고 있다.

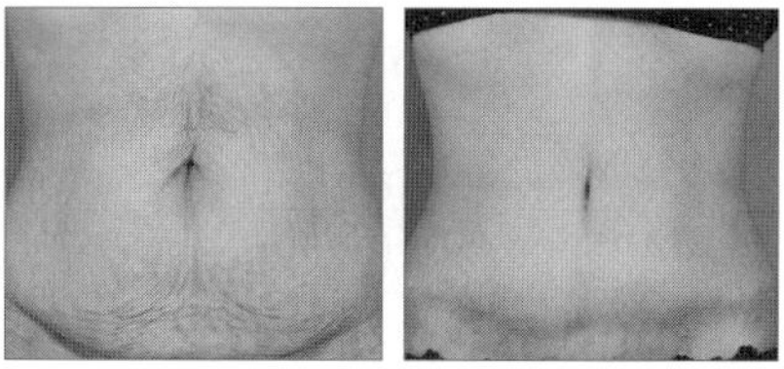

코르셋 복부성형 전후(정면)

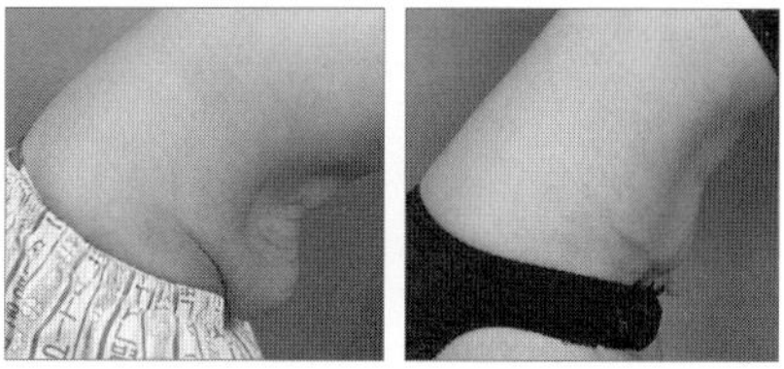

코르셋 복부성형 전후(측면)

■ 2% 부족한 바디라인을 완성시켜주는 부위별 쉐이핑

그렇다면 건강하고 아름다운 체형을 어떻게 만들 것인가. 가장 간단한 대답은 규칙적인 운동과 건전한 생활습관을 유지하라는 것이다. S라인은 꾸준한 유산소운동과 근력운동을 통해 얼마든지 아름답게 가꿀 수 있기 때문이다. 그러나 어떤 사람은 타고난 체형의 한계 때문에, 또 어떤 사람은 운동을 할 수 없는 건강상태나 환경에 처해 있을 수도 있고, 그 외에도 이런저런 이유로 원하는 체형을 가질 수 없는 사람들이 있다. 그래서 누군가는 신체 콤플렉스로 자신감을 잃은 채 살아가는가 하면, 또 어떤 사람들은 아름답고 건강한 바디라인을 유지해야 하는 이유를 갖고 있기도 하다. 그런 사람들은 자신 없는 부위에 별도의 쉐이핑을 통한 라인 정리를 하면 된다.

아큐쉐이프(AccuShape)라고 하는 기기는 지방과 섬유조직을 조각해주는 첨단 레이저기기로 지방에 선택적 작용을 하여 몸매의 선을 잡아주는 효과가 있다. 복부의 탄력과 복근의 굴곡감을 잔잔하게 비춰 보이길 원하는 여성들에게는 기존의 지방흡입술의 한계점을 보완해준다. 무엇보다도 시술이 간편하고 전신마취나 별도의 회복기간을 필요로 하지 않기 때문에 힙업 수술을 할 때 동시에 시술을 받게 되면 한꺼번에 이중의 효과를 얻을 수 있다. 그 외에 복부와 옆구리, 허벅지 같은 넓은 부위에는 지방흡입술과 체외충격파 지방세포 파괴술이 이용되기도 한다. 레이저와 물의 힘으로 지방을 제거하는 워터젯 지방흡입술도 라인을 잡아주는 데에 매우 효과적이다. 그런데 좋은 결과란 좋은 과정에서 만들어지는 법이다. 숙련된 의사의 섬세한 수술기법이 아니라면 그만큼 결과 또한 예측할 수 없다. 특히 미용의 목적으로 이루어지는 수술일수록 아무 병원이나 가서 아무한테나 받아선 안 된다.

그러나 아름다움을 강조할 때, 성형외과 전문의로서 가장 하고 싶은 말은 여전히 성형만으론 그 사람의 아름다움을 완성시킬 수 없다는 것이다. 성형은 보조적인 수단일 뿐이지 아름다움의 궁극은 결국 그 사람이 갖고 있는 심성과 내면에 보유하고 있는 '그 어떤 것'이라고 말하고 싶다. 어떤 외적인 아름다움도 그 자신이 스스로를 사랑하지 않거나 자존감을 갖고 있지 않다면 잘 만들어진 인형과 다를 바가 없다. 그러므로 어떻게 하면 아름다운 외모를 가질 것인가에 대한 열정과 관심 못지않게 자신만의 내적 매력을 키워나가는 노력을 기울이기를 바란다. 이 모든 것이 갖추어졌을 때 비로소 다른 사람들로부터 나를 차별화시키는 매력이자 아름다움이 될 수 있는 것이다.

페이스리프트·안티링클

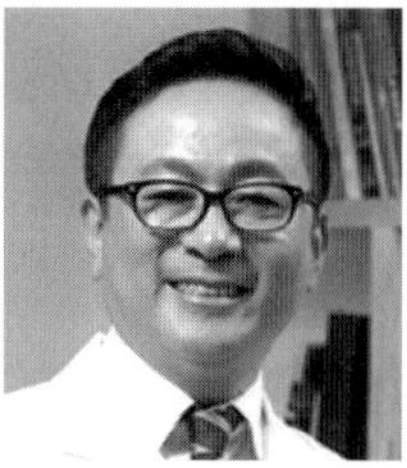

이종희
이지앤성형외과 원장
www.izien.co.kr

■ 피부노화, 피할 순 없지만 늦출 수는 있다

아름다우면서도 제 나이보다 어려보이는 여성들의 공통점은 단연코 건강하고 맑으면서도 탄력 있는 피부이다. 아무리 피부가 좋아도 볼살이 늘어졌다거나 팔자주름이 깊게 패여 있다면 나이 들어보이게 마련이다. 반대로 피부에 주름은 없지만 피부가 거칠고 잡티가 많아도 외모에 감점이 된다.

세월이 지나면서 사람들은 볼처짐, 팔자주름, 이마주름, 눈가주름, 입가주름, 목주름, 코옆주름 등등의 다양한 주름들과 만나야만 한다. 여성들이 거울을 보면서 자기가 나이 들었다는 걸 가장 실감하게 되는 건 주름과 탄력저하, 거칠어지는 피부 상태이다. 이런 문제들을 피해갈 수만 있다면 얼마나 좋겠는가. 그런데 어떤 여성에게는 이런 현상이 덜 나타나고 어떤 여성에게는 그대로 고스란히 얼굴에 나타나는 걸 볼 수 있다. 그 차이만으로도 외모 나이는 확연하게 달라진다.

요즘 세상에서 남들보다 조금 더 젊어보이는 일이 사실 너무 어려운 일은 아니다. 자신에 대한 관심과 약간의 노력만 기울인다면 얼마든지 "그 나이로 안 보여요. 훨씬 젊어 보여요"라는 말을 들을 수 있다. 노화는 모든 인간에게 나타나는 현상이다. 사람은 18세 무렵부터 성장이 중단하면서 노화가 시작된다. 중력의 영향으로 직립보행하는 사람들의 피부는 세월이 흐를수록 아래로 처질 수밖에 없다. 피부의 노화와 주름은 그 외에도 웃거나 찡그리는 등의 표정근육 과다사용, 자외선의 영향, 스트레스, 음주나 흡연 등의 생활습관 등에 의해서도 영향을 받는다.

여성이 주름에 민감한 이유는, 일단 피부노화와 주름이 찾아오면 어떤 아름다움도 금방 빛을 잃기 때문이다. 주름살은 외모를 나이 들어보이게 하고 지쳐 보이게 하고 원래의 외모를 나쁘게 만든다. 어떻게 하면 아름다운 피부를 유지하고 주름을 예방할 수 있을까에 대한 노력은 오래 전부터 있어 왔다. 고대 이집트에선 주름예방을 위해 뱀독을 희석하여 얼굴에 바르는 위험까지 감수했다. 뱀독 성분이 오늘날의 보톡스처럼 안면 근육을 조절해 주름 생성을 방지하는 역할을 해줌으로써 일시적으로 주름이 사라지는 효과를 보였기 때문이다. 예나 지금이나 피부 관리의 핵심은 주름을 어떻게 예방하고 개선하느냐와 피부결을 어떻게 부드럽게 유지하느냐이다.

주름은 예방과 제거 자체도 중요하지만 결과적으로 외모가 예뻐져야 한다는 기대치를 충족시켜야만 한다. 거기에 더불어 인위적으로 무언가를 가한 듯한 표시가 나지 않아야 하며, 부작용이 없어야 한다. 게다가 비용에 대한 부담이 적을수록 좋다는 등등 충족시켜야 할 조건이 적지 않다. 페이스리프트의 진화는 이 모든 조건을 충족시키기 위한 방향으로 계속 발전해온 셈이다. 다행스럽게도 현재 미용성형의학 분야에서 페이스리프트 기술은 그 어느 때보다도 여성들의 까다로운 요구조건을 부합시킬 정도의 수준에 도달했다고 할 수 있다.

성형외과 전문의로서, 여성들의 최대 고민인 피부노화와 주름살을 어떻게 가장 효과적으로 개선할 수 있을까를 늘 고민해왔다. 기존의 다양한 페이스리프트 방법들을 실제로 시행하다 보니 크고 작은 단점과 그에 따른 보완점들이 발견되었다. 최상의 효과를 주기 위해선 최고의 방법이 필요했다. 그래서 찾아낸 방법이 '타이트리프트'이다.

■ 주름과 처진 피부에 탁월한 타이트리프트와 뉴타이트리프트

팔자주름과 처진 볼살 때문에 우울해 보이고 피곤해 보인다. 나이는 어린데 이마와 입가에 주름이 깊어 나이 들어보인다. 화장시 목주름과 처짐이 심해 얼굴과 목이 너무 차이난다. 세안을 하고 거울을 보면 주름이나 볼처짐이 심해 한숨이 나온다.

나이 들면서 이런 고민을 한 번도 해보지 않은 여성은 없을 것이다. 그렇다고 큰 비용을 들여서 거창한 수술을 감행하고 싶지도 않다. 이럴 때 비용 부담은 크지 않으면서 간단하게, 아프지 않게, 다른 사람이 눈치채지 않게 감쪽같이 이 문제를 개선할 수 있다면 대부분의 여성들은 관심을 갖게 마련이다. 그런 점에서 타이트리프트야말로 최적의 시술법이라고 할 수 있다.

타이트리프트는, 특수실을 사용하여 귀 앞쪽과 위쪽 등 몇 군데만 가볍게 포인트를 준 다음 그 매듭을 당겨서 처진 볼과 늘어진 주름살을 개선 완화시켜주는 간단한 시술법이다. 전신마취가 아닌 국소마취(무통마취 또는 수면마취)를 이용해 30분 안에 끝내는 간단한 시술이기 때문에, 엄청난 각오가 필요하지도 않고 눈치보며 휴가를 낼 필요도 없다. 뿐만 아니라 식사 여부와 관계없이 시술이 가능하다. 주름이 심한 경우에는 타이트리프트 시술시 서브큐나 아테콜 필러를 함께 병행하여 시술하게 되면 만족도가 극대화된다.

서브큐는 입자가 커서 표정을 지을 때 팔자주름에 힘이 많이 가지 않게 해주는 효과가 있는 필러로, 시술 시간이 1~2분으로 짧으면서도 효과가 2~3년 지속된다. 아테콜은 인조뼈(PMMA) 성분으로 되어 있어서 효과가 10년 이상 유지되기 때문에 반영구적이라고 할 수 있다.

이지앤성형외과에서는 타이트리프트 시술만 1만 건이 넘는다. 타이트리프트보다 더 심화시켜 복합적인 주름을 해결하는 동시에 다양한 효과를 위해 발전시킨 것이 뉴타이트리프트이다. 뉴타이트리프트는 기존의 리프팅으로 인한 흉터를 부담스러워 하는 분들을 위하여 두피 안쪽에서만 2곳에 미세절개를 통하여 진행하는 시술로 흉터에 대한 부담감을 최소화시킨 방법이다. 인체에 무해한 특수실을 이용하여 리프팅 유지기간이 탁월하고, 실질적인 얼굴 축소는 물론이고 피부에 탄력까지 불어넣어주는 시술이다. 기존 안면거상술이나 이지리프트 등으로 효과를 못 본 이들에게 탁월한 시술이며 20분 만에 끝나기 때문에 바쁜 현대인들에게 인기가 좋다.

▶ 타이트리프트와 뉴타이트리프트의 특징

① 팔자주름, 처진 볼살, 목주름을 해결해준다.

② 시술 시간이 30분 이내이다.

③ 시술 후 바로 일상생활을 할 수 있다.

④ 특수실을 이용한 반영구적 시술이다.

⑤ 리프팅 효과와 함께 얼굴 축소 효과까지 있다.

⑥ 기존의 안면거상술과 매직리프팅으로 효과를 못 본 이들에게도 탁월하다.

1. 우울하게 보이는 팔자주름

세월이 흐름에 따라 잦은 표정근육 사용과 탄력저하로 인해 주름이 만들어진다. 특히 입가 주변 팔자주름은 나이 들어보이게 할 뿐 아니라 지쳐 보이는 인상을 주기 때문에 중년층은 물론 심한 다이어트로 팔자주름이 잡힌 20~30대 여성들도 고민을 하게 된다. 특히 턱을 괴거나 높은 베개를 사용하면 생길 수도 있고, 무리한 다이어트로 인한 체중 변화에 의해서도 팔자주름이 생길 수 있다.

팔자주름 개선에는 늘어진 살을 잘라냄으로써 리프트 효과를 낼 수도 있고 필러 주입, 레이저 시술, 기기를 사용한 리프트 관리, 실을 이용한 방법 등으로 리프트 효과를 만들어낼 수도 있다. 이 중에서 타이트리프트는 늘어진 주름을 확실하게 완화시켜주는 동시에 부수적인 효과로 얼굴선까지 잡아주는 효과까지 있으며 반영구적이다.

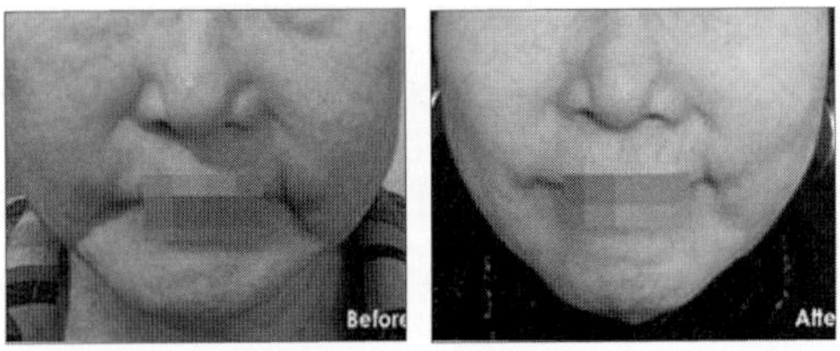

팔자주름 타이트리프트 전후

2. 늘어지고 처진 볼살

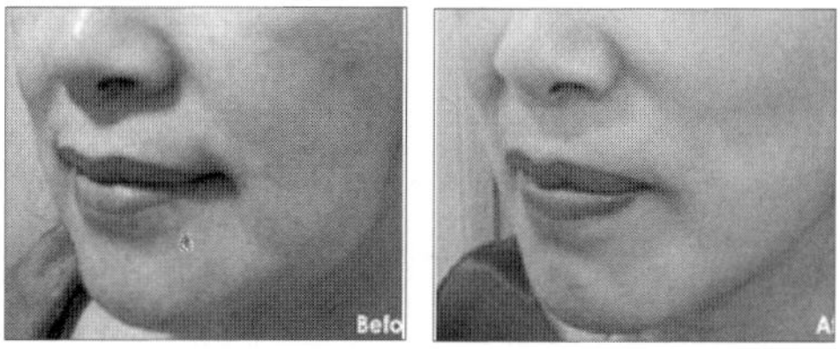
처진 볼살 타이트리프트 전후

피부가 중력을 이기지 못하여 나타나는 현상 중 여성들을 가장 슬프게 하는 건 볼살이 처지는 거다. 양 볼살이 탄력을 잃으면서 아래로 처지게 되면 얼굴 라인까지 바뀌면서 나이 들어보이게 된다. 일단 노화가 진행되어 피부가 처지게 되면 웬만한 피부 마사지로는 회복이 안 된다. 이럴 때 양쪽 볼살을 귀 뒤로까지 올려주는 타이트리프트를 해주게 되면 얼굴선이 다시 살아나면서 갸름하고 작은 얼굴이 된다.

3. 나이 들어보이는 목주름

나이가 들어가면서 목의 아래쪽에 도톰하게 지방이 축적되어 턱선이 사라지고 주름이 생기게 된다. 이때 좀 더 노화가 진행되면 피부가 아래로 늘어지게 되고, 심한 경우에는 턱의 아래쪽에 존재하는 근육이 늘어져서 두 개의 끈이 튀어나오게 된다. 여자의 나이는 목주름을 보고 판단한다는 말이 있다. 생활습관에 의해서 혹은 무리한 다이어트로 살이 쪘다 빠졌다를 반복하면서 목에 주름이 생긴 젊은 여성들도 적지 않기 때문이다. 목의 선과 쇄골의 형태까지를 외모에 있어서 중요한 요소로 생각하는 여성들에게 목의 주름은 매우 중요하다.

목에 주름이 깊으면 목을 드러내는 옷을 입게 될 경우 신경이 쓰일 수밖에 없다. 더욱이 비교적 얼굴 관리가 잘 된 경우 목과 대비되면서 밸런스가 맞지 않아 부자연스러워 보이게 된다. 이런 경우에도 타이트리프트가 효과적이다. 피부와 피부 안쪽 지방, 스마스 근육 등을 한꺼번에 당겨 탄력을 유지시켜주면 흉터도 남기지 않으면서 간단하게 목의 주름을 해결할 수 있다. 목주름이 심한 젊은 여성이나 피부탄력이 떨어지는 40대 이후 여성들은 이 시술을 통해 목주름의 고민에서부터 확실하게 해방될 수 있다.

4. 눈가주름, 10대처럼 팽팽하고 탄력 있게

눈가주름 또한 나이가 들면서 어쩔 수 없이 만들어지는 나이테 같은 거다. 물론 그 사람이 잘 쓰는 얼굴 근육과 생활환경에 따라서 차이가 있을 수 있다. 눈가주름 때문에 고민을 하는 사람이라면 필러, 보톡스, 그 외 시술로 얼마든지 주름을 개선할 수 있다. 이때 중요한 건 미적인 측면에서의 전문의의 섬세한 안목이다. 눈 주위는 특히 예민한 부위이므로 어떤 시술이든지 너무 과하거나 부족해도 불만족한 결과를 가져올 수 있다. 눈 주위가 부자연스러우면 그 사람의 표정과 인상 역시 부자연스러워지기 때문이다. 타이트리프트는 자연스럽게 눈가 주위를 펴주면서 인상도 부드럽게 해준다.

광대축소술·퀵안면윤곽

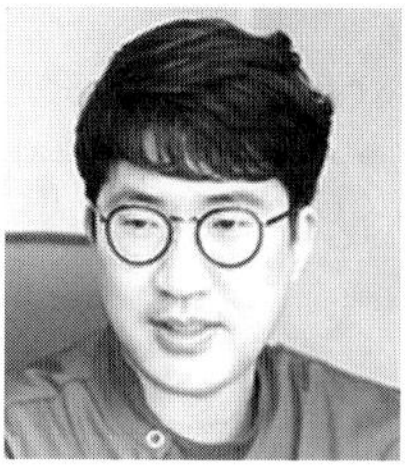

이승렬
청담미인만들기클리닉 원장
www.miinz.com

■ 얼굴의 윤곽과 라인은 왜 중요한가

십여 년 전까지도 성형수술은 큰 결심이 필요한 일이었다. 그리고 수술을 한다 하더라도 쌍꺼풀과 코 성형이 대부분을 차지하고 있었다. 하지만 지금은 과거에는 상상할 수 없던 부위에까지 미용성형이 이루어지고 있으며, 그에 따른 다양한 수술법과 시술법이 개발되었다. 그 중에서도 얼굴의 전체적인 라인, 안면윤곽은 이전부터 지속적으로 많은 사람들이 관심을 갖고 있는 부위이다. 특히 작고 입체적인 동안형 얼굴이 대세를 이루면서 안면윤곽 분야에 대한 수술과 시술법이 급속도로 발전하였다.

V라인 얼굴을 위한 사각턱 보톡스는 이제 가장 흔한 시술이 되었으며, 실과 레이저를 이용한 리프팅 시술도 얼굴 라인을 개선하는 방법으로 많이 시행되고 있다. 하지만 이런 시술로는 안면윤곽 자체를 근본적으로 교정할 수는 없기 때문에 더 확실하고 영구적인 개선을 원하는 사람들이 늘어나고 있다. 안면윤곽수술은 이런 사람들을 위해서 개발되기 시작했다.

우리가 흔히 미남미녀라고 부르는 사람들의 공통점은 얼굴형이 예쁘다는 것이다. 그들은 작고 갸름하며, 매끄러운 라인과 입체적인 윤곽을 가지고 있다. 윤곽이 또렷하기 때문에 가까이에서 보든 멀리서 보든 예쁘다는 인상을 주게 되고, 어느 각도에서 사진을 찍어도 잘 나온다. 안면윤곽수술은 이런 조건에 맞추어 작고, 갸름하고, 매끈한 얼굴형을 만들어주는 수술이라고 할 수 있다.

그렇기 때문에 안면윤곽수술을 희망하는 사람들이 늘어나고 있으며, 내원해서는 "안면윤곽수술 받으러 왔어요" 하고 말하는 사람들이 많아졌다. 안면윤곽수술을 얼굴형을 작고 예쁘게 하는 수술명이라고 오해하는 이들이 적지 않지만 안면윤곽수술은 특정 수술을 지칭하는 것이 아니다. 안면(얼굴)의 윤곽과 라인을 보기 좋게 하기 위한 수술들을 통칭한 말일 뿐이다.

대표적인 안면윤곽수술에는 광대뼈축소, 턱뼈축소, 이마, 턱끝(무턱), 얼굴지방이식, 지방제거와 흡입, 돌출입 수술 등이 있다. 그 중에서도 광대뼈축소술과 턱뼈축소술이 가장 대표적이라 할 수 있다. 안면성형에 있어서 내가 '퀵안면윤곽'이란 용어를 사용하는 이유는 일반적인 안면윤곽수술은 부기나 멍이 심해 한 달 이상의 회복기간이 필요했던 데에 비해, 퀵안면윤곽수술은 부기나 멍을 최소화하여 빠른 시일 내에 회복을 하고 사회생활로 복귀가 가능하기 때문이다. 무엇보다도 안면윤곽수술을 고려하는 사람들이 가장 많이 걱정하는 안전성 여부, 효과, 시간, 비용, 부작용 등을 크게 해소하였다는 데에 의의가 있다.

퀵안면윤곽수술은 수술과 마취 방법을 발전시킴으로써 쌍꺼풀과 코 수술만큼이나 안전하고 회복이 빠른 수술이 되었다. 무엇보다도 안전과 회복에 가장 중점을 두기 때문에 주말을 이용해 수술하고 바로 출근하여도 일상생활에 큰 지장을 주지 않는다. 이런 부분이 최소화되었기 때문에 수술비용 또한 상당히 절감되었으며, 특히 불유합이나 피부처짐 같은 큰 합병증이 거의 발생하지 않게 되었다.

작고 예쁜 얼굴형은 여성들뿐만 아니라 남성들에게도 선망의 대상이 되어 가면서 젊은 남성들도 병원에 많이 찾아오고 있다. 상담을 받아보면 안면윤곽수술을 다른 곳에서 했는데 타병원의 시술효과나 회복과정에 불만족스러워하는 경우가 많다. 수술을 결정하는 사람들은 광대나 턱 라인에 대한 불만이 많은 사람들인데 기존의 수술법으로는 개선효과나 회복과정에 만족도가 크지 않기 때문이다. 청담미인만들기의 퀵안면윤곽은 예쁘고 입체감 있게 축소되기 때문에 정면에서 보든 측면에서 보든 효과가 그대로 나타난다. 그리고 무엇보다도 안전성과 회복기간에 있어서도 확실한 차별성을 가진다.

■ 3일간의 기적, Soft광대축소술

서양인의 광대 모습은 앞쪽으로는 볼륨감을 주면서도 옆선은 매끄럽고 부드러운 라인을 형성하기 때문에 어려보이고 세련되어 보인다. 간혹 눈밑의 볼륨감을 광대라고 생각하고 이 볼륨을 줄여달라고 하는 사람들이 있는데, 이 부분은 가능하면 더 볼록하게 발달이 되어야 더 세련되고 예쁜 인상이 된다. 그런데 대체로 동양인의 얼굴은 눈밑의 볼륨이 없기 때문에 이 부분의 볼륨을 줄일 경우 오히려 더 나이 들어 보일 수 있다. 또 돌출된 측면의 광대뼈로 인해 매끄럽지 못한 라인을 형성하고, 얼굴이 넓어 보이며, 튀어나온 광대로 인하여 광대 밑에 그늘이 지는 경우 좋지 않은 인상을 줄 수도 있다.

따라서 동양인의 얼굴은 옆으로 튀어나온 광대뼈는 안쪽으로 밀어넣어 매끈하게 하면서 앞쪽으로는 더 볼륨감을 주어서, 입체감이 살아 있으면서도 작고 갸름한 얼굴형을 만들도록 해야 한다. 여러 병원에서 광대축소술을 설명하면서 '앞광대', '45도 광대' 등의 용어를 사용하는 것 역시 이 때문이다.

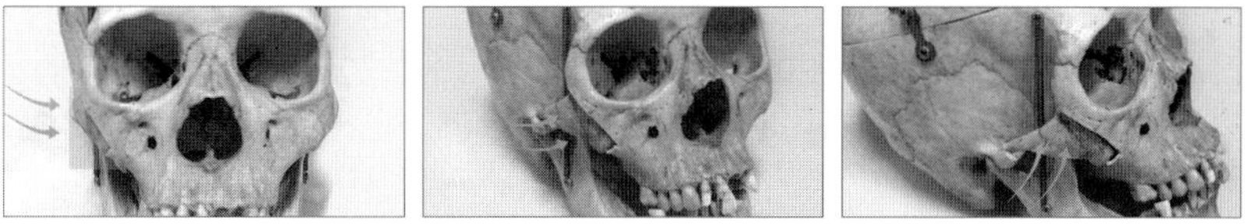

정면 45도 측면

광대축소술 때 이동부위

사진에서처럼 광대수술은 뼈를 절골하여 안쪽으로 밀어넣는 수술이며, 이동부위 앞의 구간은 광대수술의 범위에 들지 않는다. 그런데 많은 사람들이 광대수술의 원리를 잘못 이해하고 앞부분의 볼륨을 줄여달라고 말한다. 이 부분의 볼륨을 줄였을 경우 얼굴의 윤곽이 늘어져 보이게 될 수 있다. 그럼에도 일부 병원에서는 환자의 요구대로 그 부분을 줄여주는 수술을 함으로써 수술 후 더 나이 들어보이는 얼굴형을 만들기도 하는 것이다.

청담미인만들기에선 흔히 앞광대라고 부르는 부위를 '큰애교살'이라고 부르고 있다. 이 부분의 볼륨감이 어리게 보이고, 애교 있게 보이는 데에 영향을 미치기 때문이다. 이 부분의 볼륨은 골격이 형성하는 것이 아니라 근육, 지방 등 연부조직(살)이 형성하는 것으로서, 이 부분의 골격을 줄인다고 해서 얼굴 크기 변화에 영향을 주는 것은 아니다.

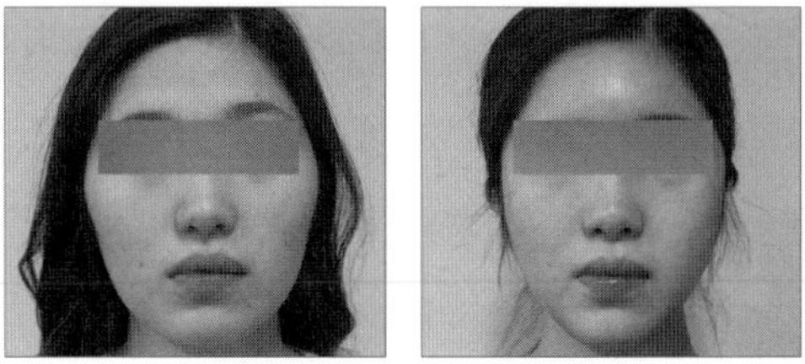

Soft광대축소술 전후

무엇보다도 광대축소술의 목표는 옆으로 '울퉁불퉁' 발달되어 튀어나온 얼굴선은 안쪽으로 조정하여 매끈하게 만들어주고, 정면의 얼굴선은 '올록볼록'하게 볼륨감이 있도록 더욱 입체적으로 변화시켜주는 것이다. 광대축소술은 단지 크기의 축소에만 집착하면 안 되는 것이다. 이렇게 안전하고 효과적으로 예쁜 윤곽라인을 만들 수 있는 'Soft광대축소술'은 청담미인만들기의 독창적인 기술이기 때문에 상표출원이 되어 있다.

▶ Soft광대축소술의 특징

① 깎지 않고 안쪽으로 이동한다.

'광대를 깎았다'는 표현을 흔히 쓰다 보니 광대뼈를 실제로 깎는 성형외과가 있기도 하다. 하지만 광대뼈는 얇고 구름다리처럼 생겨 있기 때문에 뼈를 깎는 것만으로는 효과가 크지 않다. 또한 뼈를 깎으려면 많은 박리가 필수적이다. 그러므로 최소박리로 뼈를 잘라서 안쪽으로 이동하는 것이 가장 효과적이고 안전하다 할 수 있다.

② 광대 부위가 매끈해진다.

광대축소술의 가장 큰 효과는 얼굴이 작아지는 것보다 매끈해지는 데에 있다. 윤곽 라인이 매끄럽게 정돈되면 넓고 울퉁불퉁한 라인의 얼굴이 갸름하고 매끈한 라인으로 변화하기 때문에 얼굴이 작아지지만, 작아지는 것에만 광대축소술의 목적을 두는 것은 잘못된 생각이다.

③ 3mm의 작은 구멍으로 수술한다.

뼈를 자르기 위해 과거에는 입안 절개, 구레나룻 절개를 하였다. 그러나 청담미인만들기에서는 3mm의 작은 구멍만을 이용하여 최소절개, 최소박리로 뼈만 간단히 잘라 이동시키기 때문에 주변 조직이 거의 다치지 않는다. 부기나 멍이 거의 없고 골막이 최대로 보존되기 때문에 뼈가 아무는 속도도 빠르다. 또한 이러한 수술법과 수술기구에 대해서는 특허를 보유하고 있다.

④ 뼈 고정이 필요하지 않다.

기존 광대뼈축소술은 입안으로 절개 후 뼈를 노출시키기 위해 많은 범위의 골막을 박리하고, 주위 조직을 뼈로부터 완전히 분리시켰다. 이렇게 되면 원하는 곳에 안정적으로 위치시키는 것이 어려워져 나사못 등으로 고정하게 된다. 이런 수술법은 골막을 통해 뼈로 전달되는 혈액공급이 떨어지게 되어 뼈가 아무는 데도 좋지 않다. 비절개 광대뼈축소술 시에는 광대뼈를 둘러싸고 있는 골막을 거의 다치지 않고 뼈만을 골절시켜 수술을 하기 때문에 주변 골막과 주변 조직들이 튼튼하고 건강하게 유지된다. 본원의 Soft광대축소술은 뼈 주위 골막 등의 조직을 거의 박리하지 않기 때문에 위쪽에서 뼈를 잡고 있는 조직이 튼튼하게 유지되어 뼈 조각이 수평이동은 할 수 있어도 수직이동은 불가능하다.

⑤ 볼처짐이 없다.

광대수술 후 볼처짐은 정면의 볼록한 부분을 밋밋하게 만들고, 아래 눈두덩이 뼈를 제거하여 늘어진 안면 구도를 만들어 생길 수 있으며, 또한 주변조직을 많이 박리하면 할수록 그 가능성은 커진다. Soft광대축소술 자체가 골막이나 근육 등의 주변 조직들의 박리가 최소로 되어 있기 때문에 뼈나 피부가 처지지 않는다. 그 외 부정유합, 불유합 등의 부작용 역시 최소화되어 있다.

■ 모든 각도에서 갸름해지는 긴곡선턱뼈축소술

본원에서는 사각턱수술이란 용어를 쓰지 않는다. 그 말을 사용하게 되면 귀밑 턱뼈의 각진 부분에만 집중하게 되기 때문에 전체적인 뼈의 윤곽선을 생각하지 않게 된다. 턱뼈수술은 전체적인 턱뼈의 윤곽선을 조정하고 교정하는 것이지 단순히 사각 부분을 잘라내는 것이 아니다. 때문에 사각턱수술이란 용어 대신 '턱뼈축소술', '턱뼈교정술'이란 용어를 사용하고 있다.

사각턱이란 귀밑 턱뼈가 발달을 하고 바깥쪽으로 벌어진 경우이며, 뒤쪽의 뼈만 제거하여도 좋은 결과를 얻을 수 있다. 동양인의 턱뼈는 사각턱과 함께 앞쪽으로도 발달한 경우가 많다. 그래서 뒤쪽만 제거해서는 수술 효과가 작기 때문에 앞쪽 턱뼈까지 충분히 제거해주어야 한다.

긴곡선턱뼈축소술은, 과도하게 발달한 귀밑 부분의 사각턱부터 옆턱 라인까지 한 조각으로 길게 다듬어 매끄럽고 갸름한 얼굴형을 만들어주는 수술법이다. 정확한 분석을 통해 현재 얼굴뼈 상태를 정확하게 파악하여 수술을 진행하므로 안전하고 확실하게 V라인 얼굴형을 만들어주게 된다. 한 번에 길게 귀밑에서 앞턱 라인까지 곡선 라인으로 절제를 하기 때문에 긴곡선턱뼈축소술이라는 이름을 붙였다. 예전의 사각턱수술에서 발생하던 이차각과 같은 부작용을 보완하고 T절골이 필요 없을 정도로 앞턱 라인에도 변화를 줄 수 있는 획기적인 수술법이다.

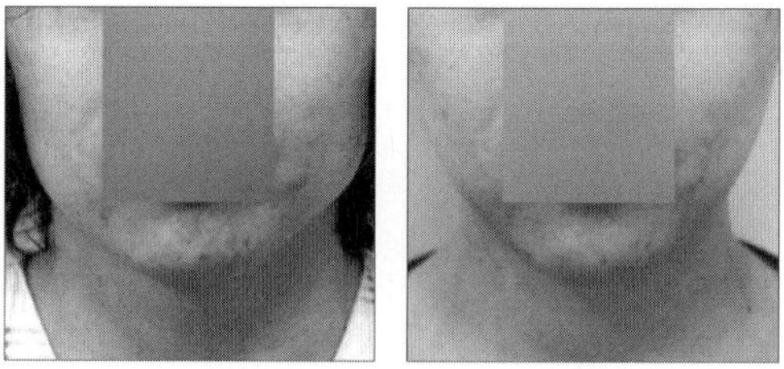

긴곡선턱뼈축소술 전후(정면)

긴곡선턱뼈축소술시 턱뼈를 제거하는 것은 의료용 기계톱을 이용하게 된다. 이때 톱날의 특성상 곡선이 아닌 직선적으로 잘라지기 쉬우며, 이러한 단점을 보완하기 위하여 많은 병원에서 단계적 절제술을 시행하고 있다. 하지만 정확하게 원하는 양의 제거와 이차각 없는 라인을 만들기에는 한계가 있었다. 하지만 차별화된 노하우와 테크닉으로 원하는 크기의 뼈를 한 번에 곡선으로 깨끗하게 절제하여 수술 후 뼈의 라인이 매끄럽고 부드러운 곡선을 유지하도록 긴곡선턱뼈축소술을 시행하고 있다.

긴곡선턱뼈축소술은 곡선절제술과 시상제거술을 모두 포함한 수술로 삼차원곡선절제술이라고 자신 있게 말할 수 있다. 긴곡선턱뼈축소술은 사각턱 일부의 개선을 위한 것이 아니고 턱뼈의 전체적인 모양을 교정하는 데에 목적이 있다. 따라서 기존의 사각턱축소술과는 수술방법도 다르고 효과도 다르다. 기존의 사각턱축소술이 측면 개선 효과에 비해 정면에서는 그다지 효과가 없었다면, 이 수술법은 정면과 측면 모든 각도에서 갸름해지기 때문에 수술 받은 사람들의 만족도가 매우 높다.

▶ 긴곡선턱뼈축소술의 특징

① 피질골절제술로 확실한 정면 교정 효과

턱뼈의 가장 바깥쪽 부분을 감싸고 있는 피질골을 떼어내는 수술로 턱뼈의 실질적인 두께를 줄여 얼굴 폭이 좁아지고 정면에서 봤을 때 갸름해지는 효과가 있다. 청담미인만들기에서는 긴곡선사각턱축소술시 피질골절제술을 기본적으로 시행한다.

② 입안 절개

입안 절개를 하기 때문에 수술 시야 확보가 잘 되어 수술이 안전하고 뼈를 가장 많이 제거할 수 있다. 입안 절개는 출혈이 많아 부기나 멍이 심하다는 얘기도 있는데, 수술을 미숙하게 하기 때문이다. 10년이 넘게 안면성형을 하면서 귀뒤 절개, 최소 절개 등 여러 방법을 사용해 봤지만 입안 절개가 가장 확실한 수술법이다. 또한 만에 하나 수술중 혈관손상 등의 문제가 발생했을 때 입안 절개를 한 경우만이 가장 확실하게 대처할 수 있다. 또한 수술 후 피주머니가 필요 없을 정도로 출혈을 최소화하고 있다.

③ 수술 다음날 식사 가능

일반적으로 턱축소술과 광대수술 시 전신마취의 여파로 수술 당일은 물도 제대로 못 먹고, 입안 절개의 상처 때문에 일주일 동안은 음식섭취가 어렵다.

하지만 수술 직후부터 물과 음료 섭취가 가능하고 입안 상처는 하루면 아물기 때문에 수술 다음날부터 식사(유동식)가 가능하다.

④ 이차각이 거의 없는 곡선 절제

이차각이란, 잘려나간 뼈라인과 기존 뼈라인이 만나는 부분에 발생한 각을 말하는데, 원래 있던 사각턱 부분이 이동을 한 것처럼 느껴지기 때문에 이차각이라고 지칭한다. 이차각은 뼈의 절제가 직선적이거나 불충분한 경우 턱선의 중간에 발생하게 되며, 이 부분이 불룩하게 보여 마치 수술 후 턱이 처져 내려온 것처럼 보이게 된다. 긴곡선절제를 시행하여 충분히 앞쪽까지 제거할 경우 턱뼈라인과 최대한 수평적으로 만나게 함으로써 이차각의 발생이 거의 없다. 현재 다른 병원에서는 긴곡선절제라는 용어를 추가적인 수술처럼 사용하고 있지만, 본원에서는 모든 턱수술을 긴곡선절제를 이용한 긴곡선턱뼈축소술로 시술하고 있다.

⑤ 안전한 마취

일반적인 전신마취는 환자가 호흡을 자발적으로 하지 못할 정도로 깊은 잠에 빠져들기 때문에 인공호흡이 필요하며, 목구멍에 인공호흡관을 꽂아서 마취시간 내내 인공호흡으로 산소를 공급하게 된다. 그러나 호흡관과 근이완제를 사용하지 않는, 일반적으로 수면마취라고 하는 정도의 깊이에서 전신마취를 실시하기 때문에 안전하고 편안하다. 호흡관을 목구멍에 깊이 삽입하지 않기 때문에 마취 후 목이 아프지 않고, 근이완제를 사용하지 않기 때문에 근육통이 없으며 회복 또한 빠르다.

지방흡입·바디타이트

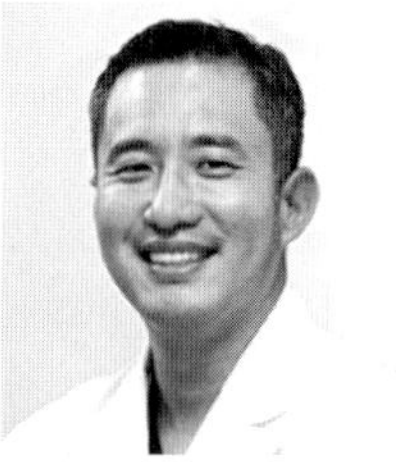

장두열
체인지클리닉 원장
www.changeclinic.co.kr

■ 지방흡입의 관건은 지방제거 효과의 지속성과 타이트닝이다

비만이 건강에 나쁘다는 걸 모르는 사람은 없다. 요즘처럼 바디라인이 강조되는 시대에는 건강하고 아름다운 몸매를 갖기 위해서라도 살을 빼려고 한다. 살을 뺀다는 건 곧 몸속의 지방 함량을 줄인다는 것이다. 그러려면 지방과 탄수화물 섭취를 줄이는 한편 걷기, 달리기, 수영, 자전거 타기 등의 유산소운동과 근육량을 늘리는 근력운동을 해주어야 한다.

운동이 살을 빼는 데에 가장 효과적이라고는 하지만 여건이 안 되는 사람도 있고 팔이나 다리, 복부 등 어느 특정 부위에만 유독 살이 많아서 그 부위의 사이즈만 줄이고 싶은 사람도 있다. 이런 경우 음식을 조절하거나 운동을 통해 해당 부위의 살만 뺀다는 건 말처럼 쉬운 일이 아니다. 해당 부위에만 살이 쪘다는 건 그 부위에만 지방세포가 많다는 것인데, 다른 부위의 살을 건드리지 않고 그 부위의 살만 정확하게 빼야 하기 때문이다.

결국 살을 뺀다는 건 지방세포의 크기를 줄인다는 건데 그것보다 더 확실한 건 지방세포의 수를 줄이는 일이다. 그런데 식이요법을 하거나 운동을 아무리 많이 해도 지방세포의 크기를 줄일 수는 있지만 숫자를 줄이는 건 불가능하다. 지방세포의 수는 사춘기를 지나면서 더 이상 늘어나진 않지만, 살이 찌는 건 지방세포의 크기가 커지기 때문이다. 운동이나 식이요법, 약물을 통한 지방분해 등으로 지방세포의 크기를 줄일 수 있지만 이런 노력이나 자극들을 멈추게 되면 원래대로 지방세포의 크기가 커지는 경우가 많다. 요요현상 때문이다. 그런데 의학의 힘을 빌려 지방세포의 수를 줄여주면 그 수가 다시 늘어나는 건 아니기 때문에 사이즈를 줄이는 데에 있어서 가장 효과적이다. 지방세포의 수와 양을 줄이는 수술을 흔히 지방흡입술이라고 한다.

지방흡입술에 있어서의 가장 큰 숙제는 환자의 건강과 안전을 담보해야 한다는 것과 수술 후의 효과가 지속적이어야 한다는 것이었다. 최근 20여 년간 이루어진 지방흡입술의 진화는 이런 문제들을 해결하기 위한 의사들의 노력의 과정인 셈이다. 오늘날 많이 시행하고 있는 지방흡입의 방식에는 초음파, 진동, 물분사, 내부·외부 레이저, 고주파 방식 등이 있다. 각각의 장단점이 있으며 시술하는 의사마다 선호하는 지방흡입의 방식이 다르다.

과거에는 지방흡입을 통해 사이즈가 감소되는 것만으로도 만족하였지만 최근에는 숙련된 의사들에 의해 지방흡입 후에 살이 처지고 탄력이 저하되는 문제까지 완벽하게 해결하고 있다. 지방흡입으로 사이즈를 줄이는 것은 더 이상 놀라운 일도 아니다. 문제는 지방흡입을 했다는 흔적을 남지 않도록 매끄럽고 자연스럽게 하는 것이다. 나아가 지방흡입을 하기 전보다 더 탄력 있는 피부로 개선되기도 한다. 지방흡입술을 누구한테 받는지가 중요한 이유이다.

■ 다량의 지방제거에 효과적이며 안전한 듀얼레이저 지방흡입술

"위험하다. 지방이 고르게 빠지지 않아서 피부 표면이 울퉁불퉁할 거다. 수술 부위 흉터가 안 없어질 거다. 지방흡입을 한 부위의 탄력이 많이 떨어질 거다. 회복 시간이 오래 걸려 일상생활에 지장이 있을 거다."

지방흡입술을 하고 싶어도 선뜻 결정을 내리지 못하는 데에는 위와 같은 염려와 잘못된 정보들 때문이다. 사실 이런 걱정들은 기우에 지나지 않는다. 최근에는 뛰어난 기기들도 개발되었고 실력 좋은 의사들도 많기 때문에 병원만 잘 선택하면 이런 염려는 전혀 하지 않아도 된다.

체인지클리닉에는 다른 곳에서 받은 지방흡입 결과가 마음에 안 들어 재수술을 받으러 오는 환자들이 적지 않다. 가장 큰 원인으로 지방흡입의 일반적인 부작용인 피부 표면의 울퉁불퉁 또는 괴사 때문이다. 어코니아 레이저와 아큐스컬프 레이저를 혼합하여 사용하는 '듀얼레이저 지방흡입술'은 환자들의 이런 문제를 극소화시키기 위해 고안된 체인지클리닉의 지방흡입 수술법이다.

어코니아 레이저는 미국 FDA 승인을 받은 레이저 기기로 몸 밖에서 레이저를 조사하는 비침습적 방법으로 등과 옆구리 등 특정 부위에 살이 많이 찐 고도비만 환자들의 대용량 지방흡입에도 탁월하다. 기존의 지방흡입 수술과 달리 지방을 쉽게 용해시켜주기 때문에 지방 제거가 빠르며 지방흡입 시간을 단축시켜준다. 아큐스컬프는 '정교하다'는 뜻의 단어 'accurate'와 '조각한다'는 뜻의 'sculpt'가 합쳐진 단어이다. 지방조직을 조각하듯이 시술할 수 있는 레이저라는 의미이다. 기존의 지방융해 레이저와 차별화된 기기로, 그만큼 안전하면서도 정교한 제방 제거가 가능하다. 아큐스컬프는 지금까지 나온 레이저 중 최초로 1444nm 파장이 적용된 레이저로 기존의 파장이 낮은 레이저 기기들에 비해 지방에 대한 흡수도가 높기 때문에 선택적 파괴 효과가 있다. 따라서 주위 조직의 손상과 출혈이 거의 일어나지 않는다. 그뿐 아니라 피부 진피층의 콜라겐을 자극하여 피부의 탄력까지 향상시켜준다는 효과가 있다.

먼저 어코니아 레이저로 지방을 녹인 후 지방흡입을 진행하고 이후에 울퉁불퉁해지지 않도록 피부 표면을 아큐스컬프 레이저로 매끄럽고 편평하게 다듬어준다. 또한 아큐스컬프에서 생성되는 열에너지가 콜라겐 합성을 촉진시켜 지방흡입 후 늘어질 수 있는 피부의 탄력까지 회복시켜주는 리프팅 지방흡입의 방법이다. 기존의 진동식 지방흡입술은 수술을 집도하는 의사의 물리적인 힘에 의해 지방이 제거되었다면 '듀얼레이저 지방흡입술'은 레이저로 지방을 녹인 후 흡입을 진행하므로 출혈과 통증이 적다는 것이 특징이다. 즉 체인지클리닉 지방흡입술의 특징은 기존 진동식 지방흡입술의 가장 큰 단점으로 꼽혔던 표면의 울퉁불퉁함, 피부의 처짐과 긴 회복기간, 통증 등을 보완한 지방흡입술이라고 할 수 있다. 그 외에도 최첨단 기기들을 이용하여 지방흡입 후에 나타날 수 있는 문제들을 사전 방지하고 있다. 지방흡입을 받고 나선 해당 부위 피부가 더 좋아지고 탄력까지 생겼다는 말을 하는 건 이 때문이다.

▶ **듀얼레이저 지방흡입술의 특징**

① 피부 표면이 고르게 된다.

② 피부의 리프트가 함께 이루어져 수술 부위가 늘어지고 처지는 걸 최소화한다.

③ 부종, 멍, 움푹 패임(dimpling) 등의 합병증을 줄여준다.

④ 수술을 받을 때와 받은 후의 환자의 통증을 줄여준다.

⑤ 회복이 빠르다.

⑥ 수술 시에 지방이 액화되어 시술 시간이 단축되고 환자의 힘이 덜 든다.

⑦ 지방의 액화로 인해 수술이 무리하게 진행되지 않으므로 환자의 수술 피로도가 최소화된다.

⑧ 환자의 수술 후 결과에 대한 만족도가 높다.

지방흡입술은 체중감량의 목적보다는 체형교정의 목적이 더 크다. 특정 부위의 사이즈를 많이 줄일 수 있다고 해서 체중까지 많이 줄어드는 건 아니다. 지방흡입술에 관심을 갖는 사람들이 많이 궁금해 하는 게 무엇보다도 요요현상이다. 물론 한 번 줄어든 지방세포의 수는 늘어나지 않는다. 그렇지만 이전의 식습관으로 돌아가 많이 먹고 칼로리 소비는 적게 한다면 지방세포의 크기가 커지면서 살이 다시 찔 수밖에 없다. 지방흡입술 후의 수술 부위는 살이 잘 찌지는 않지만, 수술 후 갖게 된 아름다운 체형을 계속 유지하는 것은 전적으로 본인의 노력과 의지에 달려 있다.

1. 다른 부위에 비해 유독 허벅지에 살이 많을 때

옷을 입었을 때 가장 눈에 들어오는 라인은 허리-엉덩이-허벅지로 이어지는 라인이다. 심한 하체비만의 경우 허벅지 부위에만 살이 몰려 있어서 마치 승마바지를 입은 것처럼 보이기도 한다. 이걸 해결하기 위해 먹는 걸 제한하고 열심히 운동을 해보지만 허벅지의 살은 빠지지 않고 볼살이 빠지거나 가슴 사이즈만 줄어드는 경우가 많다. 듀얼레이저 지방흡입술을 받게 되면 원하는 만큼의 사이즈를 갖게 되어 날씬한 스키니진을 마음 놓고 입을 수 있다.

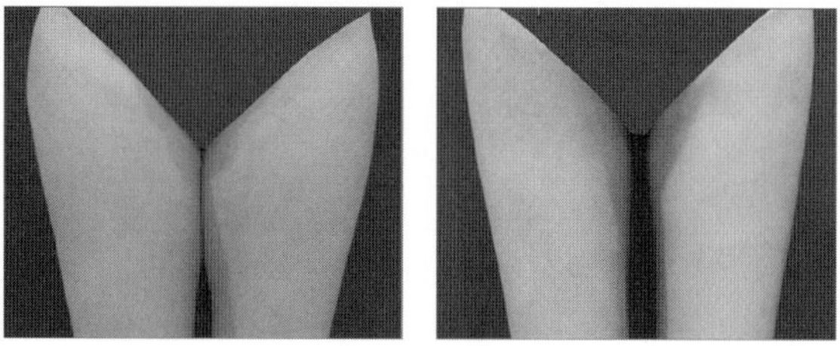

허벅지 지방흡입 전후

2. 운동을 해도 빠지지 않는 복부와 허리의 살 때문에 고민일 때

뱃살은 조금만 방심해도 금방 군살이 생긴다. 운동량이 많지 않은 여성들은 특히 다른 부위는 날씬해도 복부에만 살이 찔 수 있다. 심하면 마른비만이라고 해서 다른 부위는 날씬한데 복부 주위에만 살이 찐 여성도 적지 않다. 이런 경우에도 단순히 적게 먹거나 운동을 하는 것만으로는 해결되지 않는다. 복부 지방흡입은 임신 동안에 찐 살이 출산 후에도 잘 빠지지 않아 고민인 여성들에게도 효과적이다.

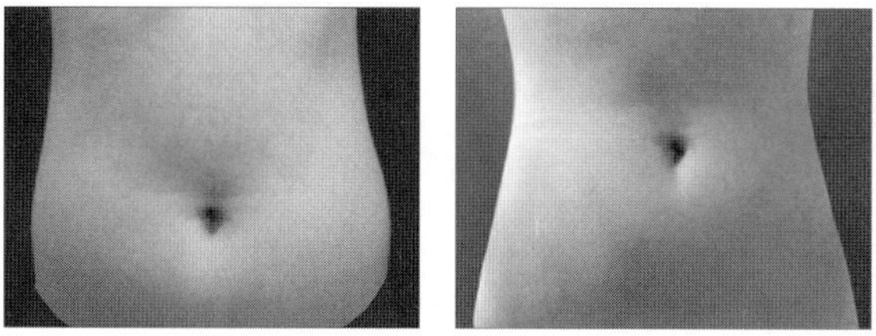

복부 지방흡입 전후

3. 팔뚝살 때문에 여름에도 긴팔을 입어야 할 때

다른 부위에 비해 유난히 팔뚝에만 살이 많은 사람도 있고, 다이어트로 다른 곳은 다 살이 빠졌는데 팔뚝살만 그대로인 사람도 있다. 지방흡입 효과가 좋으므로 한 번으로도 사이즈 변화를 실감할 수 있다.

4. 늘어지고 처진 얼굴살로 얼굴 라인이 예쁘지 않을 때

아무리 운동을 해도 빠지지 않는 볼살도 고민이지만 처지고 늘어지는 볼살과 턱살의 고민은 더 크다. 심술보처럼 보이기도 하고 나이 들어보이기도 한다. 듀얼레이저 지방흡입술로 늘어진 볼살도 해결되지만 리프팅까지 되어 슬림한 얼굴형이 된다.

■ 지방흡입에 타이트닝까지 해결하는 바디타이트와 페이스타이트

나이가 든 여성들이 지방흡입술을 받게 되면 젊은 여성들보다도 피부탄력도가 떨어지기 때문에 더 강한 리프트 효과가 요구되었다. 그래서 나온 것이 '바디타이트'이다. 바디타이트는 가장 최신화된 지방흡입술로 혈관의 응고, 지방의 액화, 스킨 타이트닝이 동시에 이루어지기 때문에 시술받는 분들의 만족도가 매우 높다.

온라인으로 온도, 저항, 깊이, 파워의 조절이 지속적으로 체크가 되므로 가장 안전한 시술법이라고 할 수 있다. 국소마취를 통해서도 이루어질 수 있으며 수술 후 발생할 수 있는 멍과 부종, 출혈이 최소화되었다. 고주파를 이용하여 부드러운 조직과 피부의 수축을 위한 타이트닝의 효과가 뛰어나다. 다른 흡입술과 비교하여 회복 속도가 현저하게 빠르며, 최소 절개에 의한 최소 흉터를 보장한다.

1회 시술만으로도 드라마틱한 효과를 확인할 수 있으며, 정교한 시술을 통해서 복부와 허벅지, 팔, 엉덩이 등등 여러 부위를 한꺼번에 시술할 수 있기 때문에 유용하다. 지방, 혈관과 섬유조직의 수축이 일어나며, 용해된 지방은 내부의 전극을 통해 몸 밖으로 배출이 된다. 고주파 전류는 피부의 온도와 조직 저항의 실시간

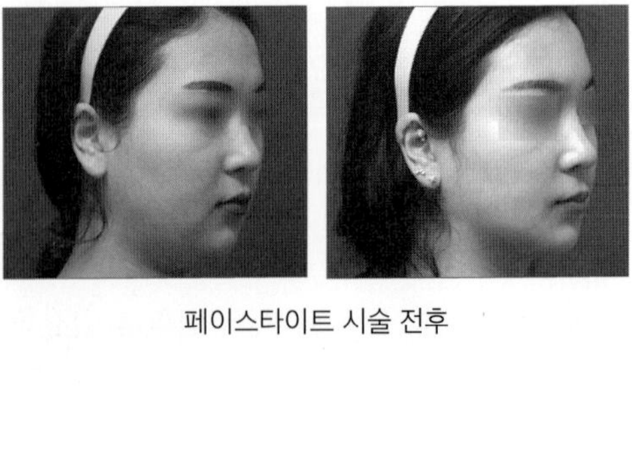

페이스타이트 시술 전후

측정에 근거하여 제어된다. 제어가 되는 열이 직접적으로 외부 전극을 통해서 전달이 되므로 근육 아래쪽이나 시술 부위 구조 바깥쪽으로는 영향을 주지 않기 때문에 안전하다. 열에너지에 의해 섬유가로막과 진피층에 즉각적인 수축과 콜라겐 생성이 이루어지면서 그 효과가 6개월에 걸쳐서 일어나게 된다.

하지만 모든 사람들이 지방흡입술을 받을 때 바디타이트로 받을 필요는 없다. 듀얼레이저 흡입술만으로도 충분히 효과를 볼 수 있는 사람은 굳이 바디타이트를 할 필요가 없다. 하지만 나이가 있거나 피부탄력도가 많이 떨어져 있는 사람은 지방흡입과 함께 고강도의 탄력 효과까지 주어야 하므로 바디타이트가 가장 적합하다.

지방흡입술 방법은 어느 한 가지만 있는 게 아니다. 다양한 방법과 다양한 기기가 있으며 그것들을 어떻게 활용하느냐와 의사의 테크닉에 따라 결과도 다르게 나타난다. 같은 기기를 가지고 같은 방법으로 수술을 한다고 해도 의사마다의 판단과 미적 감각과 실력과 열정이 제각각이기 때문이다. 지방흡입술 경험이 많은 의사와의 상담을 통해 자신에게 가장 맞는 지방흡입술을 받는다면 얼마든지 자신이 원하는 체형에 근접해질 수 있다.

▶ 바디타이트와 페이스타이트의 특징

① 지방을 녹이면서 흡입하므로 수술이 훨씬 쉽고 빠르게 진행된다.

② 출혈을 방지하기 위해 혈관을 응고시켜준다.

③ 수술 시 즉각적인 피부수축과 진피의 콜라겐 재생을 유도해 피부 탄력효과가 있다.

④ 실시간으로 피부 온도, 저항, 깊이, 파워 강도를 모니터링하고 조절할 수 있다.

⑤ 국소마취를 통해 이루어질 수도 있어서 전신마취에 대한 위험성을 줄일 수 있다.

⑥ 수술 후 발생할 수 있는 멍과 부종, 출혈을 최소화한다.

⑦ 최소 절개를 통해 흉터를 최소화한다.

⑧ 1회 시술만으로도 드라마틱한 효과가 나타난다.

⑨ 정확하고 정교한 시술이므로 복부, 허벅지, 팔, 엉덩이 등등 어떤 부위에도 적합하며 여러 부위를 한꺼번에 시술할 수도 있다.

⑩ 섬유가로막과 진피층 콜라겐에 즉각적인 수축이 발생하여 6개월에 걸쳐서 지속적인 피부재생 효과와 탄력 효과가 나타난다.

쁘띠성형

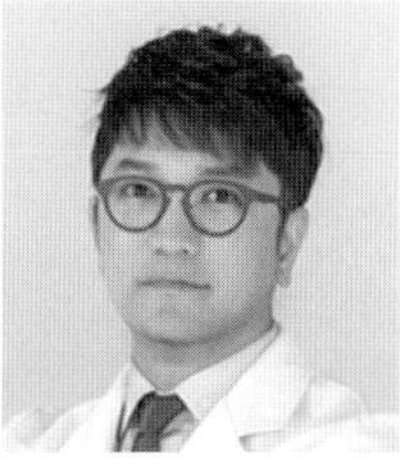

이동진
압구정BLS클리닉 원장
www.blsclinic.com

■ 20분 시술로 6개월에서 2년이 행복해지는 쁘띠성형

자신의 외모에 100% 만족하며 사는 사람은 거의 없다. 과거에는 타고난 대로 살아야 했지만 지금은 얼마든지 개선하고 교정할 수 있는 시대이다. 다만 어떤 방법으로 어떻게 변화를 시도하느냐는 각자의 선택에 달려 있다. 그럴 때 많은 사람들이 수술이냐 시술이냐를 놓고 고민하기도 한다. 수술 자체에 대한 두려움, 마취에 대한 공포, 성형 후 회복 과정에 대한 불편함, 성형을 했다는 것에 대한 주변 사람들의 평판 등을 염려하기 때문이다.

그런 사람들을 위해 나온 것이 '쁘띠성형'이다. 인체에 무해한 보톡스나 필러 등을 이용한 시술로서 메스를 사용하지 않기 때문에 시술 시간이 매우 짧고 시술 직후 바로 일상생활을 할 수 있다. 쁘띠성형이 과연 얼마나 효과가 있을까 하는 의문을 갖는 사람들이 많지만 적용 범위는 짐작하는 그 이상이다.

쁘띠성형의 핵심은 보톡스나 필러와 같은 주입제를 사용하는 것이므로 어느 부위에 얼마나 시술하는지, 시술자의 미적 감각이 얼마나 뛰어난지에 따라서 결과에 큰 차이가 있다. 과하게 시술되었을 경우 어색하고 부자연스러운 얼굴을 만들 수도 있고, 건드려선 안 되는 근육에 주입되어 표정에 영향을 미칠 수도 있기 때문이다. 가령 이마를 팽팽하게 하기 위해 보톡스를 과하게 주입할 경우 눈꺼풀이 아래도 처지거나, 아무리 자연스럽게 웃어도 표정이 경직되어 보일 수밖에 없다. 하지만 시술 경험이 많은 의사에 의해 시술을 받게 되면 부작용이 거의 없이 불과 몇 분 만에도 얼마든지 원하는 아름다운 얼굴을 만들 수가 있다.

시술 과정이 간단하고 시간과 비용면에서도 부담이 적기 때문에 중요한 일을 앞두고 짬을 내어 시술을 받는 사람들이 많다. 맞선, 결혼식, 양가 상견례와 같은 중요한 개인사를 앞두고도 받지만 취업을 위한 면접, 회사의 직책상 중요한 발표를 앞두었을 때에도 좋은 인상을 주기 위해 시술을 받는다. 자신의 외모에 변화를 주고 싶거나 불만스러운 부분을 개선하고 싶은데 성형수술이 부담된다면 '시술' 개념의 쁘띠성형이 좋다. 수술처럼 영구적이지 않기 때문에 시술 후 결과가 만족스럽지 않더라도 평생 후회로 남지도 않고, 일정 시간이 지난 뒤에는 자신이 원하는 다른 시도를 얼마든지 해볼 수 있다. 그리고 무엇보다도 쁘띠성형은 시술 과정이 매우 간단하고 부작용이 적으며, 비용 부담이 적다.

■ 리프팅에 얼굴까지 작아지는 보톡스 시술

보툴리눔 톡신은 신경전달물질인 아세틸콜린을 차단해 근육의 과도한 움직임을 억제해 이마, 눈과 입 주위 등의 주름을 완화시켜준다. 사각턱의 선을 부드럽게 만들거나 종아리의 근육을 줄여주는 건 그런 작용 때문이다.

보톡스 시술을 받으려는 환자가 가장 많이 묻는 것 중 하나가 많이 아프냐는 것이다. 약간 따끔한 정도의 통증이 있긴 하지만 주입 시간 자체가 매우 짧기 때문에 그 통증 때문에 보톡스 주사를 거부하는 사람은 없다. 사용하는 주사바늘은 턱의 경우 31G 굵기로 직경이 31분의 1인치, 즉 0.82mm 정도밖에 안 된다. 여러 번 찔러야 하는 더모톡신이나 주름 시술에는 34G 나노니들을 사용하며 그만큼 멍과 부기, 통증이 적다. 병원에서 엉덩이 주사를 맞을 때 사용하는 바늘(1.1mm)에 비해 훨씬 가늘다. 그만큼 BLS클리닉에서는 환자의 통증을 줄여주기 위한 노력을 조금 더 하고 있으며, 순간적으로 주사 부위를 차갑게 하여 시술을 하는 동시에 냉각 스프레이를 뿌려주기 때문에 통증이 최소화된다.

보톡스 시술에 앞서 많은 사람들이 걱정하는 것 중 또 다른 하나가 부작용 여부이다. 보톡스 때문에 잘 때에도 눈이 감기지 않는다거나 웃는데도 인상을 쓰는 것 같다는 말이 항간에 떠돌기 때문이다. 그런 사례들은 보톡스의 보편적인 부작용이라기보다는 숙련되지 않은 의사의 미숙함에서 오는 현상이다. 보톡스 시술은 다른 어떤 성형보다도 안전한 시술에 속한다.

1. 사각턱 보톡스

사각턱 보톡스는 교근(저작근, 턱근육)을 퇴축시켜 얼굴을 갸름하고 작게 만드는 시술로, 정상적인 한국인의 얼굴 형태를 하고 있는 사람들은 거의 대부분 효과를 볼 수 있다. 자신에게 어느 정도 효과가 있을지를 알고 싶으면 양손을 턱각에 대고 어금니를 꽉 깨물어보면 쉽게 알 수 있다. 근육이 잡히는 부분이 크면 클수록 효과가 크다. 턱 시술을 받았을 경우 2주 정도 지나면 턱이 말랑말랑하게 힘이 잘 들어가지 않는 것을 느낄 수 있고, 한 달 정도가 지나면 턱 근육이 퇴축된 것을 확연하게 느낄 수 있다. 한 달 반에서 두 달 사이에 효과가 극대화되다가 6~8개월이 지나면서 효과가 서서히 떨어지게 된다. 저작근의 과도한 발달로 얼굴이 각진 경우, 양측의 저작근의 부피 차이로 안면윤곽이 비뚤어져 비대칭인 경우, 안면윤곽수술이 겁나고 부담이 되는 경우에 적합하다.

2. 얼굴톤이 밝아지고 젊어지는 풀페이스 더모톡신

'더모톡신'은 피부를 뜻하는 '더모(dermo)'와 보톨리눔 톡신의 '톡신'이 조합된 합성어로 메조 보톡스라고도 불린다. 기존 보톡스 시술법과는 달리 근육이 아닌 피부층에 주사하기 때문에 자연스럽게 턱선, 목선 등에 리프팅 효과가 있고 V라인 효

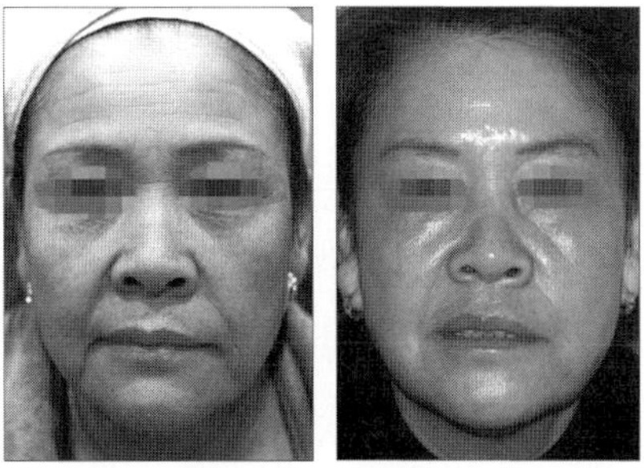

풀페이스 더모톡신 시술 전후

과, 잔주름 개선, 모공축소 효과가 있다. 혈액순환이 잘 되지 않아 얼굴에 부종이 생기고 탄력이 떨어진 경우에는 보톡스와 고주파 시술을 병행하면 탄력 개선은 물론이고 얼굴이 작아지는 효과까지 볼 수 있다. 얼굴 전체의 균형과 조화를 중요하게 판단하는 풀페이스인 만큼 더모톡신 테크닉이 뛰어난 의사에게 시술받는 것이 중요하다.

■ 간단하고 안전하게 동안미인을 만들어주는 필러 시술

여러 형태의 주름 또는 볼륨감이 없어 고민 중인 볼이나 이마, 턱 등 다양한 부위를 채워주기 위해 개발된 의료용 물질을 통틀어 필러라고 한다. 보톡스처럼 주름을 완화해주지만 원리는 조금 다르다. 근육의 움직임을 제한해서 표정주름을 완화시키는 보톡스와 달리 필러는 꺼지거나 패인 부위에 직접 채워넣는 방식으로 시술된다. 따라서 잔주름보다는 살이 꺼지거나 패여서 표정 근육을 쓰지 않는데도 주름이 만들어지는 부위에 주로 적합하다.

일정 기간을 지나면 인체에 모두 흡수되는 흡수성 필러와 아테콜이나 아쿠아미드처럼 오랫동안 인체에 남는 비흡수성 필러가 있다. 언뜻 생각하면 흡수되지 않고 필러제가 계속 남아 있으면 더 좋지 않을까 생각할 수 있지만, 엄밀하게 말하면 비흡수성 필러 시술은 '쁘띠'의 본래 목적과는 맞지 않는다. 쁘띠성형의 특징은 시술이 간단하다는 것과 함께 시술 결과가 영구적이지 않기 때문에 언제든지 다시 자기가 원하는 대로 외모를 만들어갈 수 있는 여지가 항상 있다는 것이다.

비흡수성 필러로 고정해 놓았을 경우, 시술 결과가 마음에 들지 않아도 원상복귀하기 어렵다는 문제가 따른다. 그리고 당시엔 마음에 들었다 하더라도 트렌드가 변하거나 미용 관점이 바뀌어서 필러를 제거하고 싶어졌을 때 회복하는 방법이 매우 어렵다.

히알루론산 필러는 그런 문제점과 부담으로부터 자유로운 필러제이다. 원래 히알루론산(hyaluronic acid)은 인체 구성물질의 하나로, 피부에 50% 이상 존재하며 진피 내에서 수분을 끌어당겨 유지함으로써 피부 보습과 탄력에 중요한 역할을 한다. 하지만 노화가 진행되면서 그 양이 점차 줄기 때문에 주름이 만들어지는 것이다. 필러로 만들어진 히알루론산은 동물성 단백질을 함유하지 않기 때문에 간에서 물과 이산화탄소로 완전 분해되어 흡수되므로 매우 안전한 물질이다. 분해되는 동안에도 분해된 만큼의 물을 더 흡수하므로 볼륨의 감소 없이 효과를 유지시켜주는 장점이 있다. 6~12개월 정도 효과를 지속시키고 피부탄력에 중요한 역할을 하기 때문에 다양한 부위에 사용되고 있다.

특히 히알루론산이 주입되면 주변의 수분을 흡수하여 볼륨이 증가되고 더불어 주변 조직을 지탱해주어 즉각적인 효과가 나타난다. 또한 피부에 주입되어 있는 동안 섬유성 결합조직의 중요한 성분을 이루는 섬유아세포를 자극함으로써 콜라겐 재생까지도 촉진시켜준다.

1. 팔자주름

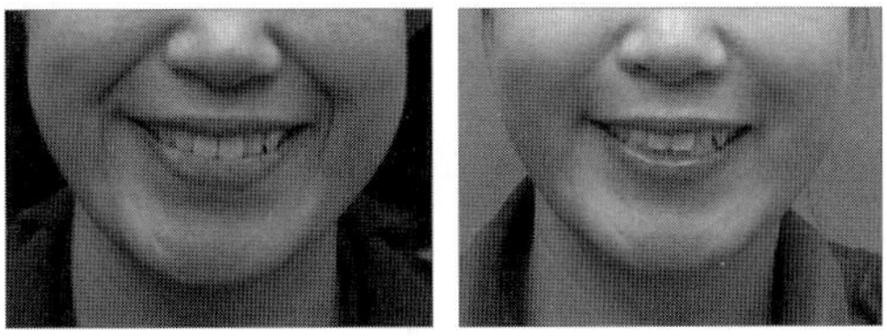

팔자주름 필러 시술 전후

팔자주름은 입 주변 근육의 주행 방향과 얼굴 중간에 표정근의 주행 방향이 서로 달라서 생기는 것으로 누구나 가지고 있다. 하지만 이 부분이 깊어지면 나이가 들어보이고, 입이 앞으로 돌출된 듯한 인상을 주게 된다. 깊어진 팔자주름은 필러로 간단하게 덜 깊어 보이도록 할 수 있으며, 결과적으로 콧망울 주변 꺼짐도 개선되어 한결 젊어보이고 고급스런 인상을 만들 수 있다. 코 주변의 꺼짐을 채우는 필러를 '귀족필러', 보형물을 넣는 수술을 '귀족수술'이라고 하는 것도 이 때문이다.

2. 눈물도랑(눈밑꺼짐)

이 부위는 최근에 가장 많이 늘어난 시술 부위 중 하나로 눈밑이 꺼져 보여서 다크서클과 같이 초췌해 보이고 피곤해 보이는 인상을 준다. 화장을 해도 잘 감춰지지 않기 때문에 자신의 의지와 상관없이 주변 사람들로부터 피곤해 보인다는 말을 듣곤 한다. 눈 주위는 피부가 얇고 혈관이 많아 다른 부위보다 훨씬 아프고 시술 후 멍이 잘 들기 때문에 필러를 넣을 때 멍이 들지 않도록 하는 섬세한 시술이 요구된다.

3. 낮은 콧대와 코끝

심하지 않은 매부리코 또는 기타 이유로 콧등이 울퉁불퉁하거나 굴곡이 생긴 경우에도 교정이 가능하며 꺼진 부위를 평평하게 채워서 매끈하게 만들어준다. 콧볼이 펑퍼짐하거나 넓은 경우에는 보톡스를 추가하기도 한다. 코를 밑으로 당기는 근육을 이완시켜서 넓은 콧볼을 다소 좁아 보이게 하는 원리로 이용된다. 시술 시간은 10분 정도이며 티가 나지 않고 부기나 멍이 거의 없다. 수술이 무섭거나 부담되는 사람에게 적합하고, 보형물 수술 결과를 예측해보고 싶을 때 시험 삼아 받아보는 것도 좋다.

4. 눈밑 애교살

애교살이 있으면 약간 미소를 지어도 활짝 웃는 듯이 보여 환한 표정을 만들어주고 귀여운 이미지를 연출해줄 수 있다. 실제 나이보다 어려보이는 동안을 선호하는 요즘, 필러를 이용한 애교살 시술이 빠른 속도로 늘어나고 있는 추세이다. 효과를 오래 주기 위해 알로덤 같은 진피 성분을 넣고 피부를 절개하기도 하지만 인위적인 느낌이 강하고 마음에 들지 않을 경우 제거 과정도 단순하지 않기 때문에 그런 사람에겐 필러 시술이 잘 맞는다.

5. 그 외

인중과 윗입술의 라인이 불분명한 경우나 도톰한 입술을 갖고 싶은 사람에게 필러로 간단하게 원하는 입술을 만들어줄 수 있다. 또한 무턱으로 얼굴형이 짧아 보이는 사람에게도 필로로 교정해줄 수 있다. V라인으로 얼굴형을 만들어주는 데에도 필러가 효과적이다.

■ 2년 동안 얼굴 볼륨이 유지되는 스컬트라

자가지방을 이용하여 지방이 소실된 부분이나 볼륨이 있어야 할 부위에 이식하면 얼굴에 입체감이 생기면서 얼굴도 작아보이고 훨씬 어려보인다. 그런데 지방이식 과정도 복잡하고 시술 후 얼굴 전체의 부기가 얼마간 지속되기 때문에 부담스러워하는 사람들이 많다. 그런 사람들에게 스컬트라는 매우 효과적이다. 재흡수가 가능하고 생체에 적합한 합성 폴리머인 PLLA(poly-L-lactic acid)라는 물질로 이루어진 스컬트라는, 주입 후 시간이 지나면서 점점 콜라겐이 생성되어 차오르면서 지방이식을 받은 것과 유사한 볼륨 효과가 있다. 약 4~5주째부터 효과가 나타나서 최소 25개월까지 효과가 지속된다.

■ 건조하고 거친 얼굴을 빛나게 해주는 물광주사

물광주사 비탈인젝터는 멀티주사를 이용해 피부 속 1mm 깊이의 진피층에 피부 탄력, 주름, 미백 등에 효과적인 물질을 고르게 주입하는 시술이다. 물광주사에 사용되는 히알루론산은 친수성이 높은 물질로서 자체 무게의 1000배의 물을 함유할 수 있다. 1그램의 히알루론산은 최대 3리터의 물을 끌어당길 수 있기 때문에 피부 속에 주입되어 인체 적정 수분을 일정 기간 지속적으로 유지해주게 된다. 그러면서 자연스러운 리프팅과 동시에 건조했던 피부가 금방 촉촉하게 되는 것이다. BLS의 프리미엄 물광주사는 일반적인 3cc 물광주사와 차별화된 노하우로 믹싱된 5cc 물광주사로, 효과의 탁월함뿐만 아니라 지속기간도 훨씬 길다.

■ 지방을 분해하여 얼굴 라인을 잡아주는 윤곽주사

윤곽주사란 인체에 무해한 약물을 주입하여 얼굴의 지방을 분해하여 얼굴 라인을 예쁘고 매끄럽게 해주는 시술이다. 지방분해뿐 아니라 노폐물 배출, 림프순환 촉진의 효과가 있어 얼굴이 작아지면서 탄력이 생긴다.

얼굴 지방이식

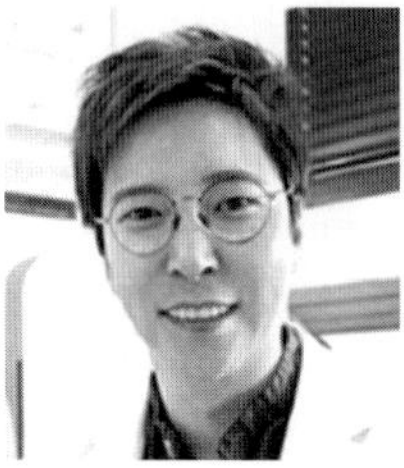

이하영
디마레클리닉 원장
www.dimare.co.kr

■ 동안미인을 만들어주는 지방이식

대부분의 여성들이 자신의 외모에 대하여 가장 듣고 싶어 하는 말은 어려보인다는 말이다. 미모로 손꼽히는 국내외 여자 스타들의 공통점은 모두 나이보다 어려보인다는 것이다. 그래서 20대에는 좀 더 예뻐보이기 위해 성형을 하지만 그 이후엔 자기 나이보다 더 젊어보이기 위해 성형을 하는 경향이 있다. 같은 연령대라도 나이 들어보인다면 상대보다 좀 더 예쁘다는 장점까지도 희석될 수 있기 때문이다.

인간은 성장과 발육이 왕성한 청소년기를 지나 20대 중후반이 되면 몸속의 수분 함유도가 떨어지기 시작한다. 유아기에 몸무게의 70%를 차지하던 수분은 나이가 들수록 감소해 성년기에는 60%, 노년기에는 55% 정도가 된다. 수분을 잃은 피부는 건조해지면서 점점 거칠어지고 주름이 생긴다. 여기에 얼굴의 지방층과 진피층도 감소하면서 피부가 처지고 앞볼, 옆볼, 입 주변, 이마 등의 부위가 꺼지는 현상이 나타난다. 누구도 그러한 노화의 단계를 피해갈 순 없다.

하지만 모든 사람이 같은 속도로 피부노화를 경험하는 건 아니다. 생활환경과 습관, 건강, 피부 상태에 따라 노화가 더 빠른 사람도 있지만 노화 속도가 느린 사람도 있다. 그래서 "나이보다 어려보인다"라거나 "나이보다 더 들어보인다"라는 말을 듣게 되는 것이다. 물론 여성이라면 대부분 나이보다 젊어보인다는 말을 듣고 싶어한다. 하지만 얼굴에 살이 없거나 피부 탄력이 떨어지면 피곤해 보이고 나이 들어보일 수밖에 없다.

20대 여성이라고 해서 모두 젊고 생동감 있게 보이는 건 아니다. 40대 여성이라고 해서 모두 피부 탄력이 떨어지는 건 아니다. 20대 초반 여성이라도 무리한 다이어트를 반복하거나 질병이나 마음고생을 많이 했을 때 또는 선천적으로 얼굴에 살이 없거나 허약체질이라면 나이 들어보이게 된다. 아무리 예쁜 이목구비를 가지고 있어도 20대의 활기와 생동감을 찾아볼 수 없다. 젊어보이려면 얼굴에 적당한 볼륨감이 있어야 한다. 즉, 적당한 지방이 분포되어 있어야 입체감 있는 젊고 아름다운 얼굴 라인을 가질 수 있다.

그래서 요즘은 젊고 아름다운 외모를 위해 지방이식을 많이 한다. 젊은 층에서 이마나 볼 주변의 볼륨감을 좀 더 좋게 하기 위해 한다면, 30대 이후에는 팔자주름이나 꺼진 볼살, 눈밑 꺼진 부위의 보완을 위해서 하고 있다. 그리고 얼굴 전체의 윤곽과 라인을 좀 더 입체감 있고 부드럽게 만들기 위해서도 많이 하고 있다. 보톡스나 필러도 비슷한 효과가 있지만 한시적인 데다가 피부에 이물질을 주입하는 것에 거부감을 갖고 있는 사람들에게 지방이식은 최선의 방법인 셈이다.

자가지방이식은 자신의 특정 신체 부위 중에서 지방을 채취하여 지방이 필요한 다른 부위에 다시 주입하는 것을 말한다. 1990년에 콜먼 박사에 의해 처음 개발된 이후 국내에서 꾸준히 발전해 왔으며 시술받는 사람들도 계속 늘어나고 있다. 자기 몸에 있던 지방을 쓴다는 점 때문에 심리적으로도 거부감이 없고 피부 내에서도 이물감 없이 받아들여진다는 점에서 앞으로도 계속 관심을 받을 것으로 보인다. 그만큼 수술 방법과 기술력도 계속 발전해갈 것이다.

지방이식에 선행되는 과정은 지방흡입이다. 다른 부위에 비해 상대적으로 지방이 많은 옆구리, 허벅지 및 복부 부분의 지방세포를 채취한 뒤 원심분리기에 넣고 돌려서 기름 성분이나 마취액, 기타 혈액 성분들을 제거한 후에 순수 지방세포만을 추출한 뒤 넣고자 하는 부위에 주입하게 된다. 지방이식 후에는 이식한 지방의 생착 과정을 거치게 된다. 이 과정에서 이식한 지방이 모두 살아남는 것이 아니고 일부 지방은 조직에 흡수되고 나머지 일부만 생착하여 남게 된다.

생착률은 시술자의 실력에 따라, 이식한 부위에 따라, 환자의 피부 상태에 따라, 나이에 따라, 건강 상태에 따라, 음주와 흡연 등의 여부에 따라 조금씩 다르게 나타난다. 지방의 흡수는 이식 후로부터 약 3~6개월에 걸쳐 꾸준히 진행되어서 그 후 생착이 된 지방세포는 반영구적으로 지속된다고 할 수 있다.

지방이식이 도입되기 시작한 1990년대 초기 지방이식술은 주사기를 이용해 흡입한 뒤 다시 주사하는 방식이었기 때문에 지방의 양이 제한될 뿐 아니라 과정도 번거로웠다. 무엇보다도 생착률이 10~20%로 매우 낮았다. 자가지방의 이점으로 부작용이 없다는 점은 좋았지만 생착률이 떨어진다는 것은 지방이식의 최대 딜레마였다. 결국 '어떻게 하면 주입된 지방을 최대한 살아남게 할 것인가'에 의사들이 몰두하게 되었고, 그 결과 자가지방이식의 생착률을 높이기 위한 방법으로 PRP 지방이식, 줄기세포 지방이식 등으로 발전하게 되었다.

■ 차원이 다른 디마레클리닉의 지방이식

전국에서 지방이식을 시행하고 있는 병의원은 많다. 그리고 그곳들 대부분이 최고임을 내세우고 있다. 하지만 지방이식시술을 받고 난 사람들 중에는 "전혀 효과 없다"며 지방이식 무용론을 주장하는 사람들이 적지 않다. 이런 사람들은 실제로 자신들이 효과를 보지 못했기 때문이다.

왜 그럴까? 바로 지방의 생착률 때문이다. 지방을 얼굴 안에 이식시키는 게 문제가 아니라 그 지방을 피부조직 안에 생존시켜야 한다는 것이다. 즉, 지방이 얼굴에 얼마나 오래 살아남아 있느냐이다. 그러므로 지방이식의 성공 여부는 지방이식 자체가 아니라 이식 후 얼마나 많이 지방을 살아남게 하느냐 하는 생착률 노하우에 달려 있다.

지방이식의 기술력은 짧은 역사에 비해 빠른 발전을 해왔다. 지방이식의 발전사는 생착률을 높이기 위한 진화 과정인 셈이다. 채취한 지방을 아무런 처치 없이 그대로 이식하던 1세대 지방이식술을 거쳐 채취한 지방을 원심분리한 후 이식하는 2세대 지방이식술, 분리한 지방을 여러 층으로 나누어 이식하는 3세대 지방이식술, 채취한 지방과 PRP 성장인자 혈소판을 함께 이식하는 4세대 PRP 지방이식술, 채취한 지방을 분리 후에 인체 내 줄기세포를 함께 이식하는 5세대 줄기세포 지방이식술에까지 진화하여 현재에 이르렀다.

1세대 지방이식 방법은 생착률이 현저하게 낮았기 때문에 채취한 지방을 원심분리해서 이식하는 2세대 지방이식 방법이 개발되었다. 그러나 여전히 많은 양의 지방이 흡수되는 한계 때문에 필요한 양보다 훨씬 많은 양을 과주입하는 경향이 있었다. 흡수될 것에 대비해 1.5~2배의 지방을 넣는 것이다. 그러다 보니 지방이식 직후의 얼굴은 터질 것 같이 빵빵한 모습이 되었다.

그러나 많이 넣는다고 그만큼 많이 생착되는 건 아니다. 밥 한 그릇의 소화력을 가지고 있는 사람한테 세 그릇을 먹이게 되면 과부하가 되어 배탈이 나듯이 과주입은 오히려 피부처짐과 비대칭을 초래하곤 했다. 사실 지방의 생착률이 떨어지는 건 주입된 지방량이 부족해서가 아니다. 그렇기 때문에 아무리 빵빵하게 넣어도 2세대 지방이식의 경우 지방의 생착률은 높지 않은 게 사실이다.

그런데 무턱대고 많이 넣어서 볼을 크게 부풀려 놓으면 나중에 지방이 흡수된 뒤 빵빵하게 늘어졌던 피부의 탄력성이 떨어져 처져보일 수 있다. 더욱이 필요 이상 부풀려놓은 얼굴로 인해 지방이식을 받았다는 사실을 주변 사람들에게 숨길 수가 없다는 것이다. 그런 문제를 보완하기 위해 분리한 지방을 3층(지방층, 근육층, 골막하층)으로 이식하는 방법이 개발되었는가 하면, PRP 성장인자 혈소판을 이식함으로써 생착률을 높여주는 방법, 채취한 지방을 분리 후 지방유래 줄기세포와 함께 이식하는 방법들이 개발된 것이다.

줄기세포 지방이식은 이식된 지방이 체내로 흡수되어 소실되지 않고 지속적으로 유지될 수 있는 환경을 만들어줌으로써 결과적으로 생착률을 최대한 높여주는 방법이다. 성체줄기세포는 제대혈이나 골수, 피부, 지방 등 이미 성장한 조직에서 얻어지는 줄기세포로, 윤리적으로 문제가 되는 배아줄기세포와는 달리 이미 다양한 치료영역에서 사용되고 있다. 줄기세포의 생착률이 다른 어떤 방법보다 월등한 이유는 줄기세포가 스스로 복제를 통해 동일한 형태와 능력을 가진 다른 줄기세포를 만들어내거나, 복제 시에 사이토카인 및 각종 성장인자들을 분비하여 세포를 활성화하고 성장을 촉진하기 때문이다.

또한 줄기세포의 호밍(homing) 효과도 생착률을 높이는 데에 중요한 역할을 한다. 호밍 효과란 몸속에 주입된 줄기세포가 우리 몸의 손상된 기관과 재생이 필요한 부분으로 이동하면서 세포를 재생해주는 활동을 말한다. 따라서 줄기세포의 분화와 변형 과정에서 만들어지고 촉진되는 성장인자들이 주변 세포들의 유지와 생장을 도움으로써 이식된 지방의 생존력을 높여주고 더 안전하게 정착시켜서 원하는 볼륨을 계속 유지해주는 것이다. 현재 시행되고 있는 지방이식 방법 중에서 줄기세포 지방이식의 효과가 가장 뛰어난 것으로 평가받고 있는 건 줄기세포의 이런 특성 때문이다.

지방이식과 줄기세포 지방이식의 차이가 있다면 대부분의 과정은 같지만 줄기세포 추출의 단계가 더 추가된다는 점이다. 그런데 줄기세포 추출 과정에서 오염이 있을 경우 감염의 문제뿐만 아니라 추출된 세포의 양과 질에도 영향을 미치기 때문에 완전한 무균 시스템이 반드시 갖춰져 있어야 한다. 감염 위험성을 낮추려면 시술 과정에서 공기 접촉과 수작업의 과정을 최소화시켜야 한다. 각 단계에서 공기와 사람에게 노출되면 그만큼 오염 가능성도 높아지기 때문이다. 무균 처치에 대한 지식이 부족하거나 시설이 갖춰지지 않은 곳에서 시술을 받게 될 경우 감염의 위험과 함께 줄기세포의 효과에도 악영향을 줄 수 있다. 그러므로 시술받을 병원의 시술 환경이 매우 중요하다.

■ 만족도 100%의 디마레클리닉 맞춤형 지방이식

다른 곳에서 지방이식을 받고 실망했던 사람들은 지방이식에 대해 그다지 매력을 느끼지 못한다. 이식한 지방이 금방 소실되어 지방이식 전의 상태로 돌아오면서 당연히 "괜히 돈만 썼다"는 후회가 들기 때문이다. 그래서 다른 사람들의 지방이식에도 호의적이지 않다. 친구가 지방이식으로 달라진 얼굴을 하고 나타나도 이런 반응을 보이게 된다.

"지금은 좋지? 두세 달도 안 되어 그거 다 빠져. 하기 전이랑 똑같아져."

그러다가 6개월이 지나서까지 지방이 잘 자리잡아 볼륨감 있는 얼굴을 하고 있는 친구를 보면서 그제야 관심을 갖고 묻게 된다.

"어? 그 병원 어디야?"

이렇게 찾아온 분들을 만족시켜주는 건 어려운 일이 아니다. 이들의 기대치에 정확하게 부응시켜줄 수 있는 디마레클리닉의 지방이식 노하우가 있기 때문이다. 지방이식은 얼굴에 볼륨을 만들어주는 것과 함께 어느 부위를 얼마나 이식해서 입체감 있는 예쁜 얼굴로 만들어주느냐가 최대 관건이다. 같은 양의 지방을 가지고도 의사의 안목과 솜씨에 따라서 이식 부위와 양이 천차만별이다. 그만큼 이식 후의 결과도 얼마든지 달라질 수 있다. 조금만 넣어도 될 곳에 많이 넣고, 좀 더 넣으면 좋을 곳에 적게 넣고, 안 넣어도 될 곳에 지방을 넣어준다면 결코 만족할 만한 결과를 만들어낼 수 없다. 그래서 병원과 시술자의 숙련도와 시술 환경을 따져봐야 하는 것이다.

지방성형을 전문으로 하면서 매번 느끼는 거지만 지방이식은 그 사람에게 '행복을 이식'해주는 작업이라는 것이다. 지방이식을 통해 얼굴에 자신감을 갖고 행복한 웃음을 되찾는 걸 보면서 더 큰 책임감을 갖게 된다. 그렇게 해서 환자의 요구사항에 더 귀를 기울이게 되었는데, 지방이식을 하면서 공통적으로 환자들이 바라는 건 생착률과 함께 주변 사람들이 눈치채지 못하게 시술하면 좋겠다는 것이었다.

'맞춤형 디자인 지방이식'은 그런 희망사항을 위해 만들어진 시술 프로그램이다. 기존 병원들이 1~2번에 끝내버렸던 시술을 3~5번에 나누어 시술함으로써, 주변 사람들도 모를 정도로 자연스럽게 지방이식을 완성시키는 것이다. 지방이식에 있어서 내가 내세우는 모토는 '가장 적은 양으로 가장 큰 효과를 만들어낸다'는 것이다. 어차피 과다주입을 하든 적은 양을 주입하든 생착하는 지방의 수는 거의 일정하다. 따라서 생착 환경을 좋게 하면서 적은 양을 주입해서 많이 살아남도록 하는 것이 환자를 위한 가장 좋은 방법인 것이다.

일주일 이상 빵빵한 얼굴이 유지되어서 “나 지방이식 했어!” 하고 얼굴 전체로 광고를 하게 되는 지방이식과는 달리 디마레 지방이식은 주말에 시술받고 월요일에 출근해도 별로 티가 나지 않는 ‘after’를 만들어주고자 한다. 이런 과정을 거쳐 5차례의 지방이식을 하게 되면 자신이 원하는 아름다운 라인과 볼륨을 가진 얼굴을 가질 수 있게 된다. 방송인(앵커, 아나운서, 캐스터 등), 직장인, 영업직 등 티가 안 나는 지방이식을 원하는 사람들이 디마레클리닉을 찾는 이유가 여기에 있다.

디마레클리닉에서는 줄기세포 치료연구소인 ‘파미셀 줄기세포연구소’와 연계해 줄기세포 지방이식의 선두주자가 되기 위해 최선을 다하고 있다. 특히 감염률을 없애고 생착률은 높이기 위해서 연구를 게을리하지 않고 있다. 또한 수술에 사용되는 모든 장비는 1시간 전에 무균 처리하여 사용하고 있으며, 에어 무균 시스템을 가동하여 공기 중의 병원균을 최소화하는 데에도 주력하고 있다. 시술 후에는 처리된 지방을 ‘파미셀연구소’로 보내 무균 여부를 피드백받고 있다. 이러한 과정을 통하여 현재까지 지방이식을 받은 사람의 감염률 0%를 유지하고 있다.

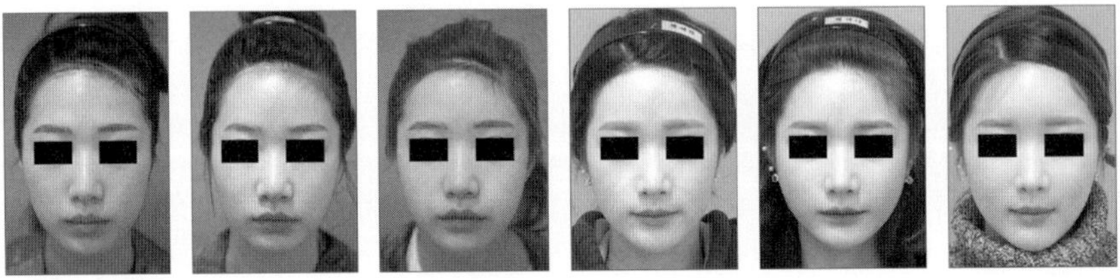

지방이식 전 1차 2차 3차 4차 5차

지방이식 전후(5차까지)

■ 비수술 안면윤곽술

미인의 조건에서 이목구비의 조화보다 더 우선되어야 할 게 있다. 바로 얼굴형이다. 과거에는 동그란 얼굴형이 선호되었지만 요즘은 “복스럽게 생겼다”는 말은 들을지 몰라도 예쁘다는 말은 듣기 어렵다. 갸름하고 작고 입체적인 얼굴형이 대세이기 때문이다. 그래서 이런 얼굴형을 만들기 위해 무리하게 양악수술을 받거나 턱을 돌려 깎는 안면윤곽술, 광대뼈축소술, 사각턱축소술 등을 받고 있다.

이런 수술들은 얼굴뼈가 돌출되거나 발달된 분들에게는 효과가 크지만 뼈를 깎는 데서 오는 위험과 부작용이 있을 수 있고, 수술 후 긴 회복기간을 필요로 한다. 그리고 수술 결과가 만족스럽지 않았을 경우에 복원시킬 수 있는 방법이 없다는 단점이 있다. 또한 피부 안의 뼈를 깎아내기 때문에 엄청난 통증은 말할 것도 없고, 피부가 처지고 늘어지는 현상이 발생하여 이에 따른 추가적인 교정을 필요로 한다. 디마레클리닉에서 특허를 출원한 ‘매직광대술’과 ‘매직브이라인술’은 안면윤곽술의 한계와 이런 문제점을 개선한 ‘비수술 안면윤곽술’이라고 할 수 있다.

과거 다른 방식과 비교해 회복 속도가 빠르고 부기나 멍 등이 최소화되며 효과까지 좋아 24~48시간 정도의 시간이 흐르면 자연스럽게 일상으로 복귀할 수 있다. 그 외에도 사각턱 보톡스와 다빈치 써마지 리프팅을 결합한 ‘트리플매직브이라인’은 입체적이면서도 작고 탄력 있는 얼굴을 만들어주는 데에 탁월한 효과가 있다.

1. 통증 없이 하루 만에 안면윤곽이 잡히는 매직브이라인술

30~40분 내외의 짧은 시술시간으로 안전하게 V라인을 만들 수 있는 ‘매직브이라인’ 시술법은 미국식품의약국(FDA)의 승인을 받은 안전성이 검증된 초음파 기기들로 이루어진다. 지방분해에 효과적인 파장으로 가장 단단한 지방층에 선택적으로 작용해, 얼굴의 지방조직을 조각하듯 정교하게 제거하여 작고 갸름한 얼굴을 만들어준다. 기존의 레이저 방식들에 비해 멍과 부기가 적어 일상생활에 지장을 주지 않고 시술 후 1~2일 정상적으로 생활할 수 있다.

수술시간이 짧고 비절개식 시술법으로 진행돼 회복기간이 빠른 게 장점이지만, 아무리 간단한 수술이라도 전문의의 노하우와 실력에 따라 수술 결과가 달라질 수 있으므로 브이라인 시술 경험이 많은 의사에게 받아야 만족스러운 결과를 얻을 수 있다. 각각 다른 특성을 가지고 있기 때문에 올바른 성형을 위해서는 피부의 노화 정도와 주름의 형태에 따라서 맞는 시술법이 적용되어야 한다. 나이가 들어서 탄력도가 많이 떨어져 있는 경우 실 리프팅을 함께 해 효과를 더욱 높이고 있다.

2. 광대뼈를 깎지 않고도 광대뼈가 작아 보이는 매직광대술

동양인 특히 한국인은 앞광대와 옆광대 모두 발달된 경우가 많다. 앞광대가 발달되어 있으면 얼굴이 앞으로 볼록해 보이고, 옆광대가 넓으면 얼굴 폭이 넓어 보인다. 디마레클리닉의 '매직광대' 시술법은 특허받은 시술로서, 옆광대 및 45도 측광대 부위의 지방층 및 주변 연부조직을 제거하고 진피층의 리프팅을 유도하여 광대 볼륨을 줄이고 광대 라인을 부드럽게 하는 시술법이다. 기존의 절골 수술에 비해 안전하고 수술시간이 짧으며 수술 후의 부작용이 거의 없다.

최근에는 광대 절골 후에도 얼굴 라인의 변화를 많이 못 느끼는 사람들이 많다. 뼈는 절골하여 CT상의 변화는 보이지만 광대살이 많아서 육안으로의 변화는 크게 보이지 않기 때문이다. 특히 45도광대 혹은 절골면 뒤쪽의 뒷광대 부위의 살들로 인해서 윤곽수술 후 오히려 살이 뭉쳐 보이는 경우도 발생하게 된다. 이런 경우 매직광대가 아주 좋은 해결책이 될 수 있다. 많은 임상과 경험을 필요로 하는 시술이므로 반드시 얼굴 라인 교정을 전문으로 하는 병원에서 시술받아야 한다. 또한 유행처럼 퍼지고 있는 각종 주사요법들을 광대쪽에 시술하는 경우도 있는데, 종종 화장품으로 허가받은 주사액을 사용하는 경우도 있으니 주사용액의 성분을 반드시 확인을 하고 받는 것이 여러 부작용을 줄일 수 있다.

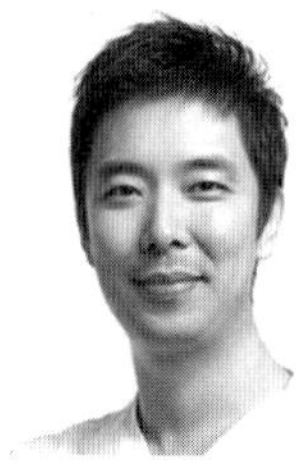

최승호
라미치과 원장
www.lami.co.kr

■ 100세 시대, 건강한 치아가 삶의 질을 좌우한다

과거에는 평균수명이 짧아서 60세가 되면 자식들이 잔치를 열어줄 정도였다. 통계청에 의하면 2015년 현재 한국인 남녀의 평균 기대수명은 82.5세로, 머지않아 100세 시대가 될 전망이다. 평균수명이 늘어나면서 건강에 대한 관심도 그만큼 커졌다. 2015년에 D증권 산하 연구소에서 50세 이상의 고객 980명을 대상으로 "건강과 관련해 가장 후회되는 일은 무엇인가?"라는 리서치를 한 결과, '치아 관리를 잘하지 못한 것'이란 대답이 1위였다. 중장년기가 되면 젊었을 때의 치아 관리 정도에 따라서 치아 상태의 좋고 나쁨의 차이가 크게 나타나기 때문이다.

70세의 나이에도 갈비를 뜯어먹는 데에 전혀 불편함이 없는 사람이 있는가 하면 50세의 나이에 틀니를 해넣어야 할 정도로 치아 상태가 안 좋은 사람이 있다. 사람은 음식을 통해서 생명을 유지하는 존재로서 죽기 직전까지 무엇인가를 섭취해야만 한다. 그런데 치아가 부실한 사람들은 씹는 기능이 떨어져서 먹는 즐거움도 누리지 못할 뿐만 아니라 영양부족이 될 수 있다. 50세 이상의 사람들이 치아 관리를 잘하지 못한 걸 가장 큰 후회로 꼽는다는 말은 곧, 치아 상태가 어떤가에 따라서 그들의 삶의 질이 크게 좌우된다는 걸 의미한다.

좋은 치아란 튼튼하면서 보기에도 좋은 치아를 말한다. 돌도 씹어 먹을 만큼 튼튼한데 치열이 고르지 않을 뿐더러 생긴 모양도 제각각이라면 좋은 치아의 조건을 모두 갖추었다고 할 수 없다. 튼튼하고 관리가 잘 되어 보기에도 좋은 치아가 이상적인 건강한 치아이다.

관상학에서는 치아 생김새에 따라 성격과 운명을 풀이하기도 하는데, 치아가 희고 치열이 고르며 틈이 벌어지지 않아야 건강하고 장수하며 재물복이 있다고 해서 최고의 치아로 꼽았다. 그 외에 치아 사이가 벌어져 틈새가 보이면 끈기가 부족하고 화를 잘 내는 성격으로, 앞니가 튀어나오면 언변은 좋으나 애정운은 부족한 것으로, 고르지 못한 치아는 불안정한 운세를 가진 것으로 풀이하고 있다.

이런 치아들은 치과에서도 치아교정을 필요로 하는 부정교합으로 분류하고 있다는 점에서 결코 우연이라고만 할 수는 없다. 결국 좋은 치아란 모양과 색이 예쁘면서 가지런하고 건강한 치아를 말한다는 것을 알 수 있다. 그런 점에서 치과학이 발달한 오늘날, 질환으로서의 치료만이 아닌 심미적 차원에서의 치아 시술이 확대되고 있는 추세는 지극히 당연한 변화라고 할 수 있다.

▶ 치과 치료를 받기 전에 꼭 참고해야 할 사항들

1. 내 치아만큼 좋은 것은 없다.

임플란트, 라미네이트 등 새로운 치과 기술이 많이 발전했지만 그 어떠한 치료도 건강한 내 치아만큼 좋은 것은 없다. 따라서 내 치아를 많이 삭제하는 치료나 비교적 건강한 치아를 뽑고 임플란트를 하는 식의 치료는 신중하게 알아보고 결정해야 한다.

2. 처음 치료받는 치과의 선택이 중요하다.

치과 치료는 한 번 손대면 절대로 원상복구를 할 수 없다. 처음에 방문한 치과에서 올바른 계획으로 치료를 잘 진행하면 그 이후에도 건강한 치아를 유지할 수 있지만, 처음부터 많은 치아 손상이 이루어지면 시간이 지나면서 그 정도가 더 심해질 수밖에 없다. 이런 점을 고려해서 믿고 치료를 받을 수 있는 주치의를 잘 선택해야 한다.

3. 치과 치료 중에 영구적인 것은 없다.

치과 치료는 대부분 접착제로 보철물을 접착하는 방식으로 진행된다. 새롭게 개발된 좋은 접착제라고 하더라도 수명이 있기 때문에 어떤 치료든지 영구적이지는 않다. 재치료가 반복될수록 조금씩 치아 손상이 진행된다는 점을 고려한다면, 일찍부터 치아에 손상을 주는 치료보다는 치아를 보존하는 방식의 치료를 선택하는 것이 좋다.

4. 기초 치료가 치료의 성패를 결정한다.

신경치료, 충치치료, 잇몸치료와 같은 기초 치료들은 눈으로 확인하기 어렵지만 다른 치료들을 할 때 선행되어야 하는 중요한 치료들이다. 이런 치료들이 제대로 되지 않은 채 눈에 보이는 보철물 위주로만 치료가 진행되면 얼마 지나지 않아 이가 시리고, 씹을 때 통증이 나타나서 결국 다시 치료해야 한다.

5. 치과 치료의 절반은 내 몫이다.

치과에서의 치료가 아무리 잘 되어도 본인이 유지, 관리에 소홀하면 원하는 만큼의 치료 효과를 기대할 수 없다. 평소에 올바른 양치질로 잘 관리하면 치료받은 치아의 수명도 길어지고 치료를 받을 일이 훨씬 줄어든다.

■ 부작용 없는 완벽한 아름다움, 라미치과의 라미네이트

치아성형이란, 치아를 치료적 관점과 함께 미용적 관점으로도 비중 있게 다루고 접근하는 다양한 치과시술을 통칭한다. 치아성형의 가장 큰 특징이자 장점은 무엇보다도 단기간에 시술이 이루어지면서도 효과는 일반적인 성형이 가져오는 효과 이상으로 뛰어나다는 데에 있다.

치료에 오랜 기간이 걸리는 치아교정과 비교해서 빠른 시간에 예뻐지고자 하는 목적을 이룰 수 있기에 치아성형에 대한 관심은 점점 더 커져가고 있는 추세이다. 그러나 민감한 부위인 치아를 다룬다는 점에서 병원 선택을 결코 쉽게 할 일은 아니다. 치아의 배열, 크기, 모양, 색깔 등에 따라서 어떤 종류의 심미 치아성형이 필요할지는 전문의의 판단에 따라 다르기 때문이다.

치아성형은 단지 심미적인 부분에만 초점이 맞춰져서는 안 되고, 치아의 교합과 구강 위생 상태를 좋게 함으로써 건강하고 아름다운 치아를 오랫동안 유지하는 데에도 도움을 주어야 한다. 그러므로 제대로 된 치아성형을 위해서는 전문의와의 상담을 통해 자신의 치아 상태를 정확히 진단받고 자신에게 맞는 시술을 받아야 한다.

라미네이트란, 0.3~0.7mm 두께의 얇은 손톱 모양의 세라믹을 치아의 겉면에 붙여서 치아의 모양과 색깔을 이상적인 형태로 예쁘게 만드는 대표적인 치아성형 방법이다. 라미네이트는 치아의 겉면에만 붙이기 때문에 치아의 배열을 변화시키는 데에는 한계가 있지만, 치아의 뒷면을 다듬지 않기 때문에 치아의 손상을 최소화하면서 예쁜 치아를 만들 수 있다는 큰 장점이 있다.

돌출된 치아나 덧니와 같은 비뚤비뚤한 배열의 치아를 가지런하게 만들기 위해서는 올 세라믹 크라운(All Ceramic Crown, 이상 올-세라믹)으로 시술을 해야 한다. 올-세라믹은 치아의 뒷면까지 다듬어 전체적으로 씌우기 때문에 치아의 위치와 각도의 수정이 가능한 장점이 있지만, 상대적으로 치아의 삭제량이 많아서 신경치료와 포스트 식립 같은 기초 진료가 잘 되어야 좋은 치료 결과를 얻을 수 있다.

일반적으로 올-세라믹 시술을 따로 구분하지 않고 라미네이트로 통칭해서 부르는 경우가 많기 때문에(이 장에서도 편의를 위해 라미네이트와 올-세라믹을 라미네이트로 통일함), 본인의 치아가 실제로 어떤 방식으로 치료되는지 정확히 이해하고 치료를 받는 것이 필요하다.

미국 및 유럽, 일본 등과 달리 한국에서는 라미네이트 부작용 사례가 빈번하게 발생하고 있는데 가장 큰 이유는 한국인 특유의 급한 성격 때문이다. 시간이 걸리는 교정치료 대상임에도 불구하고 빠른 시간에 효과를 원하기 때문에 무리하게 라미네이트 시술이 이루어지는 경우가 많다. 그렇게 되면 치아의 손상 범위가 커져서 신경치료가 필요하고 부작용의 가능성도 그만큼 높아지게 되는 것이다. 시술의 위험성과 장단점, 진행 과정에 대한 충분한 설명 없이 '하루 완성', '무삭제'와 같은 환자의 귀에 솔깃한 홍보문구를 남발하는 치과는 경계해야 한다. 다양한 정보들을 통해 경험이 많고 진료 결과를 신뢰할 수 있는 전문의를 찾는 노력이 필요한 이유이다.

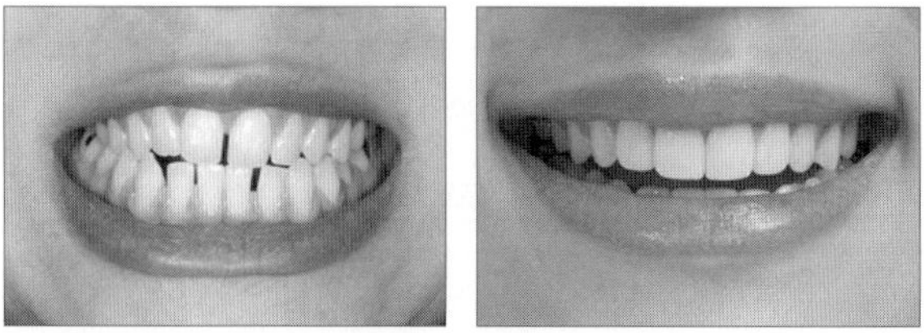

틈이 있는 앞니 라미네이트 시술 전후

■ 치아교정의 새로운 패러다임, 라미치과의 3D시크릿 교정

일반적으로 '투명교정'이라고 불리는 '시크릿 교정'은, 투명한 장치를 이용하여 틀어진 배열의 치아들을 남들 모르게 빠른 시간 안에 예쁘게 만드는 새로운 개념의 교정 방법이다. 얇은 투명 장치는 잘 보이지 않기 때문에 교정장치와 와이어가 보이는 일반적인 교정치료와 달리 심미적인 효과가 매우 좋다. 따라서 사회생활이나 직업 때문에 '티나는' 교정치료가 어려운 사람들에게 매력적인 치료 방법이라고 할 수 있다.

라미치과의 '3D시크릿 교정'은 라미치과만의 특별한 투명 교정 메커니즘에 컴퓨터와 3D프린터로 치아 모델 및 교정 장치를 제작하는 최신 기술을 접목하여, 치의학 분야에서 혁신적인 시도로 주목받고 있다. 3D프린터 기술의 접목으로 3D시크릿 교정은 기존의 투명교정 방법과는 비교할 수 없을 정도로 더 빠르고, 정교하고, 안전한 치아 이동이 가능하게 되었다.

3D시크릿 교정은 라미네이트 시술을 하기에는 치아 손상의 우려가 많은 틀어진 배열의 치아들을 티나지 않고, 빠르고, 예쁘게 교정할 수 있다는 특징이 있다. 치료 기간이 짧고 장치가 보이지 않기 때문에 결혼이나 취업을 앞두고 빠르게 예뻐지고 싶은 사람들이나 연예인, 일반 직장인에게도 적합하며, 3~6개월 정도의 빠른 기간 안에 치료를 원하는 경우, 라미네이트 시술의 부작용 때문에 걱정이 되는 경우, 교정치료 시 치아에 부착하는 교정 장치에 대해 거부감이 있어 교정을 망설이는 경우 등에도 3D시크릿 교정이 적절한 치료 방법이 될 수 있다.

교정 장치의 탈착용이 가능하여 양치질과 구강 세정 등의 위생관리가 쉽다는 것도 큰 장점 중의 하나이다. 그렇지만 돌출, 덧니가 심하거나 어금니 부정교합, 골격적인 비대칭 등이 있는 경우에는 시술이 어려울 수도 있기 때문에 시술 전에 본인의 상태가 3D시크릿 교정에 적합한지 미리 검진을 받아야 한다.

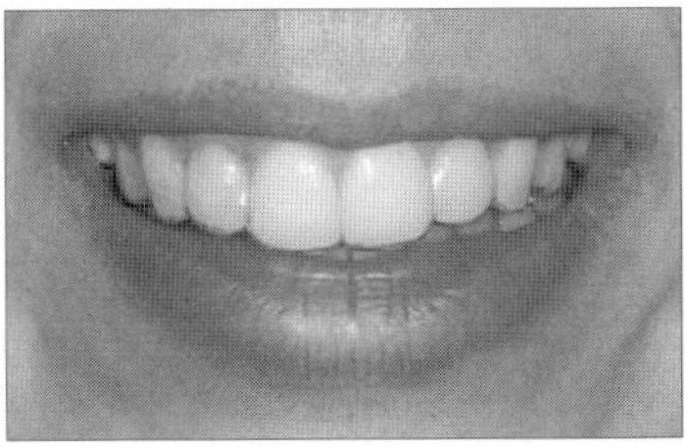
투명교정장치 착용 모습

▶ 라미치과 3D시크릿 교정의 장점

1. 다른 투명교정보다 절반의 기간으로 빠르게 교정된다.

대부분의 투명교정에서는 스트리핑(stripping: 공간 부족으로 비뚤어진 치열을 교정하기 위해서 치아 사이에 미세한 공간을 만드는 시술) 과정을 교정 중간에 진행하게 되는데, 이럴 경우 교정 기간이 길어지고 교정 초반에 치열이 오히려 돌출될 가능성이 있다. 이런 단점 때문에 라미치과에서는 돌출 없이 치아 이동을 빠르게 유도할 수 있는 선(先)-스트리핑 테크닉을 사용하여 불필요한 치아 이동을 없애고, 3D기술로 더 효율적이고 정교하게 치아를 움직이게 해서 교정 기간을 절반 이하로 줄이게 되었다. 선(先)-스트리핑 테크닉을 하기 위해서는 치아가 비뚤비뚤한 상태에서도 공간을 예쁘게 만들 수 있는 심미성과 전문적인 시술 테크닉이 필요하다.

2. 교정 완료 후 라미네이트를 한 것처럼 예쁘게 교정된다.

치아교정 후에 앞니의 모양이 이상하며 예쁘지 않은 것은 스트리핑 과정 중에 치아 원래의 자연스런 형태를 고려하지 않고 부자연스럽게 공간을 만들었기 때문이다. 그러나 3D시크릿 교정은 치아의 자연스런 모양에 맞게 스트리핑하는 것뿐 아니라, 교정 후에도 치아 모양을 예쁘게 만드는 쉐이핑 테크닉으로 마무리하기 때문에 교정 완료 후에 라미네이트를 한 것처럼 예쁜 치료 결과를 얻을 수 있다.

3. 무리한 치아 이동 없이 아프지 않고 안전하게 교정된다.

치아에 강한 힘을 지속적으로 준다고 해서 치아가 빨리 움직이는 것은 아니다. 오히려 교정 중에 통증을 유발하며 치아에 안 좋은 영향을 줄 수 있다. 3D시크릿 교정은 이동-고정-휴식의 3단계를 거치며 치아를 안전하고 순조롭게 이동시켜 교정 중의 통증과 불편감을 최소화 하고 있다.

■ 치아 유형별 치료 방법의 결정

1. 돌출 치아의 치료

① 라미네이트

라미네이트로 치아 돌출을 해결할 때, 돌출된 치아들의 크기가 커서 보기 싫다면 라미네이트 시술 시에 치아의 좌우 폭을 줄여 앞니 비율을 이상적으로 만들면서 돌출까지 해결할 수 있으므로 일거양득의 효과를 얻을 수 있다. 돌출된 치아의 올바른 라미네이트 시술을 위해서는 교합이 가장 중요하다. 아랫니가 같이 돌출되어서 윗니와 긴밀히 맞닿아 있거나, 깊게 물리는 deep bite(과개교합;過蓋咬合)의 경우에 무리하게 라미네이트 시술을 한다면 벌어짐, 파절, 저작 불편감 등의 기능적인 문제점이 발생할 수 있으므로 주의해야 한다.

② 3D시크릿 교정

치아가 앞으로 뻗으면서 보기 싫게 돌출된 경우에 3D시크릿 교정으로 빠르고 예쁘게 돌출을 해결할 수 있다. 치아 사이의 공간을 이용해서 돌출된 치아만 바로 이동시키므로 다른 교정에 비해 돌출 개선 효과가 더 크다. 심한 돌출입은 많은 돌출 해결을 위해 치아를 뽑는 발치교정이 필요한데, 이런 경우 3D시크릿 교정으로 치료가 어려울 수 있다. 이러한 발치교정은 심한 얼굴의 변화가 동반되어 잘못하면 합죽이 형태의 얼굴이 될 수 있으므로 정확한 진단으로 상태에 맞는 올바른 교정 방법을 선택하는 것이 매우 중요하다.

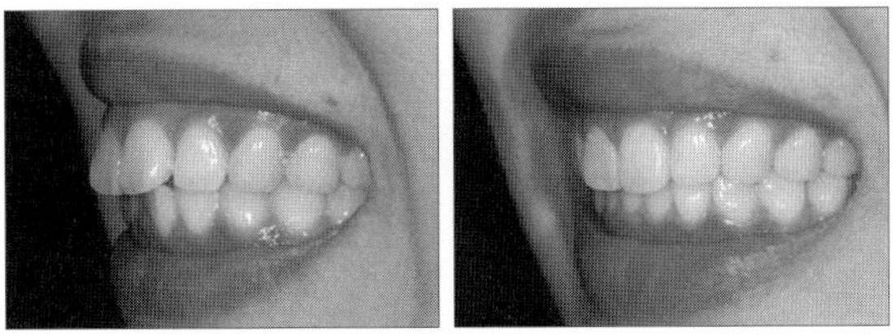

돌출이를 해결하는 3D시크릿 교정 전후

2. 덧니의 치료

① 라미네이트

덧니는 주변 치아와 잇몸의 위치가 달라서 라미네이트 시술 시에 잇몸성형으로 주변 치아들의 잇몸 높이를 비슷하게 맞추어 주어야 예쁜 결과를 얻을 수 있다. 잇몸이 높게 위치한 덧니를 라미네이트로 시술하는 경우, 잇몸이 높은 상태에서 좁은 공간에 치아를 만들려다 보면 치아가 좁고 긴 오이 모양이 되어 보기 싫을 수 있다는 점을 고려해야 한다. 심한 덧니를 라미네이트로 해결하려면 치아의 손상이 커지기 때문에 치료를 결정하는 데 주의하는 것이 좋다.

② 3D시크릿 교정

3D시크릿 교정의 메커니즘 중 가장 큰 장점은 움직이고 싶은 치아(덧니)만 움직일 수 있다는 점이다. 그런 장점 때문에 일반 덧니 교정에서 나타나는, 치아가 전체적으로 뻗으며 배열되는 현상 없이 덧니가 예쁘게 해결될 수 있다. 치열을 필요한 만큼 확장시켜 덧니를 최대한 예쁘게 배열할 수 있다는 점도 3D시크릿 교정의 장점 중 하나이다. 잇몸이 높게 위치하거나 회전되어 있는 덧니가 있다면, 고무줄이나 미니 교정장치와 같은 부가적인 방법들을 이용해서 치료 마무리까지 예쁘게 진행할 수 있다.

3. 잘못된 이전 치료의 재치료(재성형, 재교정)

① 잘못된 라미네이트 재시술

라미네이트 재시술이란, 기존에 치료받은 앞니 보철물에 변형, 변색, 손상이 왔을 때 재시술을 통해 다시 깨끗하고 아름다운 치아로 회복시켜주는 것을 말한다. 단지 치아뿐만 아닌 밝은 미소의 회복을 통해서 심리적인 자신감을 얻을 수 있게 해주는 매우 중요한 치료이다. 성공적인 재시술을 위해서는 충분한 상담을 통해 개선하고자 하는 방향에 대해서 의견을 나누는 것이 중요하다. 과거의 실패 원인을 분석하여 어둡고 보기 싫은 색깔, 돌출된 배열, 이미지와 맞지 않는 치아의 디자인 등을 개선한 새로운 형태의 진단 모형을 제작한 후 시술을 해야 만족도 높은 결과를 이끌어낼 수 있다.

② 교정 후 틀어진 치아의 3D시크릿 교정

치아교정 후 유지, 관리가 잘 안 되어 치아가 다시 틀어지거나 부정교합이 남아 있어서 치아의 교합 상태가 좋지 않은 경우에 재교정이 필요하다. 3D시크릿 교정은 3~4개월 정도의 기간에 빠르고 예쁘게 교정이 가능하기 때문에 재교정에 매우 적합하다. 오랜 기간 와이어를 이용한 일반 교정에 힘들어 했던 경우라면 투명장치를 이용한 3D시크릿 교정으로 훨씬 편안하게 재교정을 진행할 수 있다. 이전의 치아교정으로 치아 뿌리 및 잇몸 조직에 손상이 있는 경우가 많기 때문에, 재교정은 매우 정확한 진단과 섬세한 시술로 안전하게 진행되어야만 한다. 또한 재교정 후 또 다시 틀어지는 것을 방지하기 위하여 교정 완료 후 이중으로 유지장치를 해주는 것이 좋다. 재교정에서는 시술부터 관리까지 더 꼼꼼하고 완벽함이 요구된다.

환자 중심의 인술 펼치는

한국의 명의 40

지은이_ 김성호·김영섭·신준식 외
펴낸이_ 조현석
펴낸곳_ 북인
책임진행_ 홍서여
디자인_ 홍숙

1판 1쇄_ 2016년 03월 20일
출판등록번호_ 313-2004-000111
주소_ 121-842 서울 마포구 서교동 467-4, 301호
전화_ 02-323-7767
팩스_ 02-323-7845

ISBN 979-11-95674-13-8 03510

책값은 뒤표지에 있습니다.
저자와 협의 아래 인지를 생략합니다.

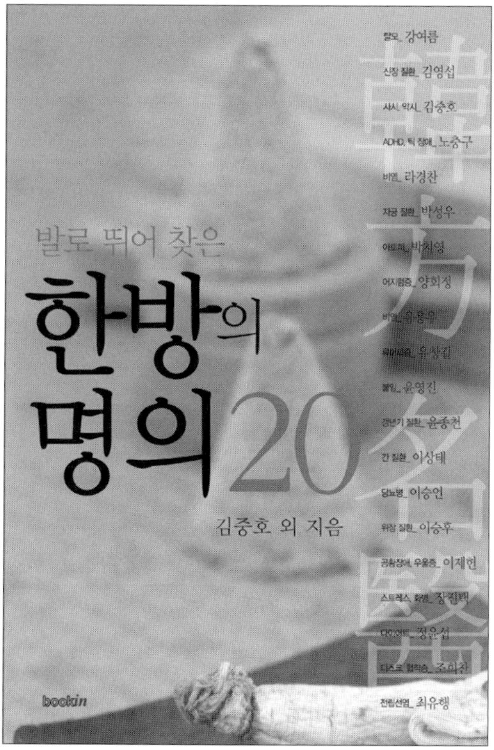

발로 뛰어 찾은

한방의 명의 20

김중호 외 지음

전국에 소문난 한의학계 특화 전문 명의 20인의 치료법 공개

『발로 뛰어 찾은 한방의 명의 20』에는 각기 다른 분야에서 탁월한 치료 효과를 보여주고 있는 한의사들이 그 동안 노력하여 이루어낸 자신들의 특화진료 이야기를 풀어낸 책이다. 이 책에 실린 20인의 한의원장들은 특화진료로 이미 남다른 경지에 오른 분도 있고 현재 자기 영역을 열심히 개척하고 있는 분도 있다. 여기 그런 노력의 결실로 환자들을 돌보는 명의 20인은 서양의학 못지않게 자신의 분야에서 특화진료에 성공하였고, 한의원을 다녀간 환자들의 입소문으로 이미 전국적으로 유명 한의원이 되어 있다.
한의학은 계속 발전하고 진화하고 있는 학문이다. 그런 점에서 『발로 뛰어 찾은 한방의 명의 20』은 그 동안 불치와 난치로 알려져 왔던 여러 질환들에 있어 한방 치료가 얼마나 훌륭한 전문적인 의술과 인술을 펼쳐 왔는지를 소개하며, 현재 대한민국의 한방 분야의 특화진료가 어느 지점에 위치해 있는지를 보여주는 지표가 될 수 있을 것이라 생각한다.

신국판, 260쪽, 16,000원

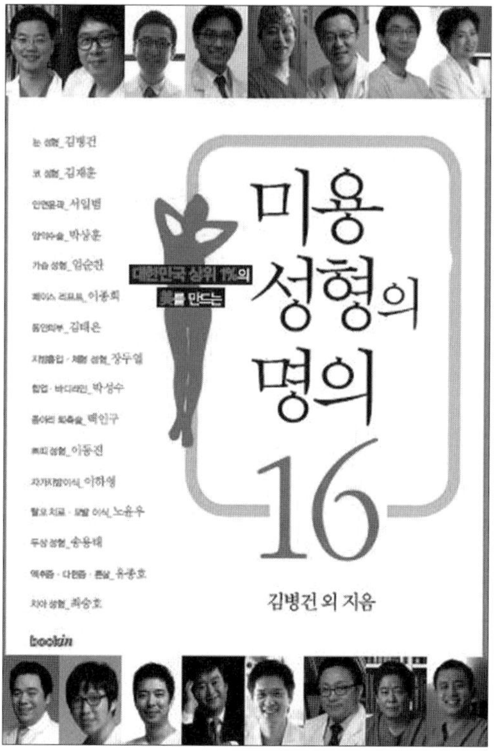

대한민국 상위 1%의
美를 만드는

미용 성형의 명의 16

김병건 외 지음

세계로 뻗어가는 미용성형의 명의 16인의 비법 공개

대한민국 상위 1%의 미인을 만드는『미용성형의 명의 16』은 독보적인 기술을 축적한 한국의 미용성형의 실력이 아시아를 넘어 전 세계적으로 인정받는 대한민국의 미용성형 각 분야의 내로라하는 의사들이 모여 미용성형의 현주소와 올바른 정보를 제공하고 있다.

모든 성형수술이 늘 긍정적인 결과만 만들어내는 건 아니다. 수술 결과는 환자의 의지만으로 되는 것도 아니다. 그래서 의사와 병원의 선택이 가장 중요하다. 한국 성형 기술은 한류 붐과 함께 '성형관광'이라는 신조어까지 만들어낼 정도로 발전하였다. 아시아에서 최고의 기술력과 의료 환경을 갖추고 있다고 해도 과언이 아니다. 그리고 지금은 이미 많은 의사들이 아시아를 뛰어넘어 세계 시장으로 발판을 넓혀 인정받는 현장을『미용성형의 명의 16』이 보여주고 있다.

신국판, 260쪽, 15,000원